中医病症效验方丛书

骨与关节病实用验方

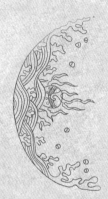
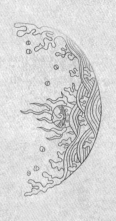

主　编　　郭桃美

编写人员　　郭桃美　　刘艳霞

何浩　　吴艳华　　刘晓虹

SPM
南方出版传媒
广东科技出版社
·广州·

图书在版编目（CIP）数据

骨与关节病实用验方/郭桃美主编. —广州：广东科技
出版社，2019.6（2024.3 重印）
（中医病症效验方丛书）
ISBN 978－7－5359－7112－8

Ⅰ. ①骨…　Ⅱ. ①郭…　Ⅲ. ①骨疾病—验方—汇编
②关节疾病—验方—汇编　Ⅳ. ①R289. 52

中国版本图书馆 CIP 数据核字（2019）第 087181 号

骨与关节病实用验方
Gu yu Guanjiebing Shiyong Yanfang

出 版 人：朱文清
责任编辑：曾 冲 李 芹
封面设计：林少娟 黎肖肖
责任校对：蒋鸣亚 梁小帆
责任印制：彭海波
出版发行：广东科技出版社
　　　　　（广州市环市东路水荫路 11 号 邮政编码：510075）
销售热线：020-37607413
http://www.gdstp.com.cn
E－mail：gdkjbw@nfcb.com.cn（编务室）
经　　销：广东新华发行集团股份有限公司
排　　版：广东科电有限公司
印　　刷：佛山市迎高彩印有限公司
　　　　　（佛山市顺德区陈村镇广隆工业区兴业七路 9 号 邮政编码：528313）
规　　格：889mm×1 194mm 1/32 印张 9.875 字数 245 千
版　　次：2019 年 6 月第 1 版
　　　　　2024 年 3 月第 5 次印刷
定　　价：35.90 元

内 容 提 要

本丛书包括头痛病、糖尿病、肝胆病、骨与关节病、肾病、心血管病、中风及中风后遗症、皮肤病性病、男科病、妇科病实用验方等。

本书介绍骨质增生、骨质疏松症、颈椎病、肩周炎、腰椎间盘突出症、强直性脊柱炎、类风湿性关节炎、痛风性关节炎等36 种骨和关节病的 212 首验方。每首验方都是原作者反复验证，证实疗效可靠才收集的，故参考性、实用性强，可供群众、医生参考、应用。

目　录

骨质增生症验方

骨质疏松症验方

颈椎病验方

肩关节周围炎验方

心脏起搏术后并发肩关节功能障碍验方

腰椎间盘突出症验方

强直性脊柱炎验方

风湿性关节炎验方

痛风性关节炎验方

肱骨外上髁炎（网球肘）验方

髌骨软骨炎验方

髌骨软化症验方

膝关节骨性关节炎验方

膝关节创伤性滑膜炎验方

膝关节滑囊炎验方

膝关节退行性病变验方

增生性膝关节炎验方

踝关节扭伤验方

足跟痛症验方

骨结核验方

骨折迟缓愈合验方

关节僵硬症验方

产后关节痛验方

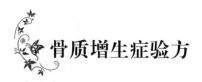

骨质增生症验方

抗骨质增生液

【药物组成】 淫羊藿、延胡索、生马钱子各 800 g，威灵仙 2 400 g，生川乌、白芥子、鸡血藤、白芍各 1 200 g，安痛藤 1 400 g，透骨草 300 g，水蛭 700 g，续断 1 600 g。

【适用病症】 骨质增生症。

【用药方法】 上药水煎，使其成为药液备用。用时取适量加热，浸湿绒布垫置治疗机双电极之下，根据病情选取不同位置（病灶局部或一定穴位），通交流电，使局部产生刺痛感，以患者能耐受的最大量为治疗量。通电 30 分钟，每 10 次为 1 个疗程。治疗机选用北京真空厂生产的 G2H － Ⅰ型骨刺治疗仪。

【临床疗效】 此方治疗骨质增生 165 例，显效（自觉症状及体征消失或明显好转，能恢复原来工作或生活自理，X 线检查骨质增生未有发展或有吸收现象）105 例，好转（自觉症状缓解，功能改善，X 线检查骨质较前无明显变化）57 例，无效（症状无明显变化，或病情加重）3 例。总有效率 98.18%。

【验方来源】 姚箐．中药离子导入治疗骨质增生 165 例［J］．河北中医，2000，22（11）：841.

按：中药离子导入疗法把具有调理肝肾、祛风散寒除湿、舒筋活络、活血止痛作用的抗骨质增生液直接导入病变部位或相应穴位，提高组织膜和细胞的通透性。由于药物浓度梯度的扩散作用，药物离子通过皮肤的组织间隙与细胞间隙较多进入体内，加之骨刺治疗仪具有良好的镇痛和改善局部血液循环治疗的作用。中药透入剂中续断、鸡血藤、延胡索、白芍、安痛藤等活血行气止痛；威灵仙、透骨草、淫羊藿、川乌等祛风湿、散寒止痛。中药离子直接导入法治疗由于药物配伍切合病机，通过中频电流作用，故而临床疗效显著。

消 骨 散

【药物组成】 熟地黄 60 g，鸡血藤、透骨草、骨碎补各 45 g，威灵仙、白芍各 40 g，肉苁蓉、土鳖虫、血竭、防风各 35 g。

【适用病症】 骨质增生症。

【用药方法】 上药共碾细末，过筛，每次服 5 g，每天早、晚各服 1 次，1 个月为 1 个疗程。同时配合推拿治疗，多采用通、和、散法，运用按、揉、拿、拔伸等手法。一般每周 2～3 次，1 个月为 1 个疗程。

【临床疗效】 此方治疗骨质增生 221 例，显效（各种症状、体征消失）168 例，有效（疼痛减轻，或疼痛范围缩小，功能较前改善）53 例。

【验方来源】 佟乐康，黄家山．消骨散加推拿手法治疗骨质增生 221 例 [J]．河北中医，2000，22（7）：503.

按：内治固本，补益肝肾，强筋壮骨，以控制骨质增生；外治舒筋活络，疏通气血，减轻疼痛。消骨散方中熟地黄为君药，养血滋阴，补益精髓；鸡血藤舒筋通络，透骨草祛风湿、活血止痛、补肾强筋骨止痛，共为臣药；威灵仙祛风湿、通经络、止痹痛，白芍缓急止痛，防风散风胜湿共为佐药。再配伍土鳖虫、血竭活血散瘀，除血止痛，诸药合用以达补益肝肾、强筋壮骨的作用。外用推拿手法治疗可使局部血液循环改善，疏通经络，内外兼治，互为补充，从而达到令人满意的疗效。

灵 芍 汤

【药物组成】　白芍 30～60 g，威灵仙、木瓜、补骨脂、乌梢蛇、鸡血藤各 15 g，黄芪、牛膝各 30 g，细辛 4 g，蜈蚣 3 条，五灵脂、当归、甘草各 10 g。

加减：颈椎骨质增生者，加葛根 30 g，姜黄 10 g，桑枝 15 g；腰椎骨质增生者，加续断、狗脊各 30 g；膝关节骨质增生者，加牛膝 30 g；跟骨骨质增生者，加牛膝 30 g，淫羊藿 15 g；阳虚甚者，加鹿角霜 10 g，制川乌 15 g；阴虚甚者，去当归、细辛，加枸杞子、熟地黄各 15 g。

【适用病症】　骨质增生症。

【用药方法】　上药加水 4 碗，文火煎至 1 碗，临睡前服，每天 1 剂，药渣用来热敷患处或再煎水熏洗患处。

【临床疗效】　此方治疗骨质增生 78 例，治愈（疼痛消失，关节活动功能正常）34 例，显效（疼痛减轻，关节活动功能基本正常）22 例，有效（疼痛略有减轻，关节活动功能略有好转）16 例，无效（疼痛症状无变化，关节活动功能无改变）6 例。总有效率 92.3%。

【病案举例】　陈某，女，62 岁。双膝关节疼痛 2 年，行走活动时疼痛加重，上下楼梯时尤甚。诊见：双膝关节稍肿，膝关节间隙、髌前压痛，关节活动轻度受限，浮髌试验阴性；X 线片示：股骨、胫骨骨端出现唇样改变，股骨髁间突、髌尖出现尖形骨刺，软骨下骨质硬化。同时患者精神疲倦，腰膝酸软无力，舌红、苔少，脉弦细。诊断为双膝关节退行性骨质增生症，证属肝肾阴虚，治疗以灵芍汤加减：白芍、桑寄生、牛膝、黄芪各 30 g，威灵仙、木瓜、鸡血藤、补骨脂、乌梢蛇、枸杞子、熟地黄各 15 g，蜈蚣 3 条，甘草 10 g。上药煎汤内服，每天 1 剂，药渣煎水熏膝关节。服用 6 剂后，患者膝关节疼痛减轻，关节活动时疼痛不明显，效不更方，继续服用 15 剂后，疼痛消失，关节活动正常，随访半年未复发。

【验方来源】 郑湘宏，黄霖. 灵芍汤治疗骨质增生症 78 例临床观察 [J]. 中国中医骨伤科杂志，2000，8（5）：50.

按： 现代医学认为，骨质增生症是由于关节及其周围软组织退变，关节软骨发生变性、断裂，甚至脱落，软骨下骨质增生硬化，关节边缘骨赘形成，继发滑膜、关节囊、脂肪垫充血、增生肥厚、纤维化、骨化所致。灵芍汤中重用白芍及黄芪，现代药理研究表明，白芍主要成分为芍药总苷及少量羟基芍药苷，具有抗炎（明显降低关节炎症的纤维渗出、炎细胞浸润及滑膜增生）、镇痛、增强免疫作用，尚有对抗肝细胞损伤作用，以及扩张血管、增加血流量之功效；黄芪含有黄酮类成分芒柄花黄素，具有抗炎和增强免疫、抗衰老及延长细胞寿命作用。中医学认为，白芍性寒味酸，气厚味薄，升而微降，归肝脾经，具有解痉镇痛祛瘀、滋阴补血、敛阴柔肝而缓急止痛，且酸能软坚散结，故有软化骨刺之功。黄芪性微温，归脾肺经，具有益气固表、补气升阳之效。脾为先天之本，脾之功能正常，促进其他脏腑功能恢复。威灵仙、木瓜、乌梢蛇、蜈蚣等祛风湿、通经络；桑寄生、补骨脂、牛膝等补益肝肾、强壮筋骨；当归、鸡血藤、五灵脂活血养血、舒经活络。上药共奏补益肝肾、益气补脾养血、舒经通络止痛之效。同时药渣复煎熏洗，药物直接渗入肌肤，更加强舒经通络、温经止痛之效。内服外洗以取得满意的效果。

活血通络汤

【药物组成】 丹参、鸡血藤、赤芍、地龙、白芥子各

15 g，当归、川芎、红花、三七、制半夏、胆南星各 9 g。

加减：颈椎骨质增生者，加葛根 30 ~ 60 g 以转输津液，解除颈项强直；胸腰椎骨质增生者，加淫羊藿 10 g，鹿角霜、山药、熟地黄、杜仲各 15 g 以壮腰补肾。

【适用病症】　骨质增生症。

【用药方法】　每天 1 剂，水煎服。

【临床疗效】　此方治疗骨质增生 65 例：有 56 例在治疗 20 ~ 35 天后症状明显减轻好转，占 86.2%；有 6 例在治疗28 ~ 60 天症状完全消失治愈，占 9.2%；有 3 例治疗 20 ~ 30 天症状无缓解，占 4.6%。治疗 2 个月后经 X 线摄片复查者有 55 例，除 7 例无明显改变外，48 例患者骨质增生部位均有不同程度的疏松改变、吸收好转，占 87.3%。治疗 65 例中，除了 3 例无效外，总有效率达 95.4%。

【病案举例】　黄某，男，50 岁。自诉颈部酸困不适已半年，伴神疲乏力、眩晕，尤以转头伸颈时为著。诊见：纳可，二便如常，舌质暗、苔薄黄，脉稍涩。颈椎摄片报告：C_3 ~ C_5 椎体骨质增生。中医辨证为气虚痰瘀阻络型颈椎病。以活血通络汤加黄芪 30 g，葛根 50 g，水煎服，每天 1 剂，连服 20 天后头晕、神疲、乏力明显减轻好转，但转头伸颈时仍有眩晕不适。再以活血通络汤加葛根 60 g，黄芪 40 g，连服 1 个月后诸症皆除。治疗 2 个月后拍片复查报告颈椎骨质增生部位明显疏松吸收好转。

【验方来源】　陈庆通. 活血通络汤治疗骨质增生 65 例 [J]. 福建中医药，2000（1）：31.

按：骨质增生由于压迫刺激颈、腰神经或颈腰动脉而产生颈、肩、腰疼痛麻木不适及头晕等症状。其病理主要是骨刺的压迫和刺激局部产生组织渗出、水肿，以致经络瘀阻不通，不通则痛。如清代王清任《医林改错》提出"痹为瘀血致病"说，创用身痛逐瘀汤等方；叶天士对痹久不愈者有"久患者络"之说，倡用活血化瘀法。活血通络汤用丹参、当归、川芎、赤芍、三七、地龙以活血祛瘀通络，使瘀祛则经络能通，通则不痛。近代药理证实，凡属活血化瘀之药，能改善病变局部血液循环，促进新陈代谢，有利于致病物质排出和病损组织修复，故运用活血化瘀法治疗骨质增生之痰瘀阻络型患者临床效果满意。颈椎骨质增生在活血通络汤中加葛根、白芍2味药，据近代药理证明，葛根配白芍能改善脑血液供应，缓解脑血管和平滑肌痉挛，对颈椎病有特效。凡遇到有颈项强直者，重用葛根配白芍，通常各30～60 g，以升举清气，转输津液，解除颈项强直，效果特好。腰椎骨质增生在临床治疗时除了用活血化瘀法外，更应注重益肾壮骨以治其本，所以在活血通络汤方中常加熟地黄、山药、杜仲、鹿角霜、骨碎补以补益肝肾，强筋壮骨，使肾气恢复旺盛，肾精充沛，筋骨强健则不易损伤，骨质增生再难形成，从而达到治病求本之目的。

蕲蛇二乌汤

【药物组成】　蕲蛇、制川乌（先煎）、制草乌（先煎）、当归尾各10 g，蜈蚣3～5条，鸡血藤30 g，桑寄生12 g，何首乌15 g，甘草3 g。

加减：颈椎骨质增生者，加姜黄、葛根、川芎；腰椎骨质增生者，加独活、杜仲、牛膝；膝关节骨质增生者，加牛膝、木瓜；体虚者加黄芪；疼痛剧烈者，加三七；湿热偏重者，加忍冬藤、秦艽、黄柏。

【适用病症】　骨质增生症。

【用药方法】　每天1剂，每剂煎2次，饭后分服。7剂为1个疗程，每个疗程间隔3天。

【临床疗效】　此方治疗骨质增生87例，显效（自觉症状及体征消失或明显好转，能恢复原来工作或较轻工作，X线或CT检查骨质增生未有发展或有吸收现象）62例，好转（自觉症状缓解，功能改善，X线或CT检查较前无明显变化）23例，无效（症状无明显变化或加剧）2例。总有效率为97.7%。

【病案举例】 白某，男，62岁。近20天来反复出现头晕，视物如旋，静卧则舒，每于头颈部活动时诱发，经治疗后缓解。就诊前1小时因如厕后站起时突发头晕，视物旋转而晕倒在卫生间，被家人发现后急送医院。诊见：体温36℃，脉搏72次/分，血压15/9 kPa，神志清楚，瞳孔等圆等大，对光反射灵敏；颈椎生理曲度未见明显改变，C_3、C_4压痛，转动头部时则眩晕；心、肺正常，舌淡、苔薄白、脉弦。心电图检查提示大致正常。颈椎正侧位片提示$C_3 \sim C_5$椎体下缘唇样增生。诊断：颈椎骨质增生。给予蕲蛇二乌汤加姜黄15 g，葛根30 g，川芎20 g，7剂。用药后上述症状好转，已能参加正常劳动，原方续服10剂后，症状消失，随访1年未见复发。

【验方来源】 林文火，吴一飘．蕲蛇二乌汤治疗骨质增生87例［J］．福建中医药，2000，31（5）：34．

按：中医学认为肝主筋，肾主骨生髓，肝血不足则筋失所养，肾亏则骨痿，故肝肾亏虚是导致本病的主要内在因素。中老年人由于天癸将绝，气血日枯，或长期劳作暗耗而致肝肾亏虚，风寒湿邪乘虚侵袭，流注经络，附着筋骨，或因跌仆闪挫，气滞血瘀而致气血运行不畅，引起肌肉、筋骨、关节酸痛麻木，甚则出现功能障碍。鉴于邪实本虚，患者筋骨非虫类搜剔之品而未达，故取善行而搜风通络的蕲蛇、蜈蚣为主药；以二乌温经散寒，除湿止痛；当归尾、鸡血藤养血活血，舒筋通络；桑寄生、何首乌补肝益肾，养筋生髓。全方共奏补肝益肾、搜风通络、除湿止痛之功，药专力雄，故奏良效。

制川草搽剂

【药物组成】 制川乌、制草乌、羌活、威灵仙、当归、乳香、没药、细辛、花椒、白芥子、红花、穿山甲（代）、全蝎。（原方无药量）

【适用病症】 骨质增生症。

【用药方法】 以上诸药用75%乙醇冷浸2次。第1次加入乙醇1 500 mL冷浸4天，过滤；第2次加入乙醇1 000 mL冷浸3天，过滤。每次冷浸时浸液搅拌数次，然后合并滤液，再浓缩至1 200 mL，放置1天后过滤。最后制备的搽剂为棕黄色澄清透明的黏稠液体。用法：将制川草搽剂搽于关节增生处或疼痛周围10 cm处，搽后按摩20余分钟，部分患者加烤灯照射或热敷局部，每天早晚各1次。治疗期间适当活动关节。

【临床疗效】 此方治疗骨质增生63例，随访51例，其中显效（症状及体征基本消失或明显减轻，关节活动不受限，功能无障碍，恢复原工作）32例，有效（症状及体征减轻，关节活动范围及功能有改善，但关节活动有部分受限）15例，无效（症状及体征无变化或只有轻度变化）4 例。总有效率为92.2%。

【验方来源】 陈令斌，焦锡林，余志萍. 制川草搽剂治疗骨质增生性疾病［J］. 湖北中医杂志，2000，22（5）：35.

按：骨质增生的病机主要是气血瘀滞，不通则痛，故治疗以行气活血、通络止痛为主。制川草搽剂方中，制川乌、制草乌有温经止痛的作用，配以红花、乳香、没药活血化瘀，羌活、白芥子、细辛、花椒祛风散寒，穿山甲（代）、全蝎、威灵仙止痛通络。全方共奏活血化瘀、祛风散寒、温经止痛的效果，对改善局部血液循环、减轻静脉瘀滞及关节腔内高压、消除临床症状具有较好的效果。

抑骨止痛散

【药物组成】 人工麝香0.5 g，黄芪、桂枝、木瓜各30 g，杜仲、狗脊、独活、川芎、当归各12 g，牛膝、防风、防己、白芍、红花各15 g，穿山甲（代）、制附子、细辛各6 g，制川乌10 g。

【适用病症】 骨质增生症。

【用药方法】 将上药总量与白芥子按5：1的比例配制，混合均匀，粉碎过100目筛，分装于密封袋内，每袋重30 g。治疗时取配制成散剂的药物1袋，陈醋调成饼状，敷贴于骨质增生部位或压痛点上，也可在相应的穴位上减量加贴。如颈椎骨质增生伴臂痛麻木者可贴肩中俞、肩井、曲池、外关，腰椎骨质增生出现下肢麻木疼痛者可加贴环跳、阳陵泉，外用塑料薄膜覆盖固定，60分钟后揭去药物，隔天1次，15天为1个疗程，一般治疗1~2个疗程。本药外敷对皮肤有强烈的渗透刺激性，敷药时间应严格掌握，不可延长，否则将引起皮肤发热疼痛，甚至起泡。

【临床疗效】 此方治疗骨质增生110例，临床痊愈（主要症状及体征消失，生理曲度恢复正常，恢复工作，6个月以内无复发者）74例，显效（主要症状消失，活动稍有不便，生理曲度基本恢复）22例，有效（主要症状及体征明显减轻，尚不能坚持工作）11例，无效（治疗前后症状及体征无改变）3例。总有效率97.27%。

【病案举例】 李某，男，50岁。自述2年前开始颈项强硬、活动受限，近半年来加重。肩背疼痛剧烈，常难以安睡，并感头重脚轻，行走时步态蹒跚，生活难以自理。诊见：颈项僵硬，活动受限，右臂麻木，浅感觉迟钝，舌边尖有瘀斑，脉迟涩。X 线颈椎片示：C_5、C_6 颈椎间隙狭窄，$C_4 \sim C_6$ 颈椎后缘呈唇样骨质增生，诊断为颈椎综合征。辨证为颈络瘀阻，寒凝气滞。治宜活血通络，散寒止痛，遂以抑骨止痛散外敷。治疗期间嘱患者卧床休息，1 个疗程后症状明显减轻，1 个月后症状消失，再巩固治疗 1 个疗程，随访半年未见复发。

【验方来源】 马银梅，高爱芝. 以白芥子为渗透剂外敷治疗骨质增生症 110 例［J］. 河南中医，2000，20（5）：53.

按：骨质增生症是一种常见病，患者均感患部不同程度疼痛，活动障碍，部分患者还可伴肢体麻木、局部肿胀发凉、放射性疼痛以及头痛头晕等不同症状。多由肝肾亏虚，气血运行阻滞，加之外感风寒，阻遏经脉，阳气不得宣展，气血不畅，脉络受阻，筋脉失养所致。方中黄芪、杜仲益气补元，温补肝肾；当归、白芍补血养血又兼和营，并能通痹；桂枝温经，通达肢体、经络、关节；穿山甲（代）性善走窜，再配牛膝、狗脊、木瓜等引经药直达病所，使气血运行，筋骨得养，血脉通畅，瘀血去而肿痛消，关节通利；红花、川芎化瘀行血；独活、防风善祛一身之风；制附子助阳散寒，通行十二经脉走里，细辛散寒通窍走表，二药相合，内外之寒皆能去之；以防己配制川乌可助其祛风除湿止痹痛之效，为止痛要药；麝香芳香走窜，通诸窍之不利，开经络之壅遏，活血散结，为止痛要药。现代药理研究表明，麝香水溶性分离物抗炎作用强度为氢化可的松的 6 倍；白芥子辛散止窜，渗透力强。全方共奏调补气血、温经通络、祛风除湿、强筋壮骨、通窍止痛之功。因为药物是通过皮肤黏膜进入体内而发挥作用，避免了药物对消化道的刺激，减轻了肝脏和肾脏的负担，同时又避免了各种消化酶对药物的分解作用，从而提高了药物利用度，故效果理想。

加味当归四逆汤

【药物组成】 当归、桂枝、白芍、木通、狗脊、伸筋草、细辛各 10 g，甘草 6 g，大枣 6 枚。

加减：病在颈椎者，加姜黄、葛根、秦艽；病在腰椎者，加杜仲、牛膝、木瓜。

【适用病症】 骨质增生症。

【用药方法】 每天 1 剂，水煎服，10 天为 1 个疗程。1 个疗程后，间歇 3 天续服第 2 个疗程。

【临床疗效】 此方治疗骨质增生症 28 例，显效（随访 6 个月，临床症状基本消失，恢复正常工作）14 例，有效（随访 6 个月，症状较以前大减，重体力劳动或天气变冷时感局部隐痛不适）12 例，无效（经 2 个疗程以上治疗，症状无改善）2 例。

【病案举例】 李某某，男，53 岁。1 年前出现腰隐痛，活动及晨起时尤甚，后渐加重，屡治鲜效。近因疼痛加剧 1 个月就诊。患者自感腰部冷且胀痛难忍，屈伸受限，转侧不利，伴右下肢麻木、冷痛。经按摩、热敷后稍舒，入夜及活动时加剧，天气变冷时尤甚。诊见：神疲乏力，面色少华，舌淡、苔白，脉沉紧。X 线片示：$L_2 \sim L_4$ 呈唇状骨质增生。辨证属血虚寒凝，经脉痹阻。治宜养血温经散寒，通痹止痛。处方：当归 12 g，桂枝、细辛、木通、牛膝、木瓜、独活各 10 g，白芍、狗脊、杜仲各 15 g，伸筋草 30 g，甘草 6 g，大枣 6 枚。服 7 剂后疼痛大减，右下肢无冷痛麻木感。继服 20 剂后疼痛完全消失，继投 10 剂以资巩固。随访 6 个月未复发。

【验方来源】 周文涛. 当归四逆汤加味治疗骨质增生症 28 例 [J]. 湖南中医杂志，2000，16（3）：31.

按：骨质增生症除病变局部症状外，常因骨质增生压迫神经，导致手、足麻木冷痛，多表现为"寒痹"之征象，且患此病者，年龄多在 40 岁以上，气血多有虚衰，治疗时单以补益肝肾、强筋壮骨等扶正之法，疗效往往不理想。寒痹之痛症，皆因寒邪偏盛，凝滞筋脉，更因气血亏虚，不能温达四肢所致。笔者应用当归四逆汤加狗脊、伸筋草散寒通痹以止痛；杜仲、狗脊强筋壮骨以固本；牛膝、姜黄、葛根通经活络，引药达病所。各药配伍，共奏养血温经散寒、通痹止痛之功。

白鲜皮藤汤

【药物组成】　鲜白鲜皮藤 60 g（或干品 30 g）。

【适用病症】　骨质增生症。

【用药方法】　将白鲜皮藤切成长约 10 cm，白皮鸡蛋 1 个（连壳），加水 500 mL，煎 30～50 分钟，去渣，喝汁，吃鸡蛋。每天 1 次，15 天为 1 个疗程，一般 7 天即可收到明显效果。为巩固疗效，1 个疗程服完后休息 5 天，续行第 2 个疗程。

【临床疗效】　此方治疗骨质增生症 150 例，均收到较好效果。

【病案举例】　张某，女，64 岁。1993 年双膝关节疼痛，经当地卫生所给服止痛片、抗风湿药，时轻时重。1994 年突然双膝关节疼痛加剧、肿胀，行走不便而来求治。经 X 线片示：双膝关节退行病变。以上方治疗 1 个疗程后症状缓解，疼痛消失，继服第 2 个疗程后基本痊愈。随访 2 年未见复发，现双膝关节功能正常，能参加田间劳动。

【验方来源】　贾湘云，贾思明. 白鲜皮藤治疗骨质增生有效［J］. 新中医，1998，30（12）：42.

按：中老年人由于骨钙含量改变、关节老化，承受压力的能力下降。骨关节原结构改变，增生部分压迫而使肢体产生了疼痛和麻木感，此病尤以 50 岁以上人群发病率较高。用白鲜皮藤治疗收到明显效果。《本草从新》曰："白鲜皮气寒善行，通利关节，利九窍。"白鲜皮藤除有白鲜皮的作用外，还具有通透走窜、搜络止痛之功能，直达病处，能渗入骨膜，所以，对骨质增生所引起的疼痛、麻木有显著疗效。从临床实践中看，此藤内含丰富的黏胶样白汁，能养筋骨，解肌痉挛，消水肿，促使骨骼局部受损组织得到修复，从而达到缓解临床症状和治愈之目的。

补肾养肝软坚汤

【药物组成】　熟地黄、何首乌各 25 g，当归、白芍、木瓜、丹参、淫羊藿、杜仲、狗脊各 18 g，川芎、山茱萸、威灵仙各 12 g，羌活、独活、干姜、乌梅各 10 g，骨碎补、鹿衔草各 30 g。

加减：颈椎肥大者，去独活，加葛根 30 g；腰椎肥大或膝关节骨质增生者，去羌活，加怀牛膝 10 g，续断 12 g；气虚者，加五爪龙、黄芪；血虚者，加鸡血藤、鸡矢藤；阴虚者，加知母、炙龟板、炙鳖甲；阳虚者，加葫芦巴、巴戟天；瘀积者，加七厘散 3 g，分 2 次吞服，或加路路通、透骨消、桃仁；夹痰者，加僵蚕。

【适用病症】　骨质增生症。

【用药方法】　每天 1 剂，水煎分 2 次服，20 天为 1 个疗程。临床症状明显好转，疼痛得到缓解，即可将原方改为丸剂，每丸 9 g，每天服 2 次，时间约 2 个月，以巩固疗效。

【临床疗效】　此方治疗骨质增生症 66 例，痊愈（临床症状消失，疼痛缓解，局部无压痛，骨关节活动自如）48 例，显效（临床症状显著改善，疼痛明显减轻，局部压痛不明显，骨关节活动改善）13 例，好转（临床主要症状改善，疼痛减轻）5

例。总有效率 100%。

【病案举例】 谢某某，男，57 岁。因抬重物而扭伤腰部，后经常腰痛，连及右腿后侧牵引作痛，久治不愈，遇阴雨天气疼痛加重，伴有麻木感觉。近几个月因劳累过度，腰痛加剧。诊见：腰部转侧不利，行动不便，并有头晕、耳鸣、腿膝无力，舌淡、苔薄白，脉细弱。腰部 X 线片示：L_4、L_5 腰椎肥大性改变，L_4、L_5 棘突旁压痛明显。诊为腰椎肥大及右坐骨神经痛。证属肝肾亏损，并有寒湿瘀积。治宜补肾养肝软坚法，佐以散寒、除湿、祛瘀、通络。予补肾养肝软坚汤去羌活，加怀牛膝 10 g，桂枝 15 g，鸡血藤 30 g，每天 1 剂。试服 5 剂，症状略有减轻。仍以上方加续断 12 g，五爪龙 30 g，续服 5 剂，腰腿痛明显减轻，腿膝明显感到有力，头晕、耳鸣已减其半；再守方 10 剂，临床诸症消失，腰腿活动自如，嘱原方改为丸剂，每丸 9 g，每天 2 次，早晚分服，连服 2 个月以巩固疗效，2 年后随访，未见复发。

【验方来源】 刘竹生. 补肾养肝软坚汤治疗骨质增生 66 例 [J]. 江西中医药，2000，31（1）：24.

按：以补肾养肝软坚法为主，佐以祛风、散寒、除湿、祛瘀、舒筋通络法，符合骨质增生病的病因病机，故能获较好疗效。

芍药木瓜汤

【药物组成】 白芍 30 g，当归、鸡血藤、乌梢蛇、木瓜各 15 g，威灵仙 20 g，延胡索、玄参各 10 g，红花、炙甘草各 8 g。

加减：腰椎增生者，加牛膝、杜仲、鹿角霜各 10 g；颈椎增生者，加葛根、羌活各 10 g，桑枝 30 g；下肢骨质增生者，加牛膝 10 g，赤芍 15 g。

【适用病症】 骨质增生症。

【用药方法】 每天 1 剂，水煎分 2 次服，20 天为 1 个疗程。

【临床疗效】 此方治疗骨质增生症 30 例，痊愈（临床症状消失，关节活动自如，恢复日常生活、工作，且经 X 线摄片复查证实骨质增生消失）22 例，有效（临床症状基本消失，能从事一般体力劳动，但活动剧烈时，病变部位仍稍感不适）6 例，无效（临床症状无多大改变，无法参加体力劳动）2 例。总有效率为 93.3%，随访 5 个月至 2 年均无复发。全部病例均无不良反应。

【病案举例】 王某，男，71 岁。患腰椎骨质增生症 8 年，伴坐骨神经痛 2 年。患者 8 年前出现久坐腰麻、酸痛、胀的感觉，但起身活动后症状减轻。随后则出现久坐起身艰难，腰痛如掣，双下肢麻木，活动受限。某医院 X 线摄片确诊为 $L_4 \sim L_6$ 骨质唇样增生并发坐骨神经痛，内服中西药（药名不详）数百剂，症状缓解出院。半年后症状加重以至卧床不起，家属又送至某医院治疗，经理疗和内服中药，病情稍见缓解，后病情日益加重。诊见：卧床不起，骨瘦如柴，终日呻吟不休，转身则痛不可忍，生活无法自理。诊见：舌黯红、苔薄白，脉左关弦紧，两尺沉细。证属肝肾亏损，筋脉拘急，治宜培补肝肾，疏通经脉，佐以活血化瘀，予芍药木瓜汤加味。白芍 30 g，木瓜、玄参、当归、鸡血藤、威灵仙各 15 g，牛膝、杜仲、延胡索各 10 g，红花 8 g。3 剂，水煎服。服药 2 剂疼痛缓解，全身顿感轻松，继服 1 剂则能翻身，并勉强能起身大小便。上方加减治疗 40 天，临床症状完全消失，功能恢复正常，生活完全能自理。观察 2 年，未见复发。

【验方来源】 曾小勇，王彩虹. 芍药木瓜汤治疗骨质增生 30 例 [J]. 新中医，1996（6）：50.

按：芍药木瓜汤组方符合中医理法，治疗骨质增生疗效显著，笔者在临床上用此方治疗骨质增生多例，均有良效，特作推荐，读者不妨一试。

补肾强骨汤

【药物组成】 生地黄、熟地黄、鸡血藤、淫羊藿、桑寄生、肉苁蓉各 15 g，枸杞子、炒杜仲、补骨脂各 12 g。

加减：肾阴虚者，去肉苁蓉；肾阳虚者，去生地黄，加附子；上肢疼痛、偏热者，加桑枝、姜黄，偏寒者，加桂枝、羌活；颈部痛者，加葛根；腰痛者，加续断、川牛膝；下肢痛属湿热者，加独活、防己，属寒者，加独活、木瓜；痛甚者，加土鳖虫、红花；脾虚者，加党参、炒白术、茯苓。

【适用病症】 骨质增生症。

【用药方法】 每天 1 剂，水煎服。10 剂为 1 个疗程，一般治疗 1~3 个疗程。

【临床疗效】 此方治疗骨质增生症 30 例，显效（颈部、腰部强直感基本消失，肢体活动自如，疼痛、麻木消失）10 例，有效（强直感、肢体活动、疼痛、麻木等症状明显减轻）16 例，无效（症状改善不明显）4 例。总有效率为 86.7%。

【病案举例】 钱某，男，52 岁。自诉腰痛数年，时轻时重。近 2 个月双上肢麻痛，不能抬举，活动受限，夜间疼痛更甚。平素头昏耳鸣，怕冷，夜尿频。诊见：舌质淡红、苔薄白，脉沉迟。颈椎 X 线片示：颈椎骨质增生。证属肾虚，元阳不振，不能温养腰腑筋骨使然。处方：制附子、肉苁蓉、桂枝、红花、当归各 10 g，羌活、熟地黄、补骨脂各 12 g，续断、桑寄生各 15 g。5 剂后复诊，自诉疼痛减轻很多，夜里能安卧数小时，但仍有麻木感觉，要求复方，共服 20 剂，上肢疼痛、麻木消失，肢体活动恢复。

【验方来源】 王顺兴. 补肾强骨汤治疗骨质增生 30 例[J]. 浙江中医学院学报，1995，19（3）：21.

按：《素问·五脏生成论篇》说："肾之合骨也，其华发也……"骨赖于肾精的充养，肾精充则生化有源而主骨生髓，生育正常，骨质坚固；肾虚精少便出现骨骼发育不良或脆弱变粗。可见本病的病因病机为肾虚精亏，髓道不实，骨失濡养。用以补肾强骨汤为主的方法治疗骨质增生，近期疗效明显，可以改善临床症状，但延缓、抑制骨质增生尚须较长时间的治疗。同时，临床有兼寒、兼湿、兼瘀等不同证型，治疗时应有所侧重。

温阳养血汤

【药物组成】 肉苁蓉、威灵仙、鸡血藤各 30 g，桑寄生、丹参各 20 g，独活、骨碎补、当归各 15 g，五加皮 12 g，土鳖虫 10 g，炙甘草 6 g。

加减：颈椎骨质增生者，加葛根、羌活；胸椎骨质增生者，加柴胡、狗脊；腰椎骨质增生者，加杜仲、续断；下肢骨质增生者，加牛膝、木瓜；上肢骨质增生者，加桑枝、姜黄；偏寒者，加桂枝、制附子（先煎）；偏热者，加忍冬藤、生石膏；剧痛者，加蜈蚣、全蝎；气虚者，加黄芪、党参；阴虚者，加熟地黄、麦冬；血瘀者，加乳香、没药。

【适用病症】 骨质增生症。

【用药方法】 水煎服，每天 1 剂，分 2 次温服，病重者每天 2 剂，分 4 次温服，30 天为 1 个疗程。

【临床疗效】 此方治疗骨质增生症 138 例，痊愈（临床症状消失，肢体关节活动自如，能恢复正常工作，X 线检查提示骨刺有改善或消失，追访 3 年无复发者）99 例，显效（临床症状消失，肢体关节活动自如，能坚持正常工作，X 线检查提示骨刺有改善，追访 2 年无复发者）25 例，好转（临床症状明显改善，肢体关节活动恢复至用药前 1/2 以上，能坚持一般工作，X 线检查对照无变化，追访 1 年无复发者）9 例，无效（临床用药 3 个疗程后症状、体征、X 线检查均无变化）5 例。总有效率 96.4%。

【病案举例】 黄某，男，49 岁。患者腰痛 6 年，曾先后多次住院综合性治疗均无效。诊见：腰部疼痛，呈胀痛，时而刺痛，转侧不利，步履艰难，舌质淡、苔薄白，脉沉细。X 线片示：$L_2 \sim L_5$ 骨质增生。西医诊断为腰椎（$L_2 \sim L_5$）骨质增生。中医诊断为痹证，证属阳虚寒凝，气滞血瘀，经络闭阻，筋骨失养。治宜温阳养血，宣痹通络。投温阳养血汤加杜仲 30 g，续断 15 g，乳香、没药各 10 g。如法煎服，早、晚各 1 次，每天 1 剂。服药 6 剂后，腰部疼痛及其他症状减半。守方加减又进 24 剂，诸症消失，X 线片复查示腰椎骨质增生阴影均已消失。追访 3 年无复发。

【验方来源】 邓国强. 温阳养血汤治疗骨质增生 138 例 [J]. 陕西中医，1999，20（11）：490.

按： 骨质增生症主要是由于正气不足，感受外邪，经络阻滞，筋骨失养，气血运行不畅所致。治疗当以扶正祛邪、标本兼治为原则，采用温阳养血，祛风除湿，宣痹通络，活血化瘀，故用温阳养血汤治疗本病获得满意疗效。方中肉苁蓉温补肾阳，生精益气，促进机体的生化机能；威灵仙宣通经络，消肿止痛，舒筋散寒，并有软化骨刺的作用；桑寄生、骨碎补温补肝肾，壮筋骨，强腰膝，且祛风除湿，活血止痛；独活、五加皮祛风胜湿，通络除痹；丹参、当归、鸡血藤补血养血，疏通经络之瘀阻，促进局部血液循环；土鳖虫活血化瘀止痛；炙甘草缓急止痛，调和诸药。诸药配伍，共奏温阳养血、祛风除湿、通络除痹、活血化瘀之功，故收效满意。

消 痹 散

【药物组成】 威灵仙 80 g，生川乌、生草乌各 12 g，生乳香、生没药各 20 g，皂角刺、乌梢蛇各 15 g，地龙 50 g，细辛 10 g，伸筋草、透骨草各 30 g。

【适用病症】 颈腰膝骨质增生症。

【用药方法】 上药烘干研细末（过 60 目筛），用陈米醋或黄酒适量调配成糊状备用。用时取核桃大小糊状药物平摊在纱布上，敷于疼痛处或阿是穴，以塑料薄膜或不吸水纸覆盖其上，外用绷带固定，隔天 1 次，15 次为 1 个疗程。同时内服化刺丸（天麻 25 g，牛膝 10 g，薏苡仁 50 g，酒当归、续断、肉桂、赤芍、防风、炙川乌、炙草乌各 15 g，炙没药、木香、沉香各 7 g，白芷 30 g。上药为末，炼蜜为丸如山楂大），饭后 30 分钟口服 1 丸，1 天 3 次，30 天为 1 个疗程。服药期间禁酒、茶。

【临床疗效】 此方治疗颈腰膝骨质增生症 58 例，经治疗 1 个疗程后，痊愈 28 例，有效 27 例，无效 3 例。总有效率为 94.8%。

【病案举例】 李某，男，60 岁。双膝关节疼痛、肿胀、伸屈受限 1 年，近半年来，疼痛明显加重，下蹲困难。X 线片示：双膝关节间隙变窄，胫骨及髌骨下缘明显增生，关节周缘有少量游离体形成。经外敷消痹散、内服化刺丸治疗 1 个疗程，疼痛明显减轻。2 个疗程后，疼痛消失，活动自如。X 线片复查示：双膝关节间隙增宽，游离体消失。为防复发，又用上法治疗 1 个疗程。1 年后随访，患者已能参加农业劳动。

【验方来源】 刘松涛. 外敷内治颈腰膝骨质增生 58 例[J]. 江苏中医，1998，19（4）：29.

按：骨质增生症是因为肝肾亏虚、筋脉失养，又受劳损及风寒湿邪侵袭，以致筋骨懈惰，经络滞涩，气血失宣。化刺丸内服以补肝肾，强筋骨，祛风活血通络。消痹散外用，取药之辛散搜刮之性，通透走窜，直达病所，以调节腠理开合，促进血液循环，增强局部新陈代谢，消除组织炎症和病理代谢产物，减轻或解除局部组织神经的受压状况。外敷、内治两法合用，共奏通经络、行气血、补肝肾、壮筋骨之效。

加减独活寄生汤

【药物组成】 独活、杜仲、牛膝、秦艽、防风、茯苓、白芍各 9 g，桑寄生 18 g，党参、当归各 12 g，川芎、甘草各 6 g，肉桂、细辛各 3 g，熟地黄 15 g。

加减：若疼痛较剧者，加白花蛇 1 条，蜈蚣 2 条，炮穿山甲（代）、红花各 6 g；寒邪偏盛者，加制川乌、制附子、干姜各 6 g；湿邪偏盛者，加防己、苍术各 10 g；兼有热象者，去肉桂，加忍冬藤、桑枝各 10 g，生地黄 15 g。

【适用病症】 膝关节骨质增生症。

【用药方法】 每天 1 剂，水煎，分 2 次温服，7 天为 1 个疗程。

【临床疗效】 此方治疗膝关节骨质增生症 40 例，显效（经 2 个疗程治疗后，患者膝关节疼痛消失，膝关节屈伸活动基本接近正常，能从事一般体力活动，X 线片检查无加重，1 年内无复发）27 例，有效（经 2 个疗程治疗后，患者膝关节活动时疼痛基本消失，膝关节屈伸活动在原有基础上提高 15°以上）11 例，无效（经 1 个疗程治疗后症状无改善或经 2 个疗程以上治疗效果不满意者）2 例。总有效率为 95%。

【病案举例】 刘某，女，62 岁。左膝关节疼痛 5 年，加重

1 周。患者于 5 年前始觉左膝关节疼痛阵作，膝关节屈伸不利，劳累后加重，遇热或休息后可缓解，伴膝关节弹响。在本单位职工医院就诊，经 X 线片示：左膝关节可见骨缘唇样改变，关节隙变窄，临床诊断为左膝关节增生性骨关节病。间服消炎痛、芬必得、木瓜丸等，以及肌内注射当归注射液、骨宁注射液等治疗，症状稍有缓解。近 1 周来，左膝关节疼痛明显加剧，行走困难，屈伸不利，遇风寒痛甚。诊见：左膝关节局部肿胀，皮色不红，轻度压痛，屈伸时可闻及弹响，舌质暗红、苔薄白，脉左关弦紧，两尺沉细。中医诊为痹证，证属肝肾亏虚，风寒湿邪入侵，筋脉拘急。治宜培补肝肾，祛风散寒燥湿兼活血通络。处方：独活、杜仲、牛膝、秦艽、防风、茯苓、白芍各 9 g，桑寄生、熟地黄各 15 g，党参、当归各 12 g，川芎、甘草、红花、炮穿山甲（代）各 6 g，肉桂、细辛各 3 g，白花蛇 1 条。患者服药 1 个疗程后，左膝疼痛缓解，肿胀消失。再服原方 1 个疗程后，左膝疼痛完全消失，行走如常。1 年后随访无复发。

【验方来源】 陈艺. 加减独活寄生汤治疗膝关节骨质增生 40 例小结 [J]. 湖南中医杂志，1999，15（3）：27.

按：肾主骨生髓，肾虚则精血不足，骨髓空虚，骨质疏松，即为骨质增生之病机。独活寄生汤具有祛风湿、止痹痛、滋肝肾之功用。张秉成曰："此方肝肾虚而三气乘袭也，故以熟地黄、牛膝、杜仲、桑寄生补肝益肾，强筋壮骨；当归、白芍、川芎和营养血，所谓治风先治血，血行风自灭也；人参、茯苓、甘草益气扶脾，又所谓祛邪先补正，正旺则邪自除也。然病因肝肾先虚，其邪必乘虚而入，故以独活、细辛之入肾经，能搜伏风使之外出；桂心能入肝肾血分而祛寒；秦艽、防风为风药，固肌行表，且又风能胜湿耳。"因久病必有瘀，瘀血阻络，不通则痛，故疼痛较剧。因此在原方基础上加红花、炮穿山甲（代）各 6 g，白花蛇 1 条以加强搜风通络、活血止痛之功用。诸药合用，使风寒湿去而

21

邪气得除，肝肾补而正气得复，邪除正复，诸症状自愈。

顽痹康胶囊

【药物组成】 黄芪 40 g，当归、制马钱子、熟地黄、麻黄、茯苓、白术各 12 g，僵蚕、乳香、没药各 9 g，蜈蚣 3 条，全蝎、牛膝、甘草各 6 g。

【适用病症】 腰椎骨质增生症。

【用药方法】 上药共研细末，分装胶囊内，每次空腹服 3 g，早晚各 1 次，30 天为 1 个疗程。

【临床疗效】 此方治疗腰椎骨质增生症 98 例，显效（自觉症状消失，腰及肢体活动自如，体征消失，半年内未复发）58 例，有效（腰痛及体征明显减轻，肢体功能明显好转或症状消失，但半年内复发）35 例，无效（自觉症状稍减轻或无变化）5 例。总有效率为 94.9%。

【验方来源】 王庆兰，贾存义，涂晓龙. 顽痹康胶囊治疗腰椎骨质增生症 98 例 [J]. 山东中医杂志，1996，15（12）：542.

按：肾主骨生髓，肾精不足，不能生髓充骨而骨萎；肝主筋，乙癸同源，肝血不足，不能荣筋，筋脉失养，骨萎筋弱，故出现关节疼痛、活动不利。又如外伤、长期负重等，皆可致气血运行不畅，气滞血瘀，筋脉失养而致关节疼痛；外邪乘虚内侵，闭阻经络，营卫滞涩，不通则痛；脾虚不运，痰湿内生，痰瘀阻络，亦可致经脉不通而痛。由此可见，肝肾亏损、气血不畅是本病的主要病理基础。治疗应益气养肝补肾治其本，活血祛瘀通络治其因，健脾化湿、温经散寒治其标。方中黄芪、当归、熟地黄、牛膝益气养血、补精填髓，制马钱子、全蝎、蜈蚣、僵蚕、乳香、没药、麻黄活血祛瘀、温经通络止痛，茯苓、白术、甘草健脾渗湿。全方共奏滋肝益肾、强筋健骨、活血通络、祛风除湿、温经止痛之效。

龟鳖汤

【药物组成】 炙龟板、炙鳖甲、黄芪、续断、白芍、山茱萸各 15 g，熟地黄 20 g，补骨脂、杜仲、当归、牡丹皮、党参、泽泻、山药各 10 g。

【适用病症】 腰椎骨质增生症。

【用药方法】 用猪脊骨 3~5 节炖汤，以此汤先煎炙龟板、炙鳖甲 20 分钟，然后再加入其他药同煎 15 分钟。

【临床疗效】 此方治疗腰椎骨质增生症 100 例，治愈（服药后症状基本消失，随访 10 年以上无复发者）46 例，有效（服药后症状明显改善者）51 例，无效（未达有效标准者）3 例。总有效率 97%。

【验方来源】 邹晓雅. 龟鳖汤治疗腰椎骨质增生 100 例 [J]. 江西中医药，1996，27（4）：42.

按： 治疗腰椎骨质增生症，唯补肾为先，肾气肾精，阴阳互补，相互影响。对于慢性反复发作者，治宜补肾培元为主。龟鳖汤中，以炙龟板、炙鳖甲、熟地黄、山茱萸、山药、猪脊骨滋阴补肾，资其化源，使之阴生阳长；黄芪、党参、补骨脂补中益气，温补脾肾，使之阳生阴长；佐以杜仲、续断强腰益精；当归补血行血，牡丹皮、泽泻补阴泻浊。诸药合用，共奏补肾益气、强腰益精之功。

补肾活血通痹汤

【药物组成】 熟地黄、赤芍、白芍各 20 g，当归、骨碎补、桂枝、威灵仙、杜仲各 15 g，防风、桑寄生、淫羊藿各

12 g，川芎、甘草各 10 g，鸡血藤 30 g，羌活、独活各 9 g。

加减：颈项疼痛者，加葛根 30 g；腰痛者，加续断、狗脊各 15 g；下肢疼痛麻木者，加牛膝 15 g，木瓜 12 g；病久缠绵不愈者，酌加虫类搜剔之品，如全蝎、蜈蚣、蟅虫、穿山甲（代）、乌梢蛇等。

【适用病症】　脊椎骨质增生症。

【用药方法】　每天 1 剂，水煎，分早、晚 2 次温服。

【临床疗效】　此方治疗脊椎骨质增生 60 例，痊愈（症状、体征完全消失，恢复工作）25 例，好转（主要症状、体征减轻或部分消失，能从事一般工作）33 例，无效（症状、体征均无改善）2 例。总有效率为 96.67%。

【病案举例】　刘某，男，60 岁。有颈项及腰部疼痛史 1 年。患者于 1 年前无明显诱因出现颈项部及腰部疼痛不适，颈部活动受限，伴右上肢疼痛麻木，腰部疼痛，连及右下肢疼痛麻木，腰部僵硬，活动受限，逐渐加重，不能工作，曾治疗无效而来求诊。诊见：颈椎、腰椎曲度变直，活动受限，颈椎、腰椎局部压痛，右下肢后伸试验阳性；舌质红、苔薄白，脉沉迟。X 线片示：颈椎、腰椎骨质增生。诊为颈椎、腰椎骨质增生。证属肝肾亏虚，风寒湿邪侵袭，致经脉痹塞，气血瘀滞。治宜补肝养肾，祛风散寒除湿，活血化瘀，通经活络。方用补肾活血通痹汤：赤芍、白芍、熟地黄各 20 g，续断、威灵仙、桂枝、当归、骨碎补、杜仲各 15 g，防风、桑寄生、淫羊藿各 12 g，甘草、川芎各 10 g，葛根、鸡血藤各 30 g，羌活、独活各 9 g，全蝎 6 g，蜈蚣 1 条。每天 1 剂，水煎服。治疗 1 个月后，所有症状及体征完全消失，活动正常，病告痊愈。随访 1 年未复发。

【验方来源】　姜希才，吴湘华，迟春梅. 补肾活血通痹汤治疗脊椎骨质增生症 60 例 ［J］. 国医论坛，2000，15（2）：35.

按：脊椎骨质增生症是中年以后发生的一种慢性脊椎退行性变，属中医"痹证"范畴，为本虚标实之证。本虚主要是肝肾亏虚，筋骨失养；标实主要是风寒湿邪侵袭，痹阻经络，气血瘀滞。其治疗当标本兼顾、补益肝肾、强壮筋骨以治本，祛风散寒除湿、活血化瘀、通经活络以治标。方中熟地黄补肾填精；杜仲补肝肾，强筋骨；淫羊藿温补肾阳，除冷风劳气；骨碎补补肾壮骨，行血疗伤；桑寄生祛风湿，补肝肾，强筋骨；当归补血活血；川芎、赤芍活血化瘀；鸡血藤补血行血，舒筋活络；白芍和血脉，缓筋急；威灵仙祛风胜湿，通络止痛；桂枝温经通脉；羌活散风祛湿；独活搜肾经伏风；防风祛风散寒胜湿；甘草调和诸药。诸药合用，可补肝肾、强筋骨、祛风湿、活血通络，故治疗脊椎骨质增生症可收良好效果。

三骨乳没煎

【药物组成】 炙龟板、炙鳖甲、熟地黄、骨碎补、桑寄生各 30 g，乳香、没药、土鳖虫各 10 g，羌活、独活、地龙各 12 g，虎骨粉 5 g（吞服，无虎骨可用其他耐劳善奔动物骨代，量宜大）。

加减：病在颈椎者，加姜黄、粉葛；在腰椎者，加牛膝、续断；湿重者，加苍术；气短心悸者，加人参；头目眩晕头痛者，加川芎、天麻；脚痛者，加石南藤；属寒者，加桂枝；化热伤阴去羌活、独活，加沙参、防风、石斛。

【适用病症】 脊椎骨质增生症。

【用药方法】 每天 1 剂，连服 12 剂（星期天停药 1 天）为 1 个疗程。

【临床疗效】 此方治疗脊椎骨质增生症 27 例，显效（颈或腰活动自如，关节及相关神经功能复常，自觉症状完全消除，恢复劳动力，X线片等示骨刺软化，停药3年未加重）10例，有效（颈或腰活动改善，自觉症状明显减轻）14例，无效（连服3个疗程，诸症不减）3例。总有效率88.89%。

【病案举例】 崔某，女，46岁。腰酸并坐骨神经痛数月，X线片诊为腰椎骨质增生，多方求治未效。诊见：左腿行走艰难，腰酸转动不便，腿至足跟疼痛，口干，饮食尚可，舌质红、苔厚，脉涩。诊为骨痹，肾虚精亏。证属瘀血阻络，湿痹化热。拟补阴壮骨，消瘀止痛，利湿通络。用三骨乳没煎加减：炙龟板、炙鳖甲、熟地黄各30 g，骨碎补、石南藤、地龙各15 g，乳香、没药、土鳖虫10 g，黄柏、独活、苍术、牛膝、薏苡仁、石斛各12 g，牛骨500 g（另煎代汤）。6剂后略有增删，连服48剂恢复劳动力，随访3年未复发。

【验方来源】 张家兴. 三骨乳没煎治疗脊椎骨质增生[J]. 四川中医，2000，18（11）：44.

按：治疗脊椎骨质增生症要标本兼顾，打破肾虚、风寒湿合邪痹阻、瘀血三者的因果循环锁链，故治拟补肾填精、活血祛瘀、蠲痹通络。用炙龟板补肾壮骨化瘀生新为君；熟地黄填精髓滋化源，鳖甲滋阴壮骨行瘀，动物骨以骨养骨，土鳖虫、地龙行瘀通络开痹为臣；骨碎补、桑寄生、羌活、独活祛风湿壮筋骨入太阳太阴督脉，乳香、没药行瘀止痛共为佐使。全方看似庞杂，用药重叠，然骨痹顽疾，非复方大剂不能开其痹，故取五种动物药善走能守之性，直达病所，以骨血有情之品补肾壮骨，取大队活血药逐瘀生新，取风药断其风寒湿之合邪，对于软化骨刺，松解粘连，加强相关肌力，解除疼痛及神经压迫症状，恢复脊关节功能均有一定疗效。

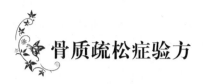

骨质疏松症验方

二 仙 汤

【药物组成】 仙灵脾（淫羊藿）、仙茅各 30 g，巴戟天 15 g，知母、黄柏、当归各 10 g。

加减：肾阳虚明显者，加牛膝 10 g；骨密度过度低者，加煅龙骨、煅牡蛎各 30 g；女性绝经期者，加熟地黄 20 g。

【适用病症】 骨质疏松症。

【用药方法】 每天 1 剂，水煎服。连用 2 个月。

【临床疗效】 此方治疗骨质疏松症 50 例，痊愈（症状消失，骨密度测定正常）32 例，显效（症状改善，骨密度测定改变不明显）12 例，无效（症状及骨密度测定均无改善）6 例。总有效率 88%。

【验方来源】 王长海，张仲海，马静. 二仙汤治疗骨质疏松症 50 例 [J]. 陕西中医，1998，19（5）：205.

按：现代医学认为，骨质疏松症与性激素低下、钙吸收不足及免疫功能低下等因素有关。中医认为该症的病因主要为肾虚所致。肾主骨生髓，肾气充盛则骨骼健壮，精力充沛；若肾气不足，肾精亏损，髓海空虚，骨骼失养，脆弱无力，就会导致骨质疏松。传统治疗多以补阳方如壮骨关节丸等治疗。二仙汤有类性激素样作用，对于因激素失调引起的更年期综合征有良好疗效。基于此构想，用该方为主，治疗骨质疏松症。方中仙茅、淫羊藿、巴戟天温补肾阳，"壮水之主，以消阴翳"；知母、黄柏引火归原；当归调血养血，加龙骨、牛膝之类以壮骨生髓。全方补而不燥，滋而不腻。其作用机制可能在于调节垂体－下丘脑－性腺轴激素系统的平衡。

滋肾扶骨胶囊

【药物组成】　鲜鹿脊骨、炙龟板、骨碎补、黄芪、补骨脂、乳香、没药、续断、炙牛膝、狗脊、杜仲、当归、炙甘草。（原方无剂量）

【适用病症】　骨质疏松症。

【用药方法】　取新鲜的鹿脊骨在木火旁烤，去其肉，将骨质烤干，高温灭菌，粉碎。将其他药高温灭菌、烘干、研末。将以上药混合，拌匀后装胶囊中。每粒胶囊 0.25 g，每瓶 60 粒装。每次服 1.5 g，每天 3 次，1 个月为 1 个疗程。

【临床疗效】　此方治疗骨质增生 350 例，痊愈（腰腿疼痛症状消失，X 线片见股骨上端骨小梁明显，骨密度增高）190例，好转（部分患者疼痛症状消失，X 线片见骨小梁有所恢复）92 例，无效（腰及四肢疼痛未减轻，X 线片见骨小梁无恢复）68 例。总有效率为 80.6%。

【验方来源】　李东山，李淑玲，赵国有. 自制滋肾扶骨胶囊治疗骨质疏松症 350 例 ［J］. 吉林中医药，2000，20（2）：34.

按：方药中用的鲜鹿脊骨主要作用是强筋健骨、补肾壮阳。鲜鹿脊骨本身含钙量及蛋白质较高，起到了既补充钙质又营养骨骼的作用；补骨脂、骨碎补、狗脊补肾壮阳，补骨壮腰，用于筋骨软弱，肾阳虚衰所致腰腿酸痛、神疲乏力的治疗；炙龟板能滋阴潜阳，祛虚热，用于肾阴不足所致腰腿痛；炙牛膝、续断、杜仲具有滋肾强筋壮骨、补肝肾、营养筋骨作用；佐以乳香、没药、当归、黄芪、甘草通经活络散瘀止痛，益气和中，通行血脉，滋养五脏，补充元气，增强免疫力，调理肝肾功能，改善整体状态，达到壮骨壮力之功效。大多数患者在服用此胶囊1个月后，腰腿酸痛、乏力症状消失，随时间的延长，骨骼X线片表明，骨小梁的形成活跃，骨密度的增强与服药时间成正比。服药期间未出现任何毒副作用。

补肾活血胶囊

【药物组成】 鹿角片、紫河车、骨碎补、炙龟板、熟地黄、牡蛎、黄柏、乳香、没药、三七、鸡血藤、白芍、细辛各500 g。

【适用病症】 骨质疏松症。

【用药方法】 上药研末，过60～80目筛，采用物理消毒方式处理后装入胶囊，每粒0.3 g，每天3次，每次服2粒，连续3个月为1个疗程，症状好转后可持续服药半年至1年，以巩固疗效。治疗期间停用其他治疗骨质疏松症药物。

【临床疗效】 此方治疗骨质疏松症42例，显效（腰酸背痛、两膝酸软症状消失，骨密度测定正常）12例，有效（腰酸背痛、两膝酸软症状缓解或消失，骨密度测定值明显增高）30例。总有效率为100%。

【病案举例】 陈某，男，57岁。因腰腿痛不能站立被抬入病房。主诉：腰腿疼痛，活动困难1个月。既往无外伤史。诊见：面色黄，舌质淡、苔薄白，脉沉细，腰椎压痛（＋）。腰骶椎CT检查提示：腰骶段脊柱普遍骨质疏松，并L_2～L_4压缩性骨折。骨密度测定结果：重度骨质疏松。投以补肾活血胶囊，每天3次，每次2～3粒。连服1个月后，患者可自动翻身、起床。继后再服2个月，可在其子陪同下缓慢走，复查骨密度转为轻、中度骨质疏松。出院后继续追加服用 3 个月，症状得到明显缓解，能自行行走。随访病情无发展。

【验方来源】 彭沛. 补肾活血法治疗骨质疏松42例［J］. 四川中医，2000，18（9）：49.

按：中医认为，肾主骨生髓，骨质疏松的根本病机在于以肾虚为基础。肾气不足，肾精亏损，髓海空虚，骨质失养，遂生该病。肾精不足，则脏腑气血化生乏源，气虚血运无力，渐可致瘀；肾阳虚不能温煦推动血脉，血液运行不畅，阳虚生寒，更能凝滞血液而形成瘀血；肾阴虚则脉道滞涩。因此，肾中精气不足，阴阳虚损，皆可导致血瘀。由此可见，肾虚血瘀为骨质疏松的主要发病机制，故补肾活血是该病标本同治之重要法则。补肾活血胶囊取鹿角片、紫河车、骨碎补益肾温阳；熟地黄、炙龟板益肾精增骨髓，同时配以活血药物如乳香、没药、三七、白芍、细辛，以共同达到活血祛瘀、通筋舒络、消肿止痛之疗效，效果满意。此法达到补而不燥，滋而不腻，祛瘀而不伤正气，不失为治疗和预防骨质疏松症的有效方法。

壮骨益髓汤

【药物组成】 熟地黄 20 g，山药、杜仲、黄精、枸杞子各 12 g，淫羊藿 15 g，菟丝子、骨碎补、牛膝、茯苓、金樱子各 10 g，芡实 8 g，生甘草 5 g。

加减：有畏寒肢冷，腰膝冷痛，得温则舒，遇寒则重，小便清长，夜尿增多者，去芡实、骨碎补，加鹿角、益智仁；腰膝酸痛，手足心热，心烦失眠，潮热盗汗或自汗者，去茯苓，加炙龟板；面白无华，手足浮肿，四肢乏力，懒言少动者，去淫羊藿、芡实，加阿胶、桑椹子、泽泻。

【适用病症】 原发性骨质疏松症。

【用药方法】 每天 1 剂，水煎，分 2 次温服，每 10 天为 1 个疗程，共治 3 个疗程。

【临床疗效】 此方治疗原发性骨质疏松症 19 例，治愈（体征和症状完全消失）1 例，显效（体征和症状明显改善或减轻）10 例，有效（体征和症状有所改善或减轻）4 例，无效（通过治疗体征无改善，症状未减轻）4 例。总有效率 78.95%。

【验方来源】 许建安，杨挺，邸振福. 壮骨益髓汤治疗原发性骨质疏松症疗效观察 [J]. 中医正骨，2000，12（5）：17.

按：壮骨益髓汤以"肾主骨"这一理论为基础，结合临床辨证，辅佐补气养血、益髓壮骨之品达到治疗目的。方中重用熟地黄，甘而微温，滋肾填精益髓，臣以牛膝、枸杞子、杜仲、黄精补肝肾养血而强筋，菟丝子、芡实、金樱子增强补益肝肾功效而又固秘精气，骨碎补补骨锁痛，再辅以山药、茯苓淡渗脾湿而化滞。诸药合用，补泻结合，开合相济。全方能滋补肝肾，壮骨荣筋。再经辨证针对肾阳虚、肾阴虚、阴阳两虚等情况随机加减，以达精生髓足、骨强筋壮的目的。

骨 伟 丹

【药物组成】 党参、黄芪、山药各 50 g，山茱萸、鹿角胶、续断、杜仲、牛膝、牡丹皮、白术、茯苓各 30 g。

【适用病症】 女性骨质疏松症。

【用药方法】 上药去杂质、灭菌，研末，炼蜜为丸，每丸重 5 g，每次服 3 丸，每天 3 次，温水送服。2 个月为 1 个疗程。

【临床疗效】 此方治疗女性骨质疏松症 120 例，显效（骨密度值提高 >2.5%，骨疼痛症状消失）67 例，有效（骨密度值提高，但 <2.5%，骨疼痛症状减轻）45 例，无效（骨密度值无变化或降低，症状无改善）8 例。

【验方来源】 李桂席. 骨伟丹治疗女性骨质疏松症 120 例 [J]. 辽宁中医杂志，2000，27（7）：309.

按：现代医学认为，骨质疏松症是由单位体积内骨组织（骨基质与骨矿）量减少，骨微细结构破坏，导致骨的脆性增加，且常易发生骨痛甚至骨折的一种慢性全身性疾病。骨的重吸收与骨的形成之间平衡失调，是主要发病基础。老年妇女性激素减少、甲状旁腺机能亢进、糖尿病、乳精酶缺乏、缺钙及某些药物的影响是常见骨质疏松症的诱发因素。中医学认为脾胃虚弱，使气血化源不足，脾失健运，致肝肾亏虚，筋骨无以濡养，而渐成"骨萎"。本方取名"骨伟"，其意昭然，旨在健脾益肾。方中党参、黄芪益气健脾；白术、茯苓健脾助运，使气血生化有源，以濡养筋骨；山药、山茱萸、鹿角胶滋阴益肾，填精补髓，以强壮筋骨；续断、杜仲、牛膝既可补肝肾，又能续伤生新；牡丹皮取其性凉，兼有活血之功，使气血得补，经脉畅通。全方共奏健脾益肾、强壮筋骨之功，疗效确切、持久。

补肾壮骨汤

【药物组成】 生地黄、泽泻、茯苓、巴戟天、淫羊藿各 10 g，山药、山茱萸、骨碎补各 15 g，肉桂 3 g，鹿角胶（烊化）、龟板胶（烊化）各 6 g。

【适用病症】 绝经后骨质疏松症。

【用药方法】 每天 1 剂，水煎，分 2 次服，连服 4 周，后改每周 4~5 剂，连续治疗半年。

【临床疗效】 此方治疗绝经后骨质疏松症 45 例，显效（治疗后综合分析诊断评分指数减少 2 分以上者，其中腰背痛消失和骨量增加 1 个标准差以上者）25 例，有效（治疗后综合分析诊断评分指数减少 1~2 分，其中腰背痛症状消失者）18 例，无效（治疗后综合分析诊断评分指数无变化或有增加者）2例。总有效率为95.6%。

【病案举例】 吴某，女，52岁。绝经4年，反复腰背疼痛2年余。半年前曾因跌倒造成 L_4 压缩性骨折。前臂骨密度检查骨矿含量（BMC）0.815 g／cm，骨密度（BO）0.212 g／cm^2，按综合评分为8分。西医诊断为绝经后骨质疏松症；中医诊断为腰痛（肾虚骨萎）。服补肾壮骨汤4周后，腰背痛完全消失。坚持服中药半年，症状无反复，复查 BMC 0.845 g／cm，BO 0.281 g／cm^2，综合分析诊断评分指数减少3分，疗效显著。

【验方来源】 邓伟民，贺扬淑，冯永佳.补肾壮骨汤治疗绝经后骨质疏松症45例疗效观察［J］.新中医，1999，31（5）：14.

按：绝经后骨质疏松症是目前临床上常见多发病。本病主要是由于年老肾气亏虚，不能主骨，髓少骨萎所致。补肾壮骨汤治疗本病不但临床症状明显改善，而且骨量均有明显增加，对绝经后骨质疏松症有明显治疗作用。补肾壮骨汤中淫羊藿、鹿角胶、肉桂温肾壮阳，温通经脉，散寒止痛；山茱萸、龟板胶、生地黄益肾精，补阴血；巴戟天、骨碎补补肾阳，壮骨温筋；山药、泽泻、茯苓健脾益肾。诸药配合，共奏补肾阳、滋肾阴、强筋壮骨之效。现代药理研究表明，淫羊藿可增加成骨细胞的衍化和增殖，抑制破骨细胞的吸收功能，从而起到降低破骨细胞活性、活跃成骨细胞作用；鹿角胶、龟板胶有滋阴温肾作用；巴戟天、山茱萸、骨碎补有调节性激素作用。诸药配合有改善丘脑－垂体－性腺轴功能，抑制骨的吸收，促进骨的形成，能较好地治疗、预防绝经后骨质疏松症。

补 骨 汤

【药物组成】 补骨脂 12 g，淫羊藿 6 ~ 10 g，牡蛎、黄精各 30 g，延胡索、生地黄、丹参各 25 g，女贞子 20 g，茯苓、香附各 15 g。

加减：偏阳虚者，加杜仲 20 g；偏阴虚者，加枸杞子 15 g，石斛 20 g；失眠者，加酸枣仁 20 g；汗出甚者，加浮小麦 30 g。

【适用病症】 绝经后骨质疏松症。

【用药方法】 每天 1 剂，连服 6 个月为 1 个疗程。如果骨骼疼痛明显缓解可改为散剂，每次 10 g，每天 2 ~ 3 次，可持续服药 1 ~ 2 年。治疗期间停服维生素 D、雌激素、钙制剂等有关药物。

【临床疗效】 此方治疗绝经后骨质疏松症 37 例，显效 [骨骼疼痛明显减轻或消失，血雌二醇（E_2）、血 Ca^{2+} 显著上升，或 X 线片示骨密度增高] 11 例，有效 [腰背及其他部位疼痛较原来明显减轻，血雌二醇（E_2）、血 Ca^{2+} 稍有上升] 24 例，无效（症状体征无改善，生化检查无变化）2 例。总有效率 94.6%。

【验方来源】 李香珍，王建华，王军，等. 自拟补骨汤治疗绝经后骨质疏松症 [J]. 中医正骨，2000，12（11）：45.

按：绝经后骨质疏松症，属中医"痿证"范围。中医理论认为，肾为"先天之本"，肾气的盛衰直接影响人的生长、发育、衰老。肾藏精，主骨生髓，藏于骨中滋养骨骼，肾精充足，则骨髓化生有源，骨骼坚固有力。绝经后妇女肾气渐衰，肾精虚少，则骨髓化生不足，骨骼脆弱无力，因而发生骨质疏松。绝经后妇女大多年老脏腑气血俱虚，气虚血运不畅而致血瘀，所以往往有固定不移的疼痛，尤以夜间为甚。根据其肾虚精亏为本、气虚血瘀为标的发病特点，方中淫羊藿、补骨脂补肾壮阳，牡蛎归肝肾二经，久服强骨节，增加钙的摄入量，为君药；黄精健脾益气，补肾填精，茯苓渗湿健脾，既可促进老年患者对水谷精微的运化吸收，以增加营养，又可配合君药补肾壮阳，强健腰膝；生地黄、女贞子益肾精、充骨髓，以养骨；丹参、延胡索、香附活血行气促进血液运行，使气血通畅，疼痛自止，具有良好的止痛作用。诸药合用，共奏补肾生髓、强筋壮骨、活血止痛之效。现代药理研究证明，淫羊藿、补骨脂、香附有雌激素样作用，可增加成骨细胞的衍化和增值，抑制破骨细胞的吸收功能，起到降低破骨细胞活性，活跃成骨细胞作用。临床使用时，应随症酌情加减变化，使其更切病情而获良效。

补肾健脾汤

【药物组成】　巴戟天、熟地黄、山药、山茱萸、淫羊藿、菟丝子、骨碎补、牛膝、黄芪、白术各 12 g，牡蛎 30 g，甘草 6 g。

加减：肾阴虚者，加女贞子、黄精、枸杞子各 12 g；肾阳虚者，加仙茅、肉桂各 10 g，杜仲 12 g；阴阳两虚者，加肉桂 10 g，鹿角胶、黄精各 12 g。

【适用病症】　绝经后骨质疏松疼痛症。

【用药方法】　每天 1 剂，水煎 2 次，早、晚各服 1 次，3 个月为 1 个疗程。

【临床疗效】　此方治疗绝经后骨质疏松疼痛症 21 例，经治疗 1 个疗程后，疼痛明显减轻或消失，功能活动改善者 18 例，X 线、骨密度测定显示骨密度明显增高者 15 例。

【验方来源】　万晓春. 补肾健脾法治疗绝经后骨质疏松疼

痛症 21 例 [J]. 河北中医，2000，22（9）：667.

按：现代医学认为，骨质疏松症与血钙代谢有关，而绝经后妇女性腺功能低下，雌激素水平下降是本病的主要发病原因。绝经后 3～5 年内每年骨的丢失量约 2.5%，以后随年龄增加每年骨的丢失量约为 0.75%。中医学认为，肾为先天之本，主骨生髓，骨的生长、发育、强健、衰弱与肾精盛衰关系密切。肾精充足则骨髓生化有源，骨骼得以滋养而强健有力；肾精亏虚则骨髓生化乏源，骨骼失养，骨矿含量下降，骨密度降低而发生骨质疏松症。因此，肾虚是影响骨密度的主要因素，尤其是妇女绝经后，肾气已亏，冲任两脉虚损，天癸已竭，肾精肾阳衰亏则髓海空虚，骨质不充，不营则痛。脾为后天之本，主四肢，养百骸，先天之精赖后天水谷精微的不断充养。脾气健，肾之精气得以充盈，则发挥生髓壮骨之功效。脾胃虚弱，运化乏力，先天之精无以充养，势必精亏髓空而百骸痿废，说明该病发生不仅与肾亏有关，也与脾虚关系密切。基本方中巴戟天补肾助阳、益精血、强筋骨、止痹痛；黄芪、白术、甘草益气健脾，能改善胃肠道的功能，有利于钙的吸收；熟地黄、山药、山茱萸补肾生髓健骨，有实验观察淫羊藿对骨生物学的影响，初步证明了淫羊藿能够抑制破骨细胞功能，使去势大鼠骨吸收下降，同时又促进成骨细胞功能，特别是使钙化骨形成增加，证实了淫羊藿确实存在补骨作用；骨碎补补肾强骨，提高血钙、血磷水平，改善软骨细胞的功能，推迟骨细胞的退行性变；牡蛎含钙率为 38.98%，与胃酸作用后能生成可溶性钙盐，促进血钙水平提高，有利于阻止骨钙丢失。临证运用时，根据肾阴虚、肾阳虚及阴阳两虚的不同，加用填精补髓、温肾壮阳、阴阳两补之品以取得更好的疗效。

龟鹿四仙汤

【药物组成】 炙龟板、巴戟天、丹参、枸杞子各 15 g，鹿角胶、知母各 12 g，仙茅、黄柏、当归、淫羊藿各 10 g，土鳖虫 6 g，红参 8 g。

【适用病症】 老年性脊柱骨质疏松症。

【用药方法】 水煎服。每天 1 剂，分 2～3 次口服。临床可根据寒热阴阳虚实辨证，随证加减或改变剂量。病情严重、不能活动、伴有骨折的，配合性激素治疗；给予丙酸睾丸素 25 mg，每隔 3 天 1 次；乙蔗酚每个月 1 g，90 天为 1 个疗程。

【临床疗效】 此方治疗老年性脊柱骨质疏松症 40 例，均经 90 天治疗，症状明显改善，可从事轻体力劳动。其中病情较重的 30 例患者，继续服药 1 个疗程，且配合性激素治疗，经随访基本恢复健康（生活自理）。

【病案举例】 患者，女，68 岁。因腰痛 5 年、剧痛 3 天来诊。患者近 5 年来经常腰背痛，曾多次无诱因跌倒。X 线片示：脊柱压缩性骨折，老年性脊柱骨质疏松症。经当地伤科医师治疗及卧床休息后，症状虽缓解，但疼痛未解除，动则甚，卧则舒，不能料理家务，长期依赖保姆服侍。3 天前进行弯腰锻炼后出现剧烈脊背疼痛，痛苦呻吟。X 线片示：骨小梁明显疏松，T_{12}、L_1、L_3 压缩性骨折，脊柱后突变形。CT 检查：骨小梁减少伴骨小梁连续性中断。诊见：面色萎黄，精神疲乏，脊背剧痛，不能仰俯、翻身，畏寒喜热，大便较硬，舌质淡嫩、苔光滑，脉沉细。给予龟鹿四仙汤并辅以性激素治疗 10 天后，疼痛明显减轻，翻身自如；治疗 49 天后能下地慢步行走，腰痛基本消失。患者连续服中药半年，诸症悉减，生活自理。

【验方来源】 陈颖异．龟鹿四仙汤治疗老年性脊柱骨质疏

松症 [J]. 山东中医杂志. 1996, 15 (5): 208.

按: 龟鹿四仙汤治疗老年性脊柱骨质疏松症, 能通督脉而补阳, 通任脉而补阴。特别是炙龟板、鹿角胶两味为血肉有情之品, 能峻补阴阳以生气血精髓, 佐以丹参、土鳖虫活血祛瘀止痛。此方标本同治, 得心应手, 比其他补肾剂灵验。雌、雄激素配合应用, 可降低子宫出血率, 防治骨质疏松症, 而且能促进蛋白质同化作用, 增加骨基质和骨的形成, 促进机体健康。老年性脊柱骨质疏松症所产生脊柱压缩性骨折, 应与一般骨折区别论治, 不能长期卧床休息。卧床本身可加重骨质疏松, 而且会产生很多并发症。早期在床上应该积极活动, 疼痛减轻后应马上下床轻微锻炼。该病患者即使症状已经缓解, 在有条件的情况下, 也应继续服中药 1~2 个疗程, 增强体质, 防止本病复发。

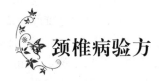

颈椎病验方

搜风通络汤

【药物组成】 葛根 20～30 g，全蝎 6～9 g，蜈蚣 1 条，乌梢蛇、赤芍、川芎、自然铜、南蛇藤、木瓜各 12～15 g，鹿含草 30 g，黑木耳 10～12 g，甘草 6 g。

加减：气候变化时症状加重者，加稀莶草、防己；椎动脉型或合并冠心病者加丹参、红花；合并高血压者加丹参、钩藤；气虚者加黄芪；肾虚者加淫羊藿、补骨脂。

【适用病症】 颈椎病。

【用药方法】 每天 1 剂，水煎至浓缩成 400 mL，早、晚分 2 次温服。10 天为 1 个疗程。

【临床疗效】 此方治疗颈椎病 89 例，治愈（自觉症状及体征完全消失，随访半年未见复发）26 例，显效（主要症状及体征基本消失，恢复原工作，或症状、体征完全消失而随访不足半年或于半年内复发）44 例，有效（症状及体征部分减轻，能从事轻体力工作）14 例，无效（症状及体征未见改善）5 例。总有效率 94%。

【验方来源】 夏玮，王锦爱. 搜风通络汤治疗颈椎病 89 例报告 [J]. 中医正骨，2000，12（9）：45.

按：本病属中医痹证范畴，故本方选全蝎、蜈蚣、乌梢蛇配鹿含草、南蛇藤、木瓜以搜风、祛湿、通络。根据"治风先治血，血行风自灭"的原则，佐以川芎、赤芍、自然铜，以活血祛风，所以用葛根者，取其引经、舒筋之功。一般服药 5 ~ 10 剂症状即可明显减轻。本方可能有促进椎间孔周围关节囊滑膜、神经根炎性水肿消退、改善脊髓神经根及颈椎血液循环与营养状况、缓解肌肉痉挛等作用。经临床观察，当服汤剂至症状基本消失后将原方药品研末装入胶囊中，每次服 7 粒，每天 3 次，服用 1 个月左右，对提高和巩固疗效有一定作用。

补肾化瘀散

【药物组成】　炙龟板 60 g，紫河车 50 g，三七 50 g，鹿角、炙鳖甲、狗脊各 40 g，土鳖虫 35 g，全蝎 30 g，白花蛇 5 条，炙马钱子 15 g，威灵仙 80 g。

【适用病症】　颈椎病。

【用药方法】　上药加热烘干，共研末，装入空心胶囊（每粒含生药 0.5 g），用温开水或黄酒送服，每天 3 次，每次服 8 ~ 10 粒，饭后 2 小时服用，30 天为 1 个疗程。

【临床疗效】　此方治疗颈椎病 50 例，基本痊愈（症状、体征完全消失，颈部活动自如，恢复正常工作，仅在气候变化或过度疲劳时颈部稍有不适）21 例，显效（症状、体征基本消失，工作时尚有轻微不适）16 例，有效（症状明显改善，但未能消失）7 例，无效（服完 1 ~ 3 个疗程，症状、体征无变化）6 例。总有效率为 88%。

【验方来源】　武志宏. 补肾化瘀散治疗颈椎病 50 例 [J]. 吉林中医药，2000，20（3）：29.

按：中医认为肾主骨生髓，为先天之本。肾虚则精髓亏损，筋骨失其濡养，日久导致骨质增生退变。因此，颈椎病的治疗除了祛风活血、通络止痛外，补肾益精应视为重要治则。补肾化瘀散中紫河车甘咸，性温，为血肉有情之品，补肾填精，益气养血。炙龟板、炙鳖甲甘咸而寒，滋阴益肾，强筋壮骨。现代药理亦证实，炙鳖甲能有效地抑制结缔组织增生，对颈椎骨质增生、韧带钙化有明显治疗效果。鹿角、狗脊温阳补肾，强健筋骨。温阳可助血行，又可蒸化寒湿，缓解疼痛，与滋阴药配用，阴阳并补，相得益彰。三七乃血中圣药，活血通瘀，消肿止痛，配合土鳖虫破血逐瘀，增强化瘀通络止痛之功。威灵仙性温，善通十二经，既祛在表之风，又化在里之湿，尚具软坚化刺之效。全蝎、白花蛇、炙马钱子搜风通络，解痉定痛。上药共奏补肾活血、祛风通络之功效，阴阳并补，标本兼顾，对颈椎病有显著疗效。在服药期间，加强颈部功能锻炼，避寒保暖，选择合适睡枕对提高与巩固疗效，防止复发亦颇为重要。

五虎灵丹

【药物组成】　鹿角胶、龟板胶各12 g，炮穿山甲（代）、土鳖虫各9 g，地龙、威灵仙、丹参各10 g。

加减：湿重者，加木瓜、薏苡仁；热重者，加桑枝、忍冬藤；风胜者，加乌梢蛇、防风；寒湿者，加桂枝、葛根；血瘀者，加乳香、鸡血藤；气血虚者，加黄芪、当归；肾阴虚者，加熟地黄、枸杞子；肾阳虚者，加淫羊藿、肉苁蓉。

【适用病症】　颈椎病。

【用药方法】　水煎服，隔天1剂，15天为1个疗程，每个疗程间隔3天。同时配合牵引、点穴及练功等。

【临床疗效】　此方治疗颈椎病76例，治愈（颈肩疼痛及其他症状消失）59例，好转（疼痛减轻，其他症状好转）13例，未愈（临床症状无改善）4例。总有效率94.7%。

【验方来源】　翁祺春. 五虎灵丹配合推拿治疗颈椎病76例临床观察［J］. 安徽中医临床杂志，2000，12（4）：313.

按：颈椎病属痹症范畴，多由颈部力学平衡失调，肝肾亏虚，筋骨软弱、颈椎劳损、风寒湿痹、瘀阻脉络等因素引起，治宜滋补肝肾，温经通络，祛风散寒除湿。方中鹿角胶、龟板胶滋补肝肾；炮穿山甲（代）、土鳖虫、地龙破瘀攻坚通脉；丹参养血活血；威灵仙辛温，祛风化湿，舒经活络。全方攻补兼用，以改善退化周围组织的血液循环，减轻、消除局部刺激。配合牵引、点穴、练功，能解痉，舒通经络，调整力学平衡，同时注意预防保健，调整工作姿势和体位，保持良好的睡姿，对巩固治疗效果亦极重要。

桂枝黄芪冲剂

【药物组成】　桂枝2份，白芍、丹参各4份，炙甘草2份，黄芪6份，葛根3份，生姜1份，大枣1份。

【适用病症】　颈椎病。

【用药方法】　上药加水煎煮2次，每次煎40分钟，过滤，合并两煎滤液，浓缩冷却后加适量乙醇沉淀24小时，过滤，得提取液。减压回收乙醇并浓缩，得该药液。干燥、粉碎，得干燥中药粉。将中药粉、糖、淀粉按1∶1∶0.2比例混合均匀，取稀乙醇适量润湿，用60目筛制粒、烘干、整粒、分装，每袋20 g。服用方法：每天2次，每次1袋，2周为1个疗程。治疗2~3个疗程。

【临床疗效】　用此方治疗颈椎病87例，临床治愈（临床症状完全消失）42例，显效（颈部疼痛大部分消失，颈部活动恢复正常）29例，有效（临床症状有所改善）12例，无效（与治疗前相比症状无改善）4例。总有效率为95.4%。

【病案举例】　陈某，女，42岁。因颈部疼痛伴旋转活动受限半年就诊。患者自述半年前无明显诱因致右侧颈肩部疼痛，向右旋转活动受限。曾在外院经推拿及口服芬必得等治疗，症状缓解不明显。诊见：颈椎生理弯曲消失，右侧颈椎旁肌、右侧斜方肌紧张，广泛压痛，颈椎向右旋转及右侧屈活动受限；低头压颈试验（-），臂丛牵拉试验（-）；舌淡暗、苔薄白，脉弦。X线片示：颈椎生理弯曲变直，$L_3 \sim L_7$ 椎体后缘轻度增生，$C_3 \sim C_5$ 可见双边征。诊断：颈椎病（颈型）。治疗：口服桂枝黄芪冲剂，每次1袋，每天2次。治疗3天后，患者颈部疼痛缓解，治疗1周后疼痛消失，颈部活动恢复正常。继续治疗1周，随访半年无复发。

【验方来源】 邹阳，彭锐. 桂枝黄芪冲剂治疗颈椎病[J]. 湖北中医杂志，2000，22（10）：45.

按： 本病好发于中年以上长期低头工作者。人过中年，气血始衰，脉络空虚，风寒之邪易乘虚而入，留于颈项，风寒外束，经气不舒，津液敷布受阻，致颈项部经脉失养，出现颈项僵硬强直。症状与桂枝葛根汤"项背强几几"之表现相似，皆属风寒袭表，太阳经气不舒，津液阻滞，经脉失养之病机。故以桂枝葛根汤为主，加黄芪补益气血，丹参活血化瘀，通络止痛。如此治疗，气血虚弱可补，风寒束表得解，太阳经气得舒，瘀血祛，经络通，诸症状消失，病可愈。现代医学证实，颈型颈椎病是颈椎间盘退行性改变，颈部肌肉、韧带、关节囊因急慢性损伤、小关节错缝，引起局部循环障碍和组织水肿，产生无菌性炎症，导致头颈肩疼痛。桂枝黄芪冲剂中，桂枝、葛根、白芍、丹参有降低血液黏稠度，改善微循环的作用；桂枝、生姜、甘草具有镇静抗炎作用；大枣有增加血清总蛋白及白蛋白的作用；黄芪有清除血浆自由基、抗脂质过氧化的作用。桂枝黄芪冲剂具有改善微循环、降低血液黏稠度及抗炎镇痛等作用，故用于治疗颈型颈椎病，疗效确切。

芍药葛根汤

【药物组成】 芍药 45 g，葛根 60 g，木瓜 15 g，菟丝子 90 g，甘草 6 g，僵蚕 12 g，红花、桃仁、桂枝各 10 g。

【适用病症】 颈椎病。

【用药方法】 每天 1 剂，水煎，早、晚分服，15 天为 1 个疗程。

【临床疗效】 此方治疗颈椎病 60 例，治愈（头晕、肢体麻木疼痛等临床症状消失，颈部活动自如，无异常体征，肢体功能恢复正常，能参加正常工作及劳动）32 例，好转（体征明显减轻，部分症状消失，部分症状如肢体麻木疼痛、背部疼痛明显减轻，可以参加一般工作和劳动，但时间不能过长）25 例，无效（症状及体征无明显改善）3 例。总有效率 95%。

【病案举例】 王某，59 岁，男。头晕，左侧手臂麻木疼痛 1 年半，近 1 个月加剧，服颈复康等药无效。诊见：颈椎无畸形，L_6 棘突左侧及左肩胛骨上角部有明显压痛；左臂臂丛牵拉试验及压顶试验（+）；舌质暗红、苔薄白、脉弦细。X 线片示：椎体增生，钩椎关节增生明显，椎间隙变窄，椎孔变小。确诊为颈椎病。处方：芍药 45 g，葛根 60 g，菟丝子 90 g，狗脊、桃仁、僵蚕各 12 g，木瓜 15 g，生地黄 25 g，红花、丝瓜络各 10 g，桑枝 30 g，桂枝 6 g。15 剂，每天 1 剂，水煎，早晚 2 次温服，并配合颈椎牵引术。复诊：患者心情舒畅，自觉症状明显减轻。效不更方，继服原方 15 剂后症状及体征消失，无任何不适，恢复工作。2 年后随访，自诉有时伏案工作时间过长稍感颈部不适，休息后或将原方继服 3~6 剂即可恢复。嘱其加强功能锻炼，注意劳逸结合，随访未复发。

【验方来源】 赵菲. 自拟芍药葛根汤治疗颈椎病 60 例

[J]. 陕西中医学院学报，2000，23（1）：17.

按：颈椎病是一种临床常见的颈椎疾患，多发于中老年人，从职业来看伏案工作者居多。人过中年，机体各器官机能发生生理性退化，椎动脉供血不足，颈项韧带钙化，椎骨增生，颈椎间盘退化萎缩，椎间隙变窄，椎间孔变小。此类病理改变直接影响颈部神经根，从而导致神经根型颈椎病。颈椎部供血不足，椎体增生压迫神经导致头部眩晕、颈部疼痛、肢体麻木等颈椎病的症状。芍药葛根汤的组方原则是以滋肾填精、活血化瘀、舒筋活络为大法。方中芍药酸甘化阴，葛根解肌生津，菟丝子滋阴补阳，桂枝温经通络，桃仁、红花活血化瘀，木瓜舒筋活络，甘草甘温缓急，更配僵蚕、丝瓜络、桑枝通经络，解痉挛。全方组方严谨，配伍得当，故能收到较满意效果。颈椎病是一种退化性疾病，其病理变化是不容易复原的，但通过服用芍药葛根汤可起到镇痛解痉的作用，能改善供血及缓解由于椎体增生及钩椎关节增生压迫颈部神经所引起的疼痛。口服芍药葛根汤同时配合牵引、按摩等法治疗，可提高疗效，缩短疗程。

宣痹通络汤

【药物组成】　羌活、淫羊藿各 15 g，姜黄、白芥子、当归、毛冬青各 10 g，黄芪、葛根各 15 ~ 30 g。

加减：风湿热痹型者，去当归、黄芪，酌加黄柏、桑枝、苍术、防己、薏苡仁；风寒湿痹型者，酌加桂枝、细辛、制川乌、制草乌、川芎、木瓜；痰瘀阻络型者，酌加法半夏、制南星、竹茹、橘络、石菖蒲、制乳香、制没药；肝肾亏损型者，酌加桑寄生、续断、杜仲、枸杞子、旱莲草、女贞子；头痛甚者，加白芷、白蒺藜等。

【适用病症】　颈椎病。

【用药方法】 每天 1 剂，水煎服，14 天为 1 个疗程，治疗 3 个疗程。

【临床疗效】 此方治疗颈椎病 43 例，临床治愈（临床症状和阳性体征均消失，能参加一般劳动和工作）18 例，好转（临床症状和阳性体征有明显改善，可从事轻体力工作，仍需进行治疗）21 例，无效（症状和阳性体征均无明显改善）4 例。

【病案举例】 张某，男，61 岁。患头晕头痛、颈项酸痛 2 年余。近 10 天来头刺痛，颈项强痛，眩晕，胸闷痛，心悸恶心，双上肢麻木，左臂及手指有电击样痛。诊见：右侧颈肌紧张，有明显触痛，颈项活动不利，臂丛牵拉试验（＋）；心肺正常，血压、心电图、抗链球菌溶血素"O"（简称抗"O"）、血沉均正常，舌暗紫、苔白腻，脉沉涩。X 线片示：颈椎唇状骨质增生，C_4、C_5 椎间隙变窄。临床诊断：颈椎病，神经根型。中医辨证为痰瘀阻络型。治疗用基本方加法半夏、制南星、乳香、没药、白芷各 10 g，石菖蒲 15 g。每天 1 剂，水煎服。治疗 35 天，头痛、眩晕诸症消失。随访半年未复发。

【验方来源】 郭成瑞. 宣痹通络汤治疗颈椎病 43 例［J］. 新中医，1995（7）：20.

按：痰瘀凝滞阻络是颈椎病之标，脏腑气血亏虚为其本。宣痹通络汤是由蠲痹汤化裁而成，方中羌活、姜黄疏风祛瘀，宣痹止痛；白芥子善祛经络之痰；当归补血活血止痛；黄芪健脾益气，淫羊藿补肾壮阳止痹痛，同固其本；毛冬青活血祛瘀，祛痰通络止痛，既能增强姜黄、当归活血祛瘀之力，又能助白芥子祛痰通痹止痛；葛根解肌善疗项背之强痛。全方集活血祛瘀、祛痰散结、祛风宣痹、解肌止痛、益气固本于一炉，标本并治，痰瘀并重，临床随证加减灵活应用，取得较满意疗效。

加减川芎茶调散

【药物组成】　川芎 15 g，荆芥、白芷、羌活、防风各 10 g，薄荷（后下）、炙甘草各 6 g，细辛 3 g。

加减：风寒重者，去薄荷，加生姜、桂枝、威灵仙各 10 g，白附子 6 g；风热重者，去细辛，加菊花、葛根、钩藤（后下）各 10 g，黄芩 6 g；风湿重者，加独活、萆薢、桑枝各 10 g；气滞血瘀者，加红花、桃仁、姜黄、苏木各 10 g；气血亏虚者，去细辛，加党参、当归、炙黄芪各 15 g，熟地黄 20 g；肝肾不足者，加独活、桑寄生、杜仲、山茱萸各 10 g。

【适用病症】　颈椎病。

【用药方法】　每天 1 剂，水煎 2 次，将药液混合，早、晚各服 1 次。

【临床疗效】　此方治疗颈椎病 124 例，治愈（症状、体征消失，上肢感觉正常，停药后随访 3 个月无复发）54 例，好转（症状明显缓解或基本消失，停药后症状有反复）61 例，无效（症状、体征无明显改善）9 例。总有效率为 92.7%。服药最多者 56 剂，最少者 14 剂。

【病案举例】　张某某，女，54 岁。患者近 1 个月来颈部酸痛，右上臂麻木发胀，昨天因洗澡受寒之后，颈部酸痛加重，活动受限，右肩臂疼痛麻木并向桡侧指尖放射，伴有头痛、头晕、畏寒。诊见：颈部僵硬，活动受限，颈椎下部棘突压痛（+），右臂丛神经牵拉试验（+），压头试验（+），舌淡、苔薄白，脉沉缓。X 线片示：C_5、C_6 椎体后缘骨质增生明显，颈椎生理曲度变直。西医诊断为颈椎病，中医诊断为痹证。治拟祛风散寒，通络止痛。用川芎茶调散加减：川芎 15 g，荆芥、白芷、羌活、防风、桂枝、威灵仙、生姜各 10 g，制附子、炙甘草各

6 g，细辛 3 g。每天 1 剂，水煎服。7 剂后，头痛、头晕及畏寒等症状消除，颈臂酸痛、麻木感明显减轻。原方再进 7 剂，其余症状均得以消除。嘱患者不要伏案太久，注意保持颈部肌肉平衡协调，并避免受凉，以防止外邪侵袭。停药后随访 1 年余未见复发。

【验方来源】　林武. 川芎茶调散加减治疗颈椎病 124 例 [J]. 浙江中医杂志，2000（7）：296.

按：颈椎病好发于中老年人，属中医学"痹证"范畴。其病理机制为肝肾不足，气血亏损，复又感受外邪，痹阻经络，致使气血不通，筋脉失养。乃属本虚标实，按急则治其标的原则，从祛风止痛入手，效果较为显著。加减川芎茶调散方中，川芎行血中之气，祛血中之风，上行头目，下行血海，旁达肌肤；荆芥、白芷、羌活、防风、薄荷、细辛辛散祛风；炙甘草调和诸药。诸药相合，共奏祛风止痛之功。本方虽以辛温药物为主，适用于临床风寒偏盛者，但通过临证加减，也可用于风热、风湿、气滞血瘀、气虚血亏、肝肾不足等多种证型，全凭医者变通。

乌藤四物汤

【药物组成】　制川乌（先煎 30 ~ 60 分钟）10 g，鸡血藤、白芍各 50 g，生地黄 30 g，当归 15 g，川芎 20 g。

加减：肩臂痛甚者，加威灵仙、延胡索各 15 g；偏实热者，加石膏、忍冬藤各 30 g；寒邪偏盛者，加桂枝 15 g，麻黄 6 g；湿邪偏盛者，加秦艽、防己各 15 g；偏气虚者，加党参 15 g；偏血虚者，加熟地黄 15 g。

【适用病症】　颈椎病。

【用药方法】　每天 1 剂，水煎 2 次，煎液混合后分早、午、晚 3 次分服，再将药渣煎第 3 次，用煎液烫洗颈部。另服三虫粉（地龙、蜈蚣、全蝎各等份，低温烘干研粉，调匀），每次2 g，每天服 3 次，白开水冲服。

【临床疗效】　此方治疗颈椎病 45 例，在服药 15～45 剂后，治愈（症状、体征消失，肢体功能恢复正常，随访 5 年无复发者）24 例，显效（症状、体征基本消失，肢体功能明显好转）16 例，有效（症状、体征有所改善，肢体功能好转）4 例，无效（症状、体征无改善）1 例。

【验方来源】　王道庆，王阴阳. 乌藤四物汤治疗颈椎病 45 例［J］. 浙江中医杂志，1996（9）：401.

按：颈椎病属中医"眩晕""痹证"范畴。多因正气虚损，风寒湿邪侵袭，留滞于骨节所致。乌藤四物汤中，川乌燥湿化浊，散寒止痛；生地黄养阴清热；当归、川芎养血活血；鸡血藤、白芍养血化瘀，通经活络，三虫粉则能搜剔经络，祛风镇眩。诸药相合，寒热并用，虚实兼顾，共奏良效。

芍药甘草木瓜汤

【药物组成】　芍药 60 g，炙甘草、木瓜各 10 g。

加减：肠胃虚弱者，加炒白术 10 g。

【适用病症】　颈椎病。

【用药方法】　每天 1 剂，水煎服。10 剂为 1 个疗程。

【临床疗效】　此方治疗颈椎病 132 例，治愈（原有症状、体征消失，肌力正常，颈、肢体功能恢复正常，能参加正常劳动和工作）85 例，好转（原有症状、体征减轻，颈肩背疼痛减轻，颈、肢体功能改善）43 例，未愈（症状无改善）4 例。总有效率 96.97%。

【病案举例】　邵某某，女，52 岁。右肩臂疼痛麻木 1 年，加剧 1 周。诊见：颈椎无畸形，颈椎下部棘突旁右侧压痛，肩胛骨上角部压痛，肩关节无明显压痛，被动活动肩关节正常，右臂丛牵拉试验阳性，压顶试验阳性；X 线片示：椎体增生，钩椎关节增生明显，椎间隙变窄，椎间孔变小。用上述基本方治疗，服药 1 个疗程后，颈、肩、臂疼痛缓解，唯感手指麻木不适。再服 1 个疗程后，症状消失，体检无明显异常。随访半年，无复发。

【验方来源】 吴向武. 芍药甘草汤加味治疗颈椎病 132 例 [J]. 浙江中医杂志，1999（6）：258.

按：方中芍药酸苦微寒，益阴养血；炙甘草甘温，补中缓急。两药合用，酸甘化阴，阴液恢复，筋脉得养，则挛急自除。佐以木瓜舒筋活络。颈椎增生，椎间盘突出时，神经根受压引起反射性疼痛，是由肌肉痉挛等引起，而芍药甘草汤有柔肝止痛、缓解痉挛的功效，也即养筋脉之功效，临床报道用于治疗腓肠肌痉挛取得较好疗效，故借用于治疗颈椎病。根据病例观察，芍药甘草木瓜汤对神经根型颈椎病有较好的治疗作用，通过 1～3 个疗程的治疗，基本能达到缓解疼痛，消除病患的作用。

骨威方

【药物组成】 鹿角片、威灵仙、鸡血藤、生地黄各 30 g，骨碎补、补骨脂、姜黄、红花各 10 g，细辛 6 g，当归 20 g。

加减：颈椎病者，加葛根、藁本、桂枝、桑枝；腰椎病者，加杜仲、续断、全蝎；辨证属寒甚者，加制川乌、制草乌、熟附子；湿甚者，加木瓜、蕲蛇；阴虚者，去鹿角片，加炙鳖甲、炙龟板、石斛；椎间隙狭窄者，加炮穿山甲（代）、土鳖虫。

【适用病症】 颈椎病、腰椎病。

【用药方法】 每天 1 剂，水煎取 500 mL 左右，分早、晚餐后温服。30 剂为 1 个疗程，每个疗程结束休息 1 周。3 个疗程结束后，继用上方药物 1 剂，加高度白酒 2 500 mL 浸半个月。每天饮药酒 20 mL 左右，可连续服药酒 1～2 年。

【临床疗效】　此方治疗颈椎病、腰椎病 92 例，痊愈（功能活动自如，自觉症状消失，恢复原工作，颈椎间盘、腰椎间盘或椎间关节经 X 线、CT、MRI 检查有明显改善）19 例，显效（功能活动自如，自觉症状消失，恢复原工作，但颈椎间盘、腰椎间或椎间关节退行性改变未改善）48 例，有效（功能活动基本恢复，自觉症状缓解，能坚持日常工作）16 例，无效（原有症状、体征改善不明显）9 例。

【病案举例】　黄某，男，56 岁。患者经 X 线片诊断为颈椎病。近来逐渐出现上肢麻木，颈项强直，颈部不能挺直，每至晚上痛醒，起床活动后手臂痛减。晨起颈部板滞、强直，转侧受限，不得俯仰，疼痛剧烈，引及左肩、手指麻木。诊见：C_3～C_6 及两颈肌痛（＋），头向前倾，头颈加压试验（＋），脉细濡不畅。证属督脉空虚，寒湿之邪乘隙而入，颈椎关节气血失和而致不通则痛。治拟温经散寒通络、补肾活血填精。方用骨威方加葛根 30 g，桂枝、制川乌、炮穿山甲（代）（先煎）各 10 g。上药加减共服 90 剂。项背强直、手指麻木、剧烈疼痛等症状全部消失，功能活动恢复自如。继服药酒 2 年巩固疗效，随访未见复发。

【验方来源】　陈金利. 骨威方治疗颈椎病腰椎病 92 例 [J]. 湖北中医杂志，1999，21（11）：508.

按：骨威方具有补肾填精和祛风、散寒、化湿、活血、通络的作用。方中鹿角片补肾阳、强筋骨；补骨脂、骨碎补补肾填精、强壮筋骨、活血；威灵仙配细辛增祛风散寒化湿通络止痛之功；威灵仙配炮穿山甲（代）通经透络，软坚散结；当归、红花、鸡血藤、姜黄、生地黄养血活血，破血行气，通经止痛；生地黄逐血痹、填骨髓，又有"阳得阴助而生化无穷"之意，用之可免诸大辛大热之药劫灼阴津。

蚂蚁风湿消胶囊

【药物组成】　蚂蚁 110 g，全蝎、蜈蚣、白花蛇各 10 g，僵蚕、炮穿山甲（代）、露蜂房、地龙、土鳖虫、乌梢蛇各 15 g。

【适用病症】　颈椎病。

【用药方法】　上药研末装入胶囊内（每粒含药粉 0.5 g），每次 4 粒（2 g），每天 3 次。1 个月为 1 个疗程。

【临床疗效】　此方治疗颈椎病 63 例，临床治愈（临床症状、体征均消失，恢复正常工作和生活）43 例，显效（临床症状、体征明显减轻，不影响一般工作和生活）13 例，好转（临床症状、体征有所改善和减轻，能坚持一般工作）5 例，无效（临床症状及体征无改善或稍有减轻）2 例。总有效率为 96.83%。

【病案举例】　李某，男，49 岁。患者于 1 年前开始颈部疼痛，头痛头晕，左臂及手指放射性疼痛且患肢无力、麻木，曾服用中西药及按摩、针灸、牵引等治疗均无效果，近 1 个月来上述症状逐渐加重，尤以夜晚为甚，影响睡眠，不能坚持正常工作和生活。诊见：左侧颈肩部肌肉紧张，在 C_5、C_6 椎体棘突旁有压痛点，且向左上肢放射，疼痛麻木；臂丛牵拉试验及叩顶压顶试验（+）；舌质暗红、舌苔薄白腻，脉沉涩。X 线片示：颈椎生理曲度消失，$C_4 \sim C_7$ 椎体后上下缘唇样增生，椎间隙明显变窄。诊断：颈椎病（神经根型）。治疗内服蚂蚁风湿消胶囊 1 周后，疼痛开始有所缓解，1 个月后疼痛及麻木消失，无任何不适感，随访 1 年未复发。

【验方来源】　李汉俊. 蚂蚁风湿消治疗颈椎病 63 例［J］. 陕西中医，1997，18（5）：202.

按：颈椎病主要为肾精亏虚，肝血不足，筋骨失养，血滞不通而发生的退行性病变。蚂蚁具有补肾益精，养肝荣筋，活血行瘀的作用，对该病具有治病求本，能从根本上改善颈椎退行性病变发生的内在因素，故本方重用蚂蚁为君药。现代医学研究证明，该药含有多种游离氨基酸、微量元素、矿物质、维生素和酶类，并促进性腺发育，对机体免疫呈双向调节作用，是一种有效的免疫抗衰老剂，并且还具有抗炎镇静、镇痛、解痉、抗风湿、抗肿瘤、护肝等作用。佐以全蝎、蜈蚣、土鳖虫、乌梢蛇、僵蚕、炮穿山甲（代）、地龙、露蜂房、白花蛇助其流经活血，搜风剔络。部分具有毒性药物剂量宜少。笔者在临床运用中未见患者不良反应。

颈 愈 汤

【药物组成】 何首乌 20 g，枸杞子、威灵仙、当归各 15 g，续断 12 g，川芎、白芍、葛根各 30 g，山茱萸、桂枝、防风、柴胡、羌活各 10 g，白芥子 6 g。

加减：头痛严重者，重用川芎，加蔓荆子 20 g，牛膝 15 g，或加天麻 10 g，全蝎 6 g；头晕严重者，重用葛根、白芍，加僵蚕 10 g，钩藤 20 g（后下）；肩背疼痛、沉重或伴上肢酸麻痛者，重用葛根，加姜黄 10 g，桑枝、伸筋草各 30 g。

【适用病症】 颈椎病。

【用药方法】 每天 1 剂，水煎分 2 次服，12 天为 1 个疗程。同时配合按摩，采用按、揉、分、点、扳及转动颈部，点、拍、打、拔头部、颈肩部、大椎至肾俞之脊椎、上肢、十指等综合手法。按摩仅实施于疼痛难忍，或头晕欲倾，恶心呕吐，不能坚持活动的重症患者。较轻者教其家属实施。

【临床疗效】 此方治疗颈椎病 450 例，治疗 3 个疗程后，显效（临床症状完全消失，恢复正常工作，半年内病情无反复）279 例，好转（临床主要症状消失，半年内病情有反复，但症状轻微，服药或不服药能缓解者）135 例，无效（服药后病情无改变）36 例。总有效率 92%。

【病案举例】　患者，男，46 岁。颈椎病病史 8 年。反复发作，颈部及头部、肩背部疼痛，近 3 年病情加重，出现双上肢麻木酸痛；X 线片及 CT 检查示：$L_4 \sim L_7$ 骨质增生，L_3、L_4 椎间隙变窄，此次发作已 7 天，左侧颈部及头部阵发性闪电、刀割样剧烈疼痛，伴上肢酸、麻、痛，放射至手指。应用多种消炎镇痛药及枕大神经封闭，效果不佳，最后肌内注射哌替啶也只能缓解 2 小时。诊见：患者形体丰腴，神志清，痛苦表情，体温、脉搏、血压正常，心肺无异常；头颈左倾活动障碍明显，颈椎两侧软组织肿胀、板硬，左侧尤甚，压痛明显，并向同侧头部、肩背、上肢放射，直至拇、食、中指；舌体胖淡、苔白，脉沉缓、双尺弱。证属肝肾不足，虚风上扰，痰湿阻络。治宜补肝肾，壮筋骨，除湿化痰，祛风活络。方用颈愈汤加姜黄、地龙各 10 g，桑枝、伸筋草各 30 g，并首先给予按摩治疗，10 分钟头痛减，肢麻减轻，头脑清醒；按摩至 25 分钟，患者全身轻松，症状缓解。服上方 3 个疗程，按摩 5 次，症状无反复。停药观察半年，病情无复发。

【验方来源】　郭抡彬，宋明邦. 颈愈汤为主治疗颈椎病450 例［J］. 山东中医杂志，1997，16（11）：502.

按：颈愈汤是由左归丸、川芎茶调散和柴葛解肌汤等加减化裁而成。方中何首乌、枸杞子、山茱萸、当归、白芍、川芎补益肝肾，养血和血；羌活、续断、威灵仙除湿活络，通利关节；柴胡、葛根、桂枝、防风、白芥子温经宣透，祛风化痰。全方共奏补益肝肾、强壮筋骨、养血活血、祛风通络、除湿化痰、解肌止痛之效。

鹿地补髓丹

【药物组成】：鹿角片、熟地黄、桑椹、炙龟板、枸杞子、黄芪、骨碎补、炒白芍、当归各 300 g，威灵仙、羌活、独活、杜仲、补骨脂、桂枝、红花、蜈蚣、木瓜、秦艽、藁本、川芎、葛根、狗脊、制草乌各 100 g，蚕蛹 1 000 g。

加减：头目眩晕明显者，加天麻、泽泻；偏上肢疼痛者，加姜黄、防风。

【适用病症】　颈椎病。

【用药方法】　上方晒干或烘干，共研末，过 60 目筛，以猪脊髓 500 g 蒸熟后捣烂，加入适量蜂蜜为丸，如黄豆大，淡盐汤送服。每天 3 次，每次 10～20 g，饭后服用。1 个月为 1 个疗程，一般服用 3～6 个月。

【临床疗效】　此方治疗颈椎病 60 例，治愈（眩晕、颈项强直、肩臂麻木酸痛、肢体功能障碍等症状及体征消失，能恢复一般工作）45 例，好转（症状及体征明显减轻，有时仍有复发）11 例，无效（症状及体征无改善）4 例。

【病案举例】　李某，女，49 岁。颈项强直，酸胀不适 2 个月。近 2 周来颈项强痛加剧，转侧不利，头晕目眩，眼睑浮肿，双上肢酸痛，两手指发麻，活动不便，需人搀扶。经 X 线片：颈椎骨质增生，颈椎生理曲度变直；颅脑超声示：椎基底动脉供血不足。诊为椎动脉型颈椎病。经用针灸、理疗及内服骨刺片、颈复康等药治疗效果不佳。诊见：而色萎黄，纳少，腰脊酸软，头晕目眩，月经量多；舌质淡、苔少，脉细弱。证属肝肾亏虚，气血不足，痰瘀阻络。服用鹿地补髓丹 1 个月后，头痛目眩、上臂麻木酸痛明显好转，服 2 个月后颈项活动自如。共服药 4 个月，症状、体征均消失，随访年余，未见复发。

【验方来源】　朱伏士. 鹿地补髓丹治疗颈椎病60例［J］. 浙江中医杂志，1997（4）：158.

按：颈椎病多由于肝肾衰惫，精气亏虚，督脉不用，营卫不调，筋脉失养，脉络瘀滞，经气不利，而致诸症状峰起。如从驱除外邪入手，虽能取效于一时，但停药后易复发。鹿地补髓丹则重在益精补髓、培本固元。方中重用鹿角片补肾填髓、活血通督；配熟地黄、猪脊髓、蚕蛹阴阳双补，当归、川芎、白芍、黄芪、枸杞子、补骨脂调和营卫、补气生血，使骨正筋柔、气血和调；再加葛根、红花、蜈蚣、威灵仙等活血化瘀，制草乌、秦艽、木瓜、羌活、独活、桂枝、藁本、狗脊祛风散寒、化湿通络。全方标本兼顾，使肝肾强健，气血冲和，其病自已。

活血通痹汤

【药物组成】　黄芪30 g，鸡血藤、路路通、葛根各20 g，川芎、姜黄、威灵仙、地龙、透骨草各15 g，羌活12 g，炮穿山甲（代）、甘草、桂枝各10 g，土鳖虫6 g。

【适用病症】　颈椎病。

【用药方法】　每天1剂，水煎2次，早、晚分服，药渣趁热敷颈部痛处20分钟。

【临床疗效】　此方治疗颈椎病23例，治愈16例（服药20剂以上治愈4例，服药30剂以上治愈12例），好转5例，未愈2例（服药40剂）。

【验方来源】　丁树林. 活血通痹汤治疗颈椎病［J］. 山东中医杂志，1998，17（10）：477.

按：颈椎病是由于气血运行不畅，外伤、劳损、风寒湿邪侵袭经络，经络瘀滞，骨失温养所致。治宜活血化瘀通痹活络。组方用黄芪补气行血，葛根、桂枝、姜黄祛风散寒，川芎、鸡血藤、透骨草补血行血、舒筋活络，地尼、炮穿山甲（代）、土鳖虫破血通瘀、畅通气血。诸药合用，使风寒湿之邪得以祛除，气血流通，经络得以通畅。

当归牛膝汤

【药物组成】　当归、续断、桃仁、生地黄、制乳香、制没药各 10 g，牛膝、红花各 12 g，伸筋草、狗脊、川芎各 15 g，葛根、赤芍、白芍各 20 g，甘草 3 g。

加减：夹寒者，加桂枝、制附子、淫羊藿；夹热者，加金银花、丹皮、黄芩；夹湿者，加苍术、薏苡仁；气虚血滞者，加党参、黄芪、丹参；肾虚者，加巴戟天、枸杞子、山茱萸。

【适用病症】　颈椎病。

【用药方法】　每天 1 剂，水煎服。另外，给予颈椎牵引，每天 1 次，每次 20～30 分钟。颈椎牵引后，再行手法按摩、推拿。

【临床疗效】　此方治疗颈椎病 60 例，治愈（原有症状消失，肌力正常，颈、肢体功能恢复正常，能参加正常劳动和工作）40 例，好转（原有症状减轻，颈、肩背疼痛减轻，颈、肢体功能改善）19 例，未愈（症状无改善）1 例，总有效率 98.3%。

【病案举例】　林某，男，43 岁。左侧颈肩部酸痛 2 年余，患者初起以为落枕，服止痛药后缓解，但常常发作。近来感头昏，目眩，左颈肩部酸痛伴左臂疼痛麻木，手指时常发麻，熬夜后加剧。诊见：患者颈椎生理弧度变直，颈夹肌痉挛，C_4～C_7 棘间及棘旁均有压痛，加压试验（+），舌质紫绛、苔薄白，脉弦。X 线片示：C_4、C_7 椎体后缘骨质增生，尤以 C_5、C_6 为甚，间隙狭小。给以活血化瘀、舒筋通络之上方调治，配合牵引，推拿，1 周后症状明显缓解，2 周后症状基本消失，3 周后临床症状消失。

【验方来源】　吴建国. 中药配合推拿治疗颈椎病 60 例[J]. 陕西中医，1998，19（11）：496.

按：颈椎病患者多因肝肾不足，卫阳不固，风、寒、湿、热等外邪易乘虚而入，经络受阻，气血不畅，故颈项强掣，麻木不舒，用当归牛膝汤祛风散寒、清热利湿以治其标，调治肝肾、活血通络以治其本。而颈椎牵引后，能增大椎间隙和椎间孔，使神经根所受的刺激和压迫及周围组织的粘连也得以缓解、延缓，或减轻椎间关节、关节囊韧带的钙化和骨化过程。加上传统的按摩推拿手法，可以缓解肌肉紧张及痉挛，松解神经根及软组织的粘连，整复小关节紊乱，和营活血，改善局部血液循环，疏通脉络。内外兼治，动静结合，相得益彰，达到预期之目的。

僵蚕天麻饮

【药物组成】　僵蚕、熟地黄、当归、川芎、川贝母、牛膝、夏枯草、天麻各 10 g，黄芪、白芍各 30 g，威灵仙、稀莶草各 15 g。

加减：恶心呕吐者，加制半夏、姜竹茹；耳鸣者，加石菖蒲、磁石；肩背关节疼痛者，加羌活、防风；手臂发麻者，加地龙、全蝎、细辛。

【适用病症】　颈椎病。

【用药方法】　每天 1 剂，水煎，分早、晚 2 次服。10 剂为 1 个疗程。

【临床疗效】　此方治疗颈椎病 76 例，痊愈（临床症状全部消失，2 年内未复发）31 例，好转（临床症状显著减轻）34 例，无效（服药 2 个疗程，临床症状无改善）11 例。总有效率为 85.5%。

【病案举例】 陈某，女，51 岁。头痛眩晕反复发作 7 个月余，经 X 线片示：颈椎生理曲度轻度强直，$C_4 \sim C_7$ 椎体骨质不同程度增生，钩突关节变尖，椎间隙变窄，左 C_5、右 $C_4 \sim C_6$ 椎间孔狭窄，前纵韧带及项韧带钙化。经西药对症治疗及颈复康与牵引治疗，时止时发。今又发作，由家人扶来医院诊治。诊见：头晕目眩，头不能侧转，颈项肩背酸痛，有时恶心呕吐，夜寐欠佳，纳少，大便干；舌质红、苔薄白腻，脉细弦。血压 16/10 kPa。证属肝肾亏虚，虚火挟痰，上扰清窍。治宜补益肝肾，平肝熄风，佐以化痰通络。方以僵蚕天麻饮加制半夏，5 剂。患者诉服药后第 3 天头晕目眩即减，能下床活动，恶心呕吐亦止，纳食增加，颈项肩背酸痛缓解。效不更方，原方继进 5 剂，病即告愈，至今随访未发。

【验方来源】 赵勋. 僵蚕天麻饮治疗颈椎病 76 例 [J]. 湖北中医杂志，1996，18（6）：32.

按：颈椎病为颈椎骨质增生，颈部韧带钙化，生理曲度强直改变，颈间隙变窄，钩突关节变尖，压迫或刺激周围有关血管神经组织而出现一系列症状。属于中医"眩晕""痹证"范畴。其病机为外感风寒湿邪，或烦劳过度，损伤肝肾，以致肝肾不足，风寒湿邪阻滞经脉，气滞血瘀，脉络不通而成。《内经》指出："诸风掉眩，皆属于肝。"方中用天麻、僵蚕、夏枯草平肝熄风为君药；无虚不作眩，用黄芪、熟地黄、当归、白芍、川芎补益气血，填补髓海为之臣；风寒湿之气杂至合而为痹，气滞血瘀，脉络不通，故用威灵仙、稀莶草、牛膝祛风散寒，化湿止痛为之佐；古人亦有"无痰不作眩"之说，故用川贝母化痰通络为之使。诸药共奏补气养血、平肝熄风、通痹活络之功，故可取效。

白 花 蛇 酒

【药物组成】 小白花蛇1条（约10 g），羌活、独活、威灵仙、鸡血藤各20 g，当归、川芎、白芍、桂枝各10 g。

【适用病症】 颈椎病。

【用药方法】 取白酒2.5 kg浸泡上药。3天后服用，每次30~60 mL，每天2~3次。

【临床疗效】 此方治疗颈椎病20例，均于服药1~4周症状消失，其中3例X线片复查颈椎骨赘物缩小。

【病案举例】 患者，男，47岁。2年前出现颈部不适，渐加重，以致颈肩疼痛，活动受限，伴头晕、上肢远端麻木。X线片示：$C_4~C_6$骨质增生，遂行理疗及颈椎牵引1个月，症状缓解不明显。经上方治疗1周，症状减轻，3周后症状消失。

【验方来源】 王琦，邸晶. 白花蛇酒治疗颈椎病［J］. 山东中医杂志，1996，15（12）：568.

按：方中白花蛇搜风胜湿，定搐搦，强腰壮骨；当归、川芎、白芍活血化瘀；羌活、独活、威灵仙、桂枝、鸡血藤祛风胜湿通络；白酒可使药中的有效成分充分浸出，并有活络之效。

颈 椎 膏

【药物组成】 羌活、川芎、葛根各45 g，蔓荆子30 g，鹿角霜、细辛、桂枝、白芷、秦艽各25 g，柴胡、防风、全蝎、高良姜20 g，透骨草10 g。

【适用病症】 颈椎病。

【用药方法】 以上诸药共研末，用米醋调成膏状备用。用时取2~4 g颈椎膏摊在纱布上，贴于大椎穴，用肤疾宁固定。

每次贴 24 小时，隔天 1 次，贴 8 次为 1 个疗程，每个疗程之间休息 10 天。

【临床疗效】　此方治疗颈椎病 80 例，治愈（临床症状完全消失，无功能障碍，阳性体征转阴性，恢复正常工作和劳动）49 例，好转（临床症状部分消失或减轻，有关阳性体征减弱）27 例，无效（治疗后症状、体征无改善）4 例。

【病案举例】　孙某某，女，51 岁。双上肢疼痛麻木 10 余年，近 3 个月加重，经牵引、按摩、服中西药等治疗效果不佳。诊见：颈部左右活动度极差，不到 45°，$C_4 \sim C_7$ 椎旁压痛，臂丛牵拉试验（＋）；X 线片示：颈椎生理曲度变直，$C_4 \sim C_7$ 椎前后缘骨质增生，$C_6 \sim C_7$ 椎间隙变窄。诊断为神经根型颈椎病。治疗：取大椎穴，按上述方法贴敷 2 次后患者疼痛麻木大减，颈部左右活动明显改善。共治疗 6 次，症状和体征完全消失。随访未见复发。

【验方来源】　陈龙，全志娥，赵飞，等. 颈椎膏穴位敷贴治疗颈椎病 80 例 [J]. 湖南中医杂志，1996，12（4）：22.

按：颈椎病多因体虚，复感寒湿邪气，致经脉气血不通，或因跌仆损伤，动作失度，损伤颈部脉络，使气血运行不畅，气滞血瘀而致。故治疗应以温经散寒、活血通络为主。循行于颈项部的经络主要是督脉、手足三阳经脉，而大椎穴是手足三阳、督脉之会，故为首选穴位。根据药物归经理论，选择具有温经散寒、活血通络的中药如细辛（归督脉、手少阳经）、白芷（归手足阳明经）、羌活（归手足太阳经）、柴胡（归足少阳经）、葛根（归手阳明经）、鹿角霜（归督脉）、川芎（归手少阳经）等，通过中药、经络、穴位的共同作用，使颈椎病得以治愈或缓解。药物直接作用于病变部位，通过渗透向贴敷部位持续释放，能改善局部血液循环和营养，消除周围软组织的炎症、水肿和肌肉痉挛等病理变化。用醋调的目的是促进炎症性筋结及钙化点的吸收。用肤疾宁代替胶布固定，是防止胶布过敏。在本膏药使用过程中未发现任何副作用。

脊 痛 汤

【药物组成】 葛根 30 g，黄芪 60 g，猪苓、泽泻、鸡血藤、延胡索各 20 g，当归、川芎、杜仲、三棱、莪术各 15 g，白芍 25 g，车前子 10 g。

加减：伴有头晕头痛者，加天麻 10 g，钩藤 50 g；伴有高血压者，加夏枯草、决明子各 15 g。

【适用病症】 颈椎病。

【用药方法】 每天 1 剂，水煎 2 次，分 2~3 次服。10 天为 1 个疗程。

【临床疗效】 此方治疗颈椎病 289 例，治愈（症状消失，肌力正常，颈、肢体功能恢复正常，正常劳动和工作）193 例，有效（临床症状缓解，颈、肢体功能改善）85 例，无效（服药 6 个疗程，临床症状改变不大或无改变）11 例。

【验方来源】 张景祥，曹秋茹. 脊痛汤治疗颈椎病 289 例 [J]. 中医药学报，2000，28（3）：43.

按：中医学认为，颈椎病多为风寒湿邪乘虚入侵与气血相搏，或是平日积劳成疾，筋骨受损，气血瘀结，痰湿内生，脉络痹涩不通所致。另外，因本病多发于中老年人，随着年龄增长，肝肾日渐亏损，筋骨衰退，亦为本病发病的重要原因。颈椎病的病因病机主要是肝肾亏虚、气虚血瘀、痰湿阻滞及风寒湿痹。尤其是神经根性、脊髓性颈椎病，其症状产生的主要原因是"气虚血瘀，痰湿阻滞"，神经根和（或）脊髓水肿，无菌性炎症。因此，提出"益气活血利水"的治疗原则，经临床应用观察，脊痛汤能够减轻或消除脊髓、神经根水肿和炎性反应，提高脊髓的柔度，降低血管通透性和硬度，改善血液循环，有利于神经及脊髓功能的恢复，增强机体免疫力。

补肾活血汤

【药物组成】　熟地黄 30 g，山药 15 g，山茱萸 10 g，枸杞子 15 g，党参 15 g，当归 10 g，杜仲 10 g，丹参 20 g，川芎 15 g。

加减：肝阳上亢者，加石决明、钩藤；气血亏虚者，加重党参、当归用量；痰浊中阻者，加陈皮、法半夏。

【适用病症】　颈椎病眩晕。

【用药方法】　每天 1 剂，水煎服。30 天为 1 个疗程，经治1 个疗程后经颅多普勒复查。

【临床疗效】　此方治疗颈椎病眩晕 47 例，显效（眩晕症状消失，经颅多普勒检查提示椎基底动脉供血较前改善）35 例，有效（眩晕症状减轻，发作次数减少，经颅多普勒检查椎基底动脉供血无变化）11 例，无效（症状体征无改善）1 例。总有效率达 97.9%。

【病案举例】　梁某，女，49 岁。因反复出现头晕半年，加剧伴呕吐 1 天，来急诊科就诊。诊见：头晕、眼花，睁眼时有天旋地转感，站立不稳；恶心呕吐，舌红、少苔，脉细无力。经急诊科对症处理后，行 X 线片示：颈椎骨质轻度增生；经颅多普勒检查提示：椎基底动脉供血不足。治宜补肾填精，活血祛瘀。予补肾活血汤加减，服药 2 剂后头晕症状消失；续服 28 剂后经颅多普勒复查正常，眩晕症状消失。

【验方来源】　庄建平．补肾活血法治疗颈椎病眩晕 47 例小结 [J]．湖南中医杂志，2000，16（4）：32.

按：颈椎病眩晕属中医"眩晕"范畴。中医理论认为肾主骨，《素问·解精微论》说："髓者，骨之充。"颈椎骨质增生是由于肾精虚少，骨髓的化源不足，不能营养骨骼所致。同时，肾藏精生髓，脑为髓海，肾虚精髓不能上营于脑，脑海空虚，故发眩晕。治病必求于本，故在颈椎病眩晕的治疗上，要抓住肾虚这一疾病的"本"，用填补肾阴药治疗颈椎病眩晕可达到补肾填精以益髓海的目的，髓海满则眩晕自止。现代医学认为，颈椎病椎基底动脉供血不足，可导致延髓脊外侧及内听动脉缺血缺氧而引起眩晕。针对这一发病机制，在中医传统的辨证施治基础上，结合现代医学的研究成果，加用了现代药理研究认为具有扩张血管、改善血液循环、提高机体耐缺氧能力的川芎、丹参等活血化瘀药，把现代医学的研究成果有机地结合到中医的辨证施治体系中，从而取得良好的治疗效果。

当归枸杞汤

【药物组成】　当归、丹参、制半夏、鹿角胶、黄芪、淫羊藿各 15 g，枸杞子 30 g，山茱萸、土鳖虫、白芍、菊花、生姜各 10 g。

加减：伴口渴，舌红少苔者，加沙参、生地黄各 15 g；伴肢冷者，加附子 15 g，干姜 10 g；伴口苦尿赤者，加知母、黄柏各 10 g。

【适用病症】　椎动脉型颈椎病。

【用药方法】　每天 1 剂，水煎服。

【临床疗效】　此方治疗椎动脉型颈椎病 94 例，临床治愈（症状、体征消失，颈部活动自如）37 例，显效（症状、体征基本消失）35 例，有效（症状改善，体征减轻，但活动后症状加重）13 例，无效（症状与体征无明显变化，甚至加重）9 例。总有效率 90.43%。

【病案举例】　王某，男，58 岁。颈部疼痛不适、头晕耳鸣、视物不清、泛恶近 4 个月。曾经中西药治疗无效。诊见：$C_4 \sim C_6$ 右侧椎旁压痛阳性，颈部旋转试验阳性，经 X 线摄片示颈椎弧度变直，$C_5 \sim C_6$ 钩椎关节增生，C_5 项韧带钙化。曾摔倒 1 次，舌质淡红、苔薄白，脉细。经会诊，排除耳源性眩晕、眼源性眩晕及神经内科疾病，诊断为椎动脉型颈椎病。治以补肾活血，和胃降逆。予当归枸杞汤加减：当归、鹿角胶、生姜、黄芪、丹参、淫羊藿各 15 g，枸杞子 30 g，山茱萸、土鳖虫、川芎、菊花、制半夏、陈皮各 10 g，水煎服。5 剂后症状明显好转，加减共服 27 剂，临床症状、体征基本消失，颈部活动正常，复查 X 线片无明显变化。

【验方来源】 张鹏程. 当归枸杞汤治疗椎动脉型颈椎病94例 [J]. 甘肃中医，2000，13（6）：36.

按：椎动脉型颈椎病是由于各种机械性和动力性因素致使椎动脉受到刺激压迫，以致血管狭窄、折曲而造成以椎-基底动脉供血不全为主要症状的症候群。临床常见的主要症状为：头颈部疼痛、眩晕耳鸣、视物不清、泛恶等，主要病机为肾精虚弱，脑海空虚，脑窍失养所致。故治当补肾益精，兼以活血通脉为法。方中枸杞子、鹿角胶、淫羊藿、山茱萸滋补肝肾，填精补血；当归、丹参、土鳖虫活血通脉；枸杞子、菊花益精明目；制半夏、生姜和胃降逆；黄芪益气以助活血补肾之效。全方共奏补肾益精、活血通脉之功，治疗本病收到较好疗效。

滋肾平肝化痰通络汤

【药物组成】 山茱萸、枸杞子、天麻、钩藤各 15 g，龙骨、牡蛎各 30 g，鸡血藤、威灵仙各 20 g，制半夏、陈皮各 10 g。

加减：肝阳上亢者，加磁石 30 g，夏枯草 10 g；阴血不足者，加生地黄、熟地黄各 10 g；呕吐痰涎者，加旋覆花 10 g，代赭石 30 g；失眠多梦者，加夜交藤 20 g，酸枣仁 10 g。

【适用病症】 椎动脉型颈椎病。

【用药方法】 每天 1 剂，水煎分 2 次服；发作期每天 2 剂，水煎分 4 次服。10 天为 1 个疗程，一般服 2~3 个疗程。

【临床疗效】 此方治疗椎动脉型颈椎病 50 例，临床治愈（症状、体征消失，恢复原工作，2 年内无复发）18 例，显效（症状、体征基本消失，正常工作，1 年内无复发）24 例，有效（症状、体征较治疗前明显减轻）7 例，无效（治疗 3 个疗程病情无变化或加重）1 例。总有效率 98%。

【病案举例】 季某，男，65 岁。颈椎病反复发作 10 多年，近 20 天来头昏眩晕，恶心呕吐，颈项强痛，突然转颈，多次摔倒，摔倒后即能自行站立。诊见：舌红、苔黄腻，脉濡。X 线片示：C₄~C₇ 后缘明显骨质增生，右侧椎间孔变形；脑血流图示：右侧基底动脉供血不足。诊断：颈椎病（椎动脉型）。脉症合参，此属肝阳夹痰，上扰清空，发为眩晕。治拟平肝潜阳，化痰降浊。药用天麻、钩藤各 15 g，龙骨（先煎）、牡蛎（先煎）、代赭石（先煎）各 30 g，制半夏、陈皮、旋覆花各 10 g，鸡血藤、威灵仙各 20 g，枸杞子、山茱萸各 6 g。每天 2 剂，水煎分 4 次服。第 4 天复诊：症状明显好转。原方续服，每天 1 剂，水煎分 2 次服，共服 12 剂告愈。随访 2 年余正常。

【验方来源】 蒋建良. 滋肾平肝化痰通络治疗椎动脉型颈椎病 50 例 [J]. 江苏中医，1998，19（5）：34.

按：椎动脉型颈椎病属中医学"眩晕"范畴，好发于中老年人。其临床表现及发病特点，符合《内经》"诸风掉眩，皆属于肝"和张景岳"无虚不作眩"及朱丹溪"无痰不作眩"之理。此乃虚实夹杂、本虚标实之证。本虚在其肾阴不足，阴血亏损，筋脉失养，临床表现为颈项疼痛，肢体麻木，腰膝酸软。标实在于肝阳夹痰，上扰清空，故见头昏眩晕、呕吐痰涎、甚则摔倒等症状。治当标本兼顾，以补虚泻实为原则。枸杞子、山茱萸滋阴补肾固其本；天麻、钩藤、龙骨、牡蛎平肝潜阳治其标；制半夏、陈皮化痰降浊泻其实；鸡血藤、威灵仙活血养血通其络。众药相合，标本兼治，令肾阴得补，肝阳得平，痰浊能化，血脉通畅，眩晕自愈。

活血除眩汤

【药物组成】 葛根、丹参各 30 g，当归 15 g，红花、天麻 10 g。

加减：舌质偏淡者，加黄芪 15～30 g；舌红苔少者，加生地黄、熟地黄各 15～30 g；苔白厚腻者，加制半夏、白术、泽泻各 10 g，茯苓 15 g；伴高血压病者，加菊花、牛膝各 10 g，石决明 30 g；伴耳鸣者，加磁石 30 g。

【适用病症】 椎动脉型颈椎病。

【用药方法】 每天 1 剂，水煎分 2 次服。

【临床疗效】 此方治疗椎动脉型颈椎病 42 例，临床痊愈（眩晕完全缓解）22 例，显效（眩晕显著减轻，仅感轻微头昏）16 例，有效（眩晕减轻）3 例，无效（眩晕无减轻）1 例。总有效率 97.6%。

【病案举例】 范某，男，46 岁。发作性眩晕 2 个月加重 1 周。2 个月前于转颈时突然眩晕，周围景物旋转，站立不稳，平卧休息数分钟后缓解。此后常于颈部活动时眩晕发作。1 周前眩晕加重，稍转动头部即可发作，持续时间数分钟至 2～3 小时不等，伴耳鸣、恶心，在某医院服眩晕停，静滴维脑路通 1 周无效。诊见：垂直性眼震，闭目难立征阳性，椎动脉扭曲试验（＋），舌质黯、苔略腻，脉弦；颈椎 X 线片示：C_4～C_7 椎体后缘唇样增生，椎间孔狭窄；脑血流图示：枕乳导联两侧不对称，左侧低于右侧50％。治疗以活血化瘀为主，以活血除眩汤加味：葛根、丹参各30 g，当归、茯苓各15 g，红花10 g，天麻、制半夏、白术、泽泻各10 g。水煎服，每天1剂。服3剂后发作次数明显减少，发作时眩晕程度减轻。10剂后眩晕未再发作，但感头晕，"头脑不清醒"。20剂后诸症皆除，共服30剂。随访2年未复发。

【验方来源】　付美琴，何光明，刘新生. 自拟活血除眩汤治疗椎动脉型颈椎病42例［J］. 吉林中医药，2000，20（1）：24.

·**按**：现代医学认为，颈椎病主要是由于颈椎的退行性改变、骨质增生等因素导致血管或神经受压所致，其中尚有局部软组织充血等可逆性因素。活血化瘀中药可改善微循环，使局部软组织充血水肿减轻，并可使血管扩张，改善脑部供血，因而可用于椎动脉型颈椎病的治疗。活血除眩汤是在临床实践中总结出来的专用于治疗瘀血眩晕的经验方，曾用以治疗多种疾病中辨证为瘀血的眩晕而取得较好疗效。方中主药葛根原为解肌生津之品，但现在有不少人根据临床疗效提出其具有活血作用，药理研究也证实其具有增加心脑血管流量，解除血管痉挛的作用；丹参、当归、红花为活血要药，可改善血液流变学和微循环的异常；天麻熄风平肝，历来为治眩晕要药，药理研究证实其具有增加心脑血管流量、降低血压、提高耐缺氧能力等作用。全方以活血化瘀为主，兼以熄风平肝，故用于瘀血眩晕取得较好疗效。本方不适用于低血压症所引起的头晕。

颈 晕 定

【药物组成】　黄芪、葛根、丹参各30 g，川芎、地龙、天麻各 10 g，当归、白芍、熟地黄各 15 g，红花 6 g，菟丝子 12 g。

加减：气血不足者，加党参，加大黄芪剂量；肝肾亏虚者，加山茱萸、枸杞子；肝阳上扰加钩藤、菊花，去黄芪；夹痰湿者，加陈皮、茯苓、法半夏，去熟地黄；呕吐频作者，加旋覆花、竹茹等。

【适用病症】 椎动脉型颈椎病。

【用药方法】 每天 1 剂，水煎服。30 天为 1 个疗程。

【临床疗效】 此方治疗椎动脉型颈椎病 52 例，经 1 个疗程治疗后，临床治愈（眩晕及伴随症状消失）10 例，显效（眩晕及伴随症状明显改善，且不影响工作和生活）23 例，有效（症状部分改善）12 例，无效（症状无好转）7 例。总有效率 86.54%。

【病案举例】 陈某某，男，63 岁。眩晕反复发作 4 年，伴随颈肩疼痛，手指麻木，偶有恶心，自觉头部向后稍快转动时眩晕易发作。诊见：舌红、苔薄，脉弦。颈部 X 线示：颈椎病，TCD 示椎动脉供血不足。证属肝肾不足，阴不敛阳，肝阳上亢，用颈晕定加枸杞子、山茱萸、菊花各 12 g，钩藤 20 g，连续服用 20 剂，症状消失。停药观察半年，病情稳定。

【验方来源】 滕书文，水瑞英. 颈晕定治疗椎动脉型颈椎病 52 例 [J]. 浙江中医杂志，2000（6）：247.

按：椎动脉型颈椎病的病机主要为气血不足，肝肾亏虚，瘀血内阻，故以活血化瘀补虚为治则，颈晕定中重用黄芪补气，当归、熟地黄养血，白芍善养血柔肝，菟丝子补肝肾、益精髓，川芎、丹参、红花活血化瘀，地龙通络，葛根引经升阳，天麻为治眩晕要药。现代药理研究表明，葛根中提取的葛根素能明显扩张脑微血管，增加脑血流量；丹参、红花、黄芪等具有增加血流量，改善脑血供作用；天麻有显著的镇静作用。诸药合用，故能取得较好疗效。

活血定眩汤

【药物组成】 黄芪 50~100 g，葛根 30 g，当归、川芎各 15 g，菊花、天麻、僵蚕各 12 g，桃仁、红花、地龙各 10 g。

加减：形体偏胖、头晕、呕吐痰涎、痰湿者，重用天麻，并加法半夏、白术、胆南星；形体虚弱、面色白、脉细弱者，除重用黄芪外，加党参；偏肾虚、腰膝酸软、耳鸣者，加枸杞子、菟丝子、杜仲、牛膝；肝阳亢盛者，加钩藤、石决明、白芍；呕吐剧烈者，加旋覆花、代赭石、法半夏；颈强活动不灵者，加桑枝、羌活、威灵仙等。

【适用病症】 椎动脉型颈椎病。

【用药方法】 每天 1 剂，水煎服，10 天为 1 个疗程。低分子右旋糖苷 500 mL、复方丹参注射液 20 mL，静脉滴注，每天 1 次，7 天为 1 个疗程。1 个疗程未愈者，休息 3 天后再进行下 1 个疗程。眩晕重者配合牵引和按摩，行卧位颌枕带牵引，枕后垫薄枕，使颈部轻度前屈，牵引重量男性 7~10 kg，女性 6~9 kg，每次牵引 20 分钟，每天 1 次。然后于颈项部行拿捏、滚揉、弹拨、按摩手法，点压百会、太阳、大椎、合谷穴，7 天为 1 个疗程。

【临床疗效】 此方治疗椎动脉型颈椎病 112 例，3 个疗程后，治愈（眩晕、头痛、恶心等症状和体征消失，能参加一般劳动和工作）60 例，好转（眩晕、头痛、恶心等症状明显减轻，有时仍复发）47 例，无效（症状无明显改善或虽有改善，但经常反复发作）5 例。总有效率为 95.54%。

【验方来源】 田维霖，张永梅，王松. 活血定眩汤治疗椎动脉型颈椎病 112 例体会 [J]. 中医正骨，2000，12（9）：46.

按：笔者经过临床观察发现，本病多有瘀的病理机制存在，治疗的关键是改善椎动脉的血液供应。活血定眩汤以补阳还五汤加味而成，方中重用黄芪大补元气，使气行血行；葛根善治项强，能扩张脑血管，有较强的缓解肌肉痉挛的作用；当归、川芎、赤芍、桃仁、红花、地龙活血化瘀，和营通络；"诸风掉眩、肾属于肝"，天麻入肝经，有熄风祛痰、定眩的作用。诸药合用，共奏益气活血、熄风定眩之功。现代研究证明，血液黏稠度增加，灌流量减少，是颈性眩晕的根本基础，低分子右糖苷有增加血容量、稀释血液、降低血液黏稠度、减少红细胞及血小板聚集、改善微循环和组织灌注的作用。丹参既能使血液黏度降低，血小板聚集减轻，血流加速和毛细血管网开放增多而具有改善微循环的作用，又能调节组织的修复与再生，抑制炎症反应，促进增生性疾病的转化和吸收作用。以活血定眩汤为主，中西医结合，化瘀通络，既可以降低血液的黏稠度，促进血液循环，改善脑部的血液供应，又可以使颈部的小血管扩张，局部微循环改善，增加组织营养，减轻无菌性炎症，促进增生组织转化吸收，从而减轻或消除对椎动脉的压迫或刺激，故收到了较好的疗效。

药枕验方

【药物组成】 羌活、血竭、威灵仙、川芎各15 g，桂枝、当归、三七、葛根、红花、天麻、白芷、防风、川乌、草乌各10 g。细辛6 g，

【适用病症】 神经根型颈椎病。

【用药方法】 上药共研末，布包成小枕袋，将后颈部中段仰卧于枕袋上，每剂可用7天，每天1~2次，每次枕30分钟以上，每次使用前需将枕袋蒸热，温度以自感舒适为度，每14天为1个疗程。同时配合常规牵引和手法。

【临床疗效】　此方治疗神经根型颈椎病 86 例，经 1～3 个疗程治疗，治愈 55 例，好转 29 例，无效 2 例。总有效率 97.67%。

【验方来源】　吴义生. 药枕加牵引手法治疗神经根型颈椎病 86 例 [J]. 福建中医药，2000，31（5）：31.

按：药枕验方采用舒筋通络、活血化瘀、祛风止痛的药物，再利用蒸热，有利于药物成分发挥，直接渗透肌肤直达病灶，更好地改善颈部微循环，促进脊神经水肿的消退，再配合牵引和手法治疗，能起到事半功倍的作用。且药枕还有以下优点：可免去传统的煎煮和口服药物的烦恼，使患者乐于接受；体积小，携带方便；方法简单，疗效显著，无副作用；不受年龄、性别、体质强弱所限制。值得推广。

颈椎复原方

【药物组成】　黄芪 20 g，葛根 15 g，当归、赤芍、桂枝、姜黄、红花、甘草各 12 g，全蝎 8 g。

【适用病症】　神经根型颈椎病。

【用药方法】　每天 1 剂，水煎分 2 次温服，10 天为 1 个疗程。同时配合手法治疗及当归寄生注射液局部肌内注射。

【临床疗效】　此方治疗神经根型颈椎病 126 例，治疗 1～3 个疗程，临床治愈（颈痛及相关症状完全消失，不影响活动和工作）90 例，显效（颈痛及相关症状基本消失，仅在劳累时有轻度症状，不影响日常生活和工作）24 例，有效（症状和体征有改善，但对重体力劳动有影响）10 例，无效（临床症状和体征无变化或加重）2 例。总有效率为 98.4%。

【验方来源】　张士军，杨元伟，王济海. 中药配合手法治疗神经根型颈椎病 126 例 [J]. 吉林中医药，2000，20

（3）：39.

　　按：颈椎复原方中黄芪益气补虚，引导血行；当归、赤芍、红花活血祛瘀，通经止痛；葛根可扩张血管，增加血液循环灌注量，缓解肌肉痉挛，对颈项僵硬和疼痛有明显缓解作用；全蝎解痉舒筋，搜风通络；桂枝温经通络；姜黄善理血中之气，为止痛良药；甘草调和诸药。全方共奏活血化瘀、解痉止痛、益气通络之功。当归寄生注射液具有舒筋活络、祛风湿、镇痛功效，药液被直接注射到深部组织，能迅速在病变处和相邻组织内形成有效浓度，发挥药物作用，促使病变组织的修复。

肩关节周围炎验方

加味二陈汤

【药物组成】 制半夏 12 g，陈皮、茯苓各 15 g，甘草 10 g，天南星 6 g。

加减：痛甚者，加桂枝、香附各 15 g；酸楚麻木、屈伸不利者，加威灵仙 30 g，羌活 15 g；沉重不适者，加炒苍术 15 g；肩臂局部发红灼热者，加黄芩 15 g。

【适用病症】 肩关节周围炎。

【用药方法】 每天 1 剂，水煎分早、晚 2 次温服。另将药渣装入布袋内加热外敷患肩部，每天数次。用药 4 天为 1 个疗程。

【临床疗效】 此方治疗肩关节周围炎 96 例，治愈（用药 3 个疗程，症状及体征消失，停药后半年未复发）31 例，有效（用药 4 个疗程，症状及体征消失，停药后 3 个月又复发再次治疗）52 例，无效（用药 6 个疗程，症状及体征无明显改变，自动停药）13 例。总有效率 86.5%。

【验方来源】 杨修策. 二陈汤加味治疗肩关节周围炎 96 例 [J]. 河北中医，2000，22（4）：290.

按：肩周炎属中医痹证范畴。风、寒、湿三邪合并，乘人体阳气虚弱不足之时侵袭体表，流注经络，湿邪黏滞阻塞络道，气血运行不畅为痹。痹即闭阻不通，表现为肩臂不遂，疼痛沉重。二陈汤方中制半夏、陈皮、甘草、天南星化湿利气，温散止痛；

桂枝、香附温通经脉；威灵仙、羌活祛风通络；炒苍术、茯苓健脾祛湿。综观其方，药证相符，疗效显著，视其药性平和，化湿而不燥，温散而不热，故治疗肩周炎疗效较佳。

当归红花散

【药物组成】 当归 40 g，红花、伸筋草、透骨草、川芎、白芷、威灵仙、花椒、防风、羌活、赤芍、秦艽、姜黄、桂枝、木瓜各 15 g。

【适用病症】 肩关节周围炎。

【用药方法】 以上药物共为粗末，加粗盐、白酒各 30 g 拌匀，装入白布袋后缝合备用。每次用药 2 袋，于蒸热后轮换敷于肩关节周围，每次持续 1 小时，每天 2 次。每次热熨后作爬墙、后仰摸腰、搭肩等主动锻炼 10 分钟。药袋用毕后挂于通风阴凉处，第 2 次用时，在药袋上加白酒 30 g。每袋药使用 5 天，10 天为 1 个疗程，一般治疗 1~3 个疗程。

【临床疗效】 此方治疗肩关节周围炎 116 例，肩关节功能明显改善。治疗前前屈上举度平均为 95°，后仰摸腰度平均为 36°；治疗后前屈上举度平均为 169°，后仰摸腰度为 94°。上述病例随访 1 年者有 84 例，均未复发。

【验方来源】 杨林松. 自拟方热熨治疗肩关节周围炎 116 例 [J]. 安徽中医临床杂志，2000，12（6）：542.

按：热熨是一种热疗的方法，早在《普济方》中就有记载，是选用温经祛寒、行气活血止痛的药物，加热后用布包裹，热熨患处，借助其热力作用于局部，适用于不易外洗的腰脊躯干之新伤、陈伤，且药力集中，驱邪而不伤正，特别适合肩关节周围炎的治疗。本方使用当归、红花、川芎、赤芍养血活血；以防风、羌活、姜黄、花椒、桂枝、白芷等温经、除湿、散寒；以伸筋草、透骨草、秦艽、木瓜、威灵仙等舒筋活络。诸药同进，共奏良效。

五十肩活化汤

【药物组成】　秦艽、黄芪各 15 g，制附子、苍术、姜黄、当归、川芎各 10 g，桂枝、羌活、细辛、白芷各 6 g，蜈蚣 1 条。

加减：气虚者，加党参 10 g；血少者，加熟地黄 6 g，白芍 10 g；疼痛甚者，加乌梢蛇 10 g，壁虎 6 g；高血压者，去黄芪，加活血藤 15 g。

【适用病症】　肩关节周围炎。

【用药方法】　每天 1 剂，水煎服。30 天为 1 个疗程。常规用醋酸氢化泼尼松悬液，同时用维生素 B_{12} 与利多卡因液混合做关节腔注射，7 天 1 次，4 次为 1 个疗程。口服消炎痛、布洛芬等。

【临床疗效】　此方治疗肩关节周围炎 72 例，治愈（症状完全消失，患肩关节功能完全或基本恢复）38 例，好转（肩部病痛减轻，活动功能改善）30 例，未愈（症状及体征未见改善）4 例。总有效率94.4%。

【验方来源】　胡贵长. 自拟五十肩活化汤结合西药关节腔注射治疗肩周炎 72 例［J］. 安徽中医临床杂志，2000，12（4）：291.

按：肩关节周围炎多与肩部遭受外伤或风寒湿侵袭，造成肩关节周围组织慢性无菌性炎症，长期发展产生韧性劳损，久之广泛粘连，以肩周疼痛活动受限为主要症状。由于病因不明，西医治疗主要是对症治疗，采用醋酸氢化泼尼松悬液做关节腔注射治疗。中医有"漏肩风""肩凝症"之称，属中医"痹证"范畴，是由风寒湿因素引起，不通则痛。拟法祛风散寒，化湿破瘀，利窍止痛。方中秦艽、羌活、姜黄、细辛祛风散寒，苍术、白芷散寒除湿，当归、川芎活血化瘀。根据气帅血行，配黄芪，佐桂枝，疏通血脉。制附子、蜈蚣祛风痰，入窍搜风，合白芷、细辛破宿血，利窍止痛。病因得除，病机有解，顽疾可愈。

健肾蠲痹汤

【药物组成】　狗脊 30 g，骨碎补、活血藤、威灵仙各 20 g，续断、淫羊藿、秦艽、木瓜、乌梢蛇、桑枝、当归各 15 g，防风 12 g，甘草 5 g。

【适用病症】　肩关节周围炎。

【用药方法】　每天 1 剂，水煎服，7 天为 1 个疗程。同时配合消炎治血散外敷：金银花 50 g，连翘、防风、白芷、续断、红花、透骨草各 20 g，细辛 6 g，樟脑 10 g。诸药研末，用水拌湿装入纱布袋，放锅内用中火蒸煮 1 小时，取出后加入食醋外敷（每次蒸热后可加醋外用）肩关节周围，纱布袋上再加压热水袋，应用时先将局部皮肤洗净，将准备好的药末贴在压痛最明显处。每天 1 次，7 天为 1 个疗程。

【临床疗效】　此方治疗肩关节周围炎 48 例，按国家中医药管理局颁布的《中医病证诊断疗效标准》中"肩周炎的疗效评定标准"评定，结果：治愈 35 例，好转 11 例，无效 2 例。总有效率为 95.8%。

【病案举例】　王某，男，58 岁。因右肩周疼痛半年就诊。患者半年前感右肩周疼痛，且渐渐加重，夜间为甚，功能活动障碍，经多方治疗效果不明显。诊见：一般情况尚可，肩部无红肿，三角肌轻度萎缩，肩前、肩后压痛，手臂外展、内旋、外旋功能受限，X 线片示肩部骨质疏松。诊断为右肩关节周围炎。经内服外敷中药 2 个疗程后，自觉症状消失，功能活动恢复正常。

随访 1 年无复发。

【验方来源】　陈彦，刘鸿宾. 中药内服外敷治疗肩周炎 48 例［J］. 湖南中医药导报，2000，6（1）：32.

按：肩周炎是肩周肌肉、肌腱、滑囊和关节囊等软组织的慢性炎症，属于无菌性炎症，并形成关节内外粘连，阻碍肩关节的活动。中医认为，本病的发生是年老体弱，肝肾不足，精血亏虚，筋骨失于濡养，感受风寒湿邪而致。健肾蠲痹汤具有补肾强筋、祛风胜湿、通络止痛之功。方中骨碎补、淫羊藿、续断、狗脊补肝肾、强筋骨、祛风湿、通筋络；木瓜、威灵仙、秦艽祛风散寒除湿、宣痹通络；桑枝、乌梢蛇、当归活血祛瘀，消肿散结。配合中药外敷，具有祛风散寒除湿、活血祛瘀止痛之功。外用药末先用水蒸煮，再用醋调和，目的是使中药有效成分能够充分浸出，起到疏通、祛毒和有利于药性发挥的作用。采用热水袋加压可促进局部血液循环，毛孔开放，增进皮肤对药液的吸收，使药物直达病所，且减轻组织粘连，加速炎性物的消除和新陈代谢，从而达到治疗目的。

加味芍药甘草汤

【药物组成】　白芍、黄芪各 30 g，炙甘草 20 g，当归 15 g，川芎、羌活各 10 g，桂枝 9 g。

加减：肾虚者，加山茱萸、淫羊藿各 10 g。

【适用病症】　肩关节周围炎。

【用药方法】　每天 1 剂。加水 300 mL，水煎 25 分钟，取液；药渣加水 200 mL，水煎 30 分钟，去渣留液。合并 2 次药液，分早、晚服。10 剂为 1 个疗程，治疗 2 个疗程。

【临床疗效】　此方治疗肩关节周围炎 180 例，治愈（肩部疼痛消失，肩关节功能基本恢复）104 例，好转（肩部疼痛减轻，肩关节功能改善）65 例，无效（症状无改善）11 例。总有效率为 93.9%。

【病案举例】　石某，男，52 岁。双侧肩部酸痛反复发作 2 年伴左上肢不能抬举、活动受限，遇冷加重。诊见：舌质淡、苔薄白，脉沉细。X 线片、血尿粪常规、心电图均无异常。诊断：肩关节周围炎。证属外邪阻络，气血凝滞。治宜养血祛风，通络止痛。用加味芍药甘草汤治疗：白芍、黄芪各 30 g，炙甘草 20 g，当归 15 g，川芎、羌活各 10 g，桂枝 9 g。每天 1 剂，5 天后患者肩部酸痛明显减轻，关节活动受限改善。继用上方再进 5 剂，诸症消失而愈，随访 1 年未复发。

【验方来源】　吴晓，张徐德，韩启锁，等. 加味芍药甘草汤治疗肩周炎 180 例 [J]. 陕西中医，2000，21（11）：491.

按：肩关节周围炎多见于 50 岁以上患者，故又称"漏肩风""五十肩"。历代医家论述其病因多为外邪阻络、气血凝滞、肝脾肾虚所致。现代多从血虚寒凝、筋脉失养着眼分析。加味芍药甘草汤具有养血止痛、疏风通络、调和营卫等功效。芍药为君，入肝经，补肝血，敛肝阴，合甘草治疗阴血不足、筋脉失养、四肢挛急作痛；羌活辛甘温，具有补血活血、散寒止痛之功，可除血虚血寒诸痛；羌活辛散祛风，味苦燥湿，善治肩背肢节湿痛；桂枝合芍药以调和营卫、通阳解肌、宣痹止痛。现代药理研究表明，甘草有抑制末梢神经兴奋，配伍白芍对中枢性和脊髓性的疼痛均具有抑制作用。配伍活血药物使加味芍药甘草汤具有松解粘连、缓解症状的作用，对治疗肩关节周围炎有一定的推广意义。

肩　凝　方

【药物组成】　羌活 10 g，桑枝、葛根、生薏苡仁、千年健、豨莶草、鸡血藤、宽筋藤各 30 g，延胡索、白芍、白花蛇（先煎）、威灵仙各 15 g。

加减：风湿热型者，用肩凝方基本方；风寒型者，去薏苡仁，加桂枝、细辛、制川乌；气虚痰阻型者，去薏苡仁加黄芪 30 g，白术、地龙各 15 g，党参 25 g；血虚型者，去羌活、延胡索、薏苡仁，加黄精、当归、川芎、熟地黄；寒热夹杂型者，加制川乌（先煎）、桂枝、姜黄。偏阴虚型，去羌活、薏苡仁，加玉竹、秦艽、鳖甲（先煎）；瘀阻脉络型者，加桃仁、三七（先煎）、制乳香、制没药、土鳖虫。

【适用病症】　肩关节周围炎。

【用药方法】　每天 1 剂，水煎 2 次，早、晚各服 1 次，7 天为 1 个疗程。

【临床疗效】　此方治疗肩关节周围炎 60 例，治愈（肩部疼痛消失，肩关节功能完全或基本恢复，随访 1 年未复发）24 例，好转（肩部疼痛减轻，肩关节活动功能改善，或肩痛消失一段时间又复发）29 例，无效（服药 4 周后肩痛及肩关节功能无改善）7 例。总有效率为 88.3%。

【病案举例】　梁某，女，65 岁。右肩部疼痛重着，酸麻胀痛，肩关节活动功能障碍进行性加重 1 年余。曾服过消炎痛、强筋松片等及中药未愈。诊见：肩前、肩中、肩后 3 点压痛明显，肩关节外展 60°则疼痛加重，关节无红肿，肌肉较僵硬但无萎缩；舌胖淡红、苔黄腻、脉弦濡。肩关节 X 线片无阳性表现。诊为肩关节周围炎。证属风湿热型。治拟肩凝方原方清热祛风除湿，舒筋活络止痛。服该方 3 剂后，肩部疼痛减轻，服药 1 个疗程后，肩痛基本消失，肩关节活动时仍有轻度疼痛。服药至 2 周后，肩痛消失，肩关节活动正常。随访 7 年未复发。

【验方来源】　杨火莲. 肩凝方治疗肩关节周围炎 60 例疗效观察 [J]. 新中医，2000，32（增刊）：25.

按：方中羌活祛风散寒，胜湿止痛，尤以上半身关节疼痛更为有效，白花蛇、桑枝、豨莶草、葛根、千年健、宽筋藤、威灵仙等均有祛风通络止痛作用，白芍、鸡血藤养血活血，且延胡索有良好的止痛效果，薏苡仁能缓解肌肉紧张疼痛。全方共奏祛风通络止痛之效。据临床药理报道，羌活、延胡索、薏苡仁、威灵仙、豨莶草、千年健、白芍、白花蛇等均有缓解疼痛的功效，所以用肩凝方治疗肩关节周围炎能获满意的效果。

加味桂枝芍药知母汤

【药物组成】　桂枝、麻黄、熟附子各 8 g，白芍 20 g，白术、知母、地龙各 15 g，防风、羌活、姜黄各 10 g，白花蛇 1 条（约 30 g），蜈蚣 2 条，全蝎 6 g，葛根 30 g。

加减：病程较长，痛有定处，舌质瘀黯者，加苏木 10 g，炮穿山甲（代）15 g；血虚者，加当归、川芎各 10 g，气虚者，加党参、黄芪各 20 g；阴虚者，加山茱萸 10 g，熟地黄 15 g；阳虚者，加肉桂 6 g，干姜 10 g；前伸受限明显者，加白芷 10 g；后屈受限者加柴胡 10 g。

【适用病症】　肩关节周围炎。

【用药方法】　每天 1 剂，水煎温服，复渣药液适温外洗患部。同时嘱适当配合功能锻炼。

【临床疗效】　此方治疗肩关节周围炎 40 例，治愈（经治疗后症状与体征全部消失，肩关节功能活动恢复正常，随访 1 年未见复发）28 例，有效（经治疗后症状消失，但肩关节功能活动欠佳）11 例，无效（症状与体征无明显改善）1 例。总有效率为 97.5%。服药时间最短 20 天，最长 50 天。

【病案举例】　黄某，男，48 岁。左肩疼痛，活动受限，反复发作 3 年余。3 天前无明显诱因突感左肩疼痛加剧，夜间尤甚，痛不能寐，肩关节活动困难，不能穿衣、梳头。诊见：左肩峰下及喙突部明显压痛，上肢外展、后伸、旋转明显受限；舌淡、苔白略腻，脉沉弦。诊为肩关节周围炎。证属气血不足，阳虚寒凝，脉络痹阻。治以通阳行痹，祛风除湿，益气活血，通络止痛，方用加味桂枝芍药知母汤。处方：桂枝、麻黄各 8 g，白芍 20 g，地龙、白术各 15 g，甘草、全蝎各 6 g，白花蛇 1 条，蜈蚣 2 条，防风、熟附子、川芎、姜黄、羌活各 10 g。每天 1 剂，水煎温服，复渣药液适温外洗患部。同时嘱适当配合功能锻炼。服药 4 剂，疼痛明显减轻，肩关节活动幅度增大。续守上方加减，又服药 15 剂诸症消失，功能活动复常，后用调补肝肾、理气活血之法调治月余，并嘱适当进行功能锻炼。随访 1 年，未见复发。

【验方来源】 杨润兰. 加味桂枝芍药知母汤治疗肩关节周围炎 40 例 [J]. 新中医，1998，30（7）：42.

按：肩关节周围炎主要为外伤或风湿之邪客于肩部，致营卫气虚，腠理不固，气血运行失调，脉络痹阻所致。本虚标实、寒热错杂是其基本病理特点。桂枝芍药知母汤出自《金匮要略》，由桂枝、知母、防风、白术、生姜、白芍、麻黄、炮附子、甘草 9 味药组成。主治风湿痹证，郁而化火，肢节肿痛灼热诸症。方中桂枝、生姜、麻黄、防风温通经脉，驱散寒湿；白术、熟附子益气通阳，逐湿；白芍、知母、甘草养阴清热，缓急止痛，又可制阳药之温燥；痹痛日久入络，痰瘀深伏，故酌加白花蛇、全蝎、蜈蚣、地龙等虫类药，以其性善走窜，搜剔以祛伏痰，逐瘀滞，蠲痹痛。

辛芥桂枝汤

【药物组成】 细辛、姜黄各 10 g，桂枝、甘草各 6 g，白芥子 12 g，白芍 30 g，蜈蚣 3 条，茯苓 20 g。

加减：寒痛者，加制川乌、麻黄，甚者，加重细辛至 20 g；背痛者，加羌活、吴茱萸；气虚者，加党参、黄芪；血虚者，加何首乌；筋挛者，加木瓜；阴虚者，去细辛，加女贞子；湿滞者，加制半夏；气滞者，加香附；血瘀者，加丹参、桃仁、川芎、三棱；阴虚有热象者，去桂枝、细辛，加桑枝、地龙、葛根。

【适用病症】　肩关节周围炎。

【用药方法】　每天 1 剂，水煎服。10 天为 1 个疗程，治疗 3 个疗程。凡肩关节活动范围受限者配合推拿、按摩、拔火罐，或自我功能锻炼：摇肩、伸臂、旋转肩关节、摸墙、搭肩或引体向上等运动。

【临床疗效】　此方治疗肩关节周围炎 120 例，痊愈（患肩疼痛消失，功能活动正常，半年内无复发）82 例，显效（患肩治愈后半年内偶有复发，肩关节活动功能明显改善，能坚持日常工作）24 例，好转（肩关节疼痛明显减轻，关节活动范围比治疗前增大，仍未达到健康范围）14 例。总有效率为 100%。

【病案举例】　曾某，男，46 岁。患者右肩关节酸痛逐渐加重 3 个月，夜间较甚。患者 5 年前曾有右肩关节脱位，经复位治愈。3 个月前右肩开始酸痛，在本单位卫生所治疗，暂时缓解，但近日来右肩关节酸痛加重，且关节活动范围受限。诊见：右手臂上举约 120°，外展约 60°，后伸约 30°，肱二头肌腱长腱、三角肌后缘、肩胛内缘均有压痛，或受寒时疼痛加重，舌淡暗胖、边有齿印、苔薄白润，脉沉细涩。诊为虚寒型肩关节周围炎。治以补气血温经通络，散寒止痛。处方：细辛、姜黄、羌活、制川乌各 10 g，白芥子 12 g，蜈蚣 3 条，黄芪 15 g，茯苓 20 g，桂枝、炙甘草各 6 g，白芍 30 g。上方加减共服 25 剂，配合推拿，月余而愈。2 年未见复发。

【验方来源】 陈振隆. 辛芥桂枝汤治疗肩关节周围炎120例临床观察［J］. 新中医，1998，30（4）：35.

按：肩关节周围炎多发生于中老年人，中老年人气血衰退，营卫虚弱，感受风寒或劳累闪挫，以致气血瘀滞，不通则痛；瘀血与痰湿胶结，致筋膜粘连，筋腱不利，活动受限。痛延日久，肌肉失养可导致萎缩。故以桂枝汤为主，温阳益气，加细辛以温阳散寒止痛；姜黄活血通络；蜈蚣祛风通络治痹；桂枝合羌活引诸药至肩臂部；白芥子善除腠理膜内之痰，对治疗肌膜、筋膜粘连有独到之妙用。方中重用细辛有祛寒止痛的作用。细辛小剂量1～3 g为发表，中剂量4～10 g为温经通络，大剂量10～30 g为散寒止痛。笔者认为，在实践中治疗肩关节周围炎，细辛用10～20 g为宜，少于10 g则力微，大于20 g则有时出现口苦咽干、心率加快或虚脱等，临证宜审慎。

葛 根 汤

【药物组成】 葛根20 g，麻黄、甘草各9 g，桂枝6 g，白芍30 g，生姜2片，大枣3枚。

【适用病症】 肩关节周围炎。

【用药方法】 每天1剂，水煎2次，共取药液400 mL，分3次服，2周为1个疗程。同时配合外敷：取兰香草，打成粉末，每次50 g，以米醋炒热敷患处，每天1次。

【临床疗效】 此方治疗肩关节周围炎46例，痊愈（肩部疼痛及压痛消失，肩关节活动范围正常，能参加工作和体力劳动）31例，好转（疼痛及压痛明显减轻，肩关节活动范围接近正常，能参加较轻工作和活动）13例，无效（病情没有减轻甚或加重）2例。总有效率95.7%。

【验方来源】 梁丰. 葛根汤合兰香草敷贴治疗肩关节周围

炎 46 例 [J]. 江苏中医, 1998, 19 (11): 30.

按: 葛根汤具有解肌发汗、生津舒筋的作用, 用于治疗太阳病津不上润、筋脉失养所致"项背强几几, 无汗恶风"之经输不利证。用葛根汤的解肌舒筋功用来治疗肩关节周围炎甚为合拍。方中葛根味甘辛凉, 重用之有显著的解肌舒柔筋脉作用; 麻黄辛温, 具温通发散之力, 有温通血脉、活血通络、祛瘀定痛的作用, 其气味轻清, 外可疏通肌肤经络, 内可消解积痰凝血, 是活血化瘀之佳品, 其虽有较强的发汗作用, 然临床应用于此症时多不发汗, 亦未见明显副作用; 桂枝辛温通阳, 助麻黄以通行气血; 芍药配甘草酸甘化阴, 助葛根柔筋缓急止痛, 又可制麻黄、桂枝之辛散太过; 姜枣调和营卫, 补益气血。全方配伍严谨, 共奏舒柔筋脉、活血定痛之功。兰香草味辛, 气香, 性微温, 具有祛风除湿、行气止痛、散瘀消肿之功效。用米醋炒热后, 散寒温通作用更强, 外敷患处疼痛明显减轻。此草药资源丰富, 易采集, 疗效好, 价廉, 值得推广应用。此方对病程短者疗效佳, 病程长者疗效差, 提示本病应尽早治疗, 以提高疗效。

桂枝活络汤

【药物组成】 桂枝、白芍、黄芪、葛根、当归、川芎、桑枝各 20 g, 姜黄、制乳香、制没药、防风、地龙、全蝎各 10 g。

【适用病症】 肩关节周围炎。

【用药方法】 每天 1 剂, 水煎 2 次, 早、晚分服。服药 10 天为 1 个疗程。

【临床疗效】 此方治疗肩关节周围炎 30 例, 治愈 (用药 1～3 个疗程, 症状完全消失, 半年内无复发者) 18 例, 显效 (疼痛减轻者) 10 例, 无效 (用药后症状无缓解者) 2 例。总有效率为 93%。

【病案举例】 王某，男，55岁。右肩关节疼痛2年余，近半年来病情加重。诊见：右肩疼痛较剧，活动受限，后伸30°，上举90°，三角肌前缘、肱骨小结节处触痛明显，遇冷感寒则痛甚，得温则痛减；舌质暗淡、苔薄白，脉浮紧。诊断为肩关节周围炎。应用温经活络汤加麻黄、熟附子、炮穿山甲（代）各9 g。水煎服。上方服用10剂，肩关节疼痛减轻。原方加减又服20剂，疼痛完全消失，右上肢抬举、前伸、后旋等活动功能恢复正常。

【验方来源】 秦泗明. 温经活络汤治疗肩关节周围炎30例［J］. 陕西中医，1996，17（9）：414.

按：本病多由劳累感寒、寒邪凝滞所致。气血阻滞，不通则痛；寒凝经脉，瘀血阻络则肢体屈伸异常，旋转运动障碍。应用温经活络汤治疗效果显著。方中桂枝温经散寒，葛根、姜黄、地龙、全蝎、防风、桑枝、疏风活络；制乳香、制没药、川芎活血化瘀；当归、黄芪、白芍益气养血以扶正祛邪，共奏温经活络、通痹止痛之功。

祛寒化湿散

【药物组成】 麻黄、樟脑、高良姜各10 g，桂枝20 g，红花、细辛、白芷、制没药、赤芍、羌活、独活各6 g，威灵仙、薏苡仁、苍术各12 g。

【适用病症】 肩关节周围炎。

【用药方法】 上药共研末，加蜜调匀如糊状，以不流动为度。用时将上药于睡前一次性外敷于患肩部，外盖塑料薄膜，再加热水袋熨之。每次5~10小时，连续5天更换敷药。患肩配合功能锻炼。

【临床疗效】 此方治疗肩关节周围炎531例，治愈（症状完全消失，患肩活动自如）251例，显效（患肩疼痛基本消失，上臂外展60°~80°，内收>35°，后伸>35°）195例，好转（症状明显缓解，夜间或天气变化疼痛加重）85例。总有效率达100%。

【病案举例】　陈某，男，56岁。左肩关节痛伴活动受限2个月。2个月前左肩始觉疼痛，无明显诱因。疼痛日渐加重，夜间尤甚，渐后肩关节功能活动受限，梳头、穿脱衣等均不便。曾予确炎舒松加1%利多卡因局封治疗，未效。目前疼痛加重，得温则舒。诊见：左肩关节外形尚可，左肩前、外侧压痛（+），上举80°，外展40°，后伸拇指不能抵达骶尾部。诊断：左肩关节周围炎。按上述方法治疗3天，诸症好转。连续治疗3周，左肩疼痛消失，活动自如。随访未发。

【验方来源】　宫卫东. 祛寒化湿散治疗肩关节周围炎531例［J］. 江苏中医，1997，18（8）：24.

按：本药散为麻桂温经汤和薏苡仁汤的合方。其中麻桂温经汤温经散寒解痉，薏苡仁汤化湿通络，樟脑、高良姜祛邪止痛。重用桂枝既能温经散寒，又能引药上行，直达病所。本组药物外敷，能使局部皮肤温度上升，毛细血管扩张，血流加速，保证了组织所需的氧和营养物供给，使机体在风寒湿刺激下产生的一系列病理变化得到改善。樟脑、细辛则具有麻醉样镇痛作用，这使该方镇痛作用更强。

心脏起搏术后并发肩关节功能障碍验方

舒 筋 汤

【药物组成】 羌活、焦白术各 10 g，当归、白芍、海桐皮、桑寄生各 15 g，黄芪、鸡血藤、丹参各 12 g，姜黄 6 g，甘草 3 g。

加减：冷痛者，加制附子；痛如针刺者，加制乳香；苔白腻，不欲食者，加草果。

【适用病症】 心脏起搏术后并发肩关节功能障碍。

【用药方法】 每天 1 剂，水煎 2 次，煎液混合，分早、午、晚 3 次温服。

【临床疗效】 此方治疗心脏起搏术后并发肩关节功能障碍 10 例，治愈（术侧手臂外展≥90°，外展上举达 180°，全部症状消失，局部无压痛，日常生活如穿衣、漱口等自理）8 例，有效（手臂运动达不到治愈标准，但临床症状、局部压痛消失，生活尚能自理）2 例。全部病例在治疗期内未见明显的消化道症状。

【验方来源】 翁书和，吴永毅，吴浩祥，等. 舒筋汤治疗心脏起搏术后并发肩关节功能障碍 10 例 [J]. 中医杂志，2000，41（7）：440.

按：人工心脏起搏术后有较多的并发症，其中电极移位发生率较高。为防止电极移位发生，通常采取限制患者术侧手臂过度运动，但如果时间过长，极易导致肩部关节功能障碍。西医对心脏起搏术后并发肩关节功能障碍的处理，往往通过应用非甾体类药物如扶他林等治疗，多数收到一定效果，但常引发消化道出血或加重消化道溃疡等副作用。心脏起搏术后并发肩关节功能障碍患者大多年事已高，年老体衰，气血虚弱，肝肾不足，加之术后限制肩关节运动，致诸邪痹阻关节、经络，其中尤以瘀血为要。故方中以桑寄生、黄芪、焦白术补脾益肾；羌活、姜黄、海桐皮散寒除湿；丹参、鸡血藤、当归养血活血通络；白芍、甘草缓急止痛。冷痛者加熟附子以温阳散寒；痛如针刺者加制乳香破血行瘀；苔白腻、不欲食者加草果以芳香醒胃、除湿。诸药共奏补益脾肾、散寒除湿、活血通络、缓急止痛之功。

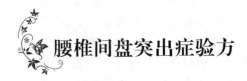

腰椎间盘突出症验方

益肾通痹汤

【药物组成】 熟地黄、桑枝、鸡血藤各 12 g，杜仲、鹿角胶、地龙、土鳖虫、桑寄生、淫羊藿各 10 g，白芥子 6 g，枸杞子、鹿衔草各 15 g，甘草 5 g。

加减：偏寒湿者，去地龙，加肉苁蓉；血瘀者，去桑寄生，加当归；气血虚弱者，去鹿衔草，加生黄芪。

【适用病症】 老年性腰椎椎间盘突出症。

【用药方法】 每天 1 剂，水煎，早、晚 2 次温服。2 周为 1 个疗程，共 1~3 个疗程。治疗期间，嘱患者多卧硬板床休息。

【临床疗效】 此方治疗老年性腰椎间盘突出症 48 例，治愈（自觉症状、体征完全消失，直腿抬高与健侧相同或达 70°以上）22 例，显著好转（自觉症状、体征基本消失，直腿抬高接近健侧水平，但行走、劳累或久坐、久立后腰及患侧下肢有酸胀不适感）23 例，好转（自觉症状减轻，但腰腿酸胀缠绵不尽，直腿抬高较治疗前有改善）3 例。

【验方来源】 许建安，杨挺，王培民. 益肾通痹汤治疗老年性腰椎间盘突出症 48 例［J］. 南京中医药大学学报（自然科学版），2000，16（1）：55.

按：老年人腰椎间盘突出症内因为肝肾亏虚，外因为外伤或感受风寒湿邪，总为下虚邪客所致。病程较长，下元虚衰，腰府不利，又兼风寒湿邪乘虚而入，客于腰府，气血日耗，故而荣卫俱虚，筋骨不健，不仁不用。其治当以扶正祛邪，标本兼治。益肾通痹汤中熟地黄、枸杞子甘温、甘平滋补肾阴；杜仲、淫羊藿温壮肾阳，共为君药；桑枝、桑寄生、鹿衔草在温阳的基础上祛风除湿，协助君药温养下元，达邪宣痹；白芥子剔络利气逐痰，合地龙通利关节；鸡血藤、鹿角胶以补血行血，寓血行风灭之义；再以土鳖虫通利血脉，使诸药直达病所。诸药相须为用，使肝肾得补，气血充足，且风寒湿邪得除，则痹痛自愈。现代药理研究证实，熟地黄、鸡血藤、地龙、土鳖虫等药物都有对纤溶酶原的激活作用及抗血小板凝结作用，杜仲、鹿衔草具有抗炎作用，说明与现代医学消除神经根炎症，减轻突出的髓核对神经根压迫的治疗机制是一致的。

热敷止痛袋

【药物组成】　大黄、桂枝、荆芥、羌活、防风、伸筋草、透骨草、乳香、没药、延胡索各 50 g。

【适用病症】　腰椎间盘突出症。

【用药方法】　将诸药混匀装入 2 个布袋中，缝口，用陈醋把药袋浸透，放入锅中蒸热。然后嘱患者俯卧，把蒸热的药袋放于腰骶部，不时翻动，切勿烫伤皮肤。2 个药袋交替使用，每次热敷时间为 30~40 分钟。每天 1 次，10 天为 1 个疗程。同时配合骶管注射和手法治疗。

【临床疗效】　此方治疗腰椎间盘突出症 116 例，痊愈（腰腿部疼痛麻木消失，腰部活动正常，直腿抬高试验大于 70°或与健肢等高，能从事原工作）90 例，显效（腰腿部疼痛明显减轻，腰部功能基本恢复，下肢有轻度酸困感，能自主活动和做些轻体力劳动）15 例，好转（腰腿部疼痛有所减轻，腰部活动好转，直腿抬高试验低于 70°，但不能从事体力活动）9 例，无效（治疗前后症状、体征无变化）2例。

【验方来源】 张德喜，商仲岭，彭东升. 热敷止痛袋配合骶管注射治疗腰椎间盘突出症［J］. 中医正骨，2000，12（9）：26.

按： 中药热敷止痛袋具有通经活络、逐瘀止痛的功效。其中大黄活血逐瘀，可促进椎管内代谢聚积物的清除，并可改善局部组织微循环；荆芥、防风、桂枝、羌活能温通血脉，散寒逐瘀，对风寒湿引起的椎间盘突出症既能祛风散寒，又能胜湿止痛，同时又有发汗解表作用，可使炎症物质随汗排出体外；伸筋草、透骨草有舒筋活血、除湿消肿的作用，能深达筋膜、关节；乳香、没药、延胡索与大黄配合，可增加活血化瘀之力，又能行气消肿，通畅络道，可使椎管内压力减轻。诸药合用，有活血化瘀止痛之功效，能改善神经根的缺血、缺氧状况以及消除无菌性炎症等。现代医学研究证明，突出后的椎间盘能够自然吸收或缩小，中药热敷止痛袋正是通过药物局部应用，使之直接渗透到病所，功专力宏，有促进突出后的椎间盘快速吸收的功效，使疾病得以痊愈。

金鹿固肾汤

【药物组成】 狗脊、当归、肉苁蓉、杜仲、牛膝各10 g，鹿角片7 g，黄芪30 g，红花5 g，地龙20 g。

加减：肾虚者，加生地黄、熟地黄各15 g；风湿重者，加豨莶草15 g，桂枝6 g，制川乌4 g；放射痛明显者，加全蝎4 g，蜈蚣2条。

【适用病症】 腰椎间盘突出症。

【用药方法】 每天1剂，水煎2次，早、晚分服。10天为1个疗程。另用白花蛇2条研粉，分10等份，每天1份吞服。外敷浙江中医骨伤名医张绍富的经验方张氏百草膏：药用生川乌、生草乌、三棱、莪术、制乳香、制没药等，共研成极细粉末，以麻油熬膏，用时化烊摊于土布上，再掺入药末贴于腰部疼痛处。

【临床疗效】 此方治疗腰椎间盘突出症 120 例，痊愈（症状、体征完全消失，功能恢复，能正常工作）91 例，显效（症状、体征基本消失，功能基本恢复，稍有不适或下肢麻木，可恢复原工作或可从事较轻的工作）19 例，好转（腰腿痛症状稍有减轻，体征没有完全消失，功能部分受限，可从事轻体力工作）6 例，无效（症状及体征较治疗前无明显改善）4 例。总有效率为 96.67%。治疗期间未发现有明显不良反应。

【验方来源】 陈爱萍. 金鹿固肾汤治疗腰椎间盘突出症120 例报告 ［J］. 中医正骨，2000，12（9）：47.

按：腰椎间盘突出症的病理基础为肝肾虚弱，湿浊瘀阻，外寒内湿相搏，闭阻关节、经络、肌肤而发病。证属本虚而标实。故用狗脊、鹿角片、牛膝、肉苁蓉温肾补阳，强筋壮骨；红花、当归活血祛瘀止痛；黄芪、地龙健脾利湿，消肿通经。或加生地黄、熟地黄滋肾补阴，益髓填精；或加豨莶草、桂枝、制川乌温经祛风除湿；或加全蝎、蜈蚣、白花蛇熄风通络止痛。外敷膏药用生川乌、生草乌等祛风除湿，温经通络止痛；三棱、莪术等破血行气止痛；制乳香、制没药等祛瘀消肿止痛。诸药合用，内服外敷，共奏温经散寒、祛除湿邪、理气通络、活血化瘀、解痉止痛、强壮筋骨之效。

阳　和　汤

【药物组成】 熟地黄 50 g，鹿角胶 15 g（烊化），肉桂 4 g，炮姜炭 5 g，麻黄 2 g，白芥子 10 g，甘草 3 g。

【适用病症】 陈旧性腰椎间盘突出症（虚寒型）。

【用药方法】 每天 1 剂，水煎服。30 剂为 1 个疗程。严重高血压、心脏病者及孕妇忌服。治疗期间如疼痛剧烈可配合局部封闭及理疗。

【临床疗效】 此方治疗陈旧性腰椎间盘突出症（虚寒型）142 例，痊愈（临床症状与体征消失，腰部功能恢复正常，能够从事正常工作）116 例，有效（临床症状与体征基本消失，腰部功能基本恢复，生活基本自理）18 例，无效（症状与体征无明显变化）8 例。总有效率 94.37%。

【病案举例】 张某，男，46 岁。腰部寒冷如冰，伴右下肢酸痛 20 余天。患者经常冒寒下河捕鱼，捕鱼时不慎扭伤腰部，即感腰痛，1 周后右下肢出现放射性疼痛，自此夜间疼痛加剧，遇寒冷以及阴雨天气则加重，生活不能自理，以针灸、按摩等治疗始终不能治愈。近 20 天来疼痛明显加剧。诊见：腰部强直，脊柱右侧挛急，腰大肌紧张，$L_4 \sim L_5$ 棘突右缘局限性压痛并向腰臀部及右小腿外侧放射，右侧直腿抬高试验 15°。CT 报告 $L_4 \sim L_5$ 椎间盘向四周膨出。阴寒之邪搏于足太阳膀胱经，故腰腿冷痛如冰，夜间加剧；久痛必虚，故患处漫肿不红，触之不热，口不作渴，语声低微，面色㿠白，小便清利，舌质淡、苔薄白，脉迟弱。中医辨证属阴证虚寒型，采用阳和汤治疗。煎服 3 剂后即感腰部及周身有回暖感，再服 5 剂，腰部有撕裂感，服完 9 剂后疼痛消失，连服 30 剂后症状完全消失，直腿抬高试验达 70°，复查 CT 示椎间盘无膨出征象。

【验方来源】 蒋瑞金. 阳和汤治疗陈旧性腰椎间盘突出症虚寒型 142 例 ［J］. 河北中医，2000，22（4）：285.

按：阳和汤中，鹿角胶、熟地黄能补精血、强筋壮骨；炮姜炭、肉桂温补阳气，寒凝得散，使组织粘连得以松解，因机械性压迫所致的神经根症状得以解除；麻黄辛温发散以祛寒邪；白芥子擅祛皮里膜外之痰，使受压迫的神经根周围水肿及渗出物吸收。全方温补托里，通气散寒，使病变部位的肿胀消退，粘连松解，并能解除肌肉和血管的痉挛，改善血液供应，从而使腰椎间盘突出部分逐渐回纳，所产生的无菌性炎症得以消除，病变组织得以恢复。

四 乌 汤

【药物组成】 黄芪 40 g，当归 9 g，牛膝 12 g，鸡矢藤、防风、香附、乌药、黑鳗藤各 10 g，生草乌、生川乌、何首乌各 3 g，钩藤、川芎、生甘草各 6 g。

加减：病久体虚者，加人参；热甚者，去当归、川芎、香附，加用生地黄、黄柏、知母、忍冬藤；阴虚肝肾亏损者，加熟地黄、炙鳖甲、杜仲、续断、肉苁蓉。

【适用病症】 腰椎间盘突出症。

【用药方法】 每天 1 剂，水煎 2 次，分早、晚服。15 天为 1 个疗程。配合外治法，药用山隆康鲜根皮 300 ~ 400 g 捣碎，放锅中炒热至 70 ~ 80 ℃，加入醋 100 mL 炒均匀，捣烂，冷却后铺在油纸上，敷于腰椎压痛处 15 ~ 20 分钟，患者自觉局部皮肤发热或有烧灼样感时取下，可见局部皮肤变成黑色，烧灼样刺痛严重者，外涂油膏，即可慢慢消失。一般治疗 1 次。病情顽固者，15 天后再治疗 1 次，最多不能超过 3 次。

【临床疗效】 此方治疗腰椎间盘突出症 52 例，痊愈（症状及体征消失，直腿抬高试验 85°以上，功能恢复正常，参加劳动，半年内无复发）37 例，显效（全身症状基本消失，直腿抬高试验 60°以上，功能基本恢复，能参加轻体力劳动，有时遇天气转变或劳累过重，尚有腰痛不适）8 例，好转（症状、体征有改善，直腿抬高试验比治疗前有进步，尚有轻度腰腿酸痛）4 例，无效（临床症状无改变）3 例。总有效率 94.2%。

【验方来源】 王永达. 运用中草药治疗腰椎间盘突出症52例小结 [J]. 中医正骨，2000，12（3）：58.

按：腰椎间盘突出症是由于外伤积累导致劳损积瘀，兼风、寒、湿、热、痰浊侵袭所致。治宜温经散寒，活血疏风化湿。本方中的生川乌、生草乌味辛，性烈，具有较强的镇痛、抗炎、消肿之功能，二味相合可逐在里之寒湿，散在表之风邪，具有很强的通痹止痛之功；配黄芪、当归、川芎、香附、乌药、黑鳗藤（又名白地牛，萝摩科植物，味苦性温，功能祛风湿、通经络，临床常用于治疗风湿性关节炎、坐骨神经痛），可加强其温经活血通痹止痛之功，佐以何首乌、鸡矢藤，补益肝肾，养精血，强筋壮骨而治其本，又能抑制本方的辛热燥烈之性；牛膝、防风、钩藤祛风化湿通络，甘草和中解百药之毒。外敷山隆康（木兰科植物，味辛，性烈，大热，有毒，功能祛风除湿、散瘀止痛，用于治疗腰肌劳损，风湿痹痛），性味更辛，大热有毒，性更烈，具有强镇痛、温通经络、活血化瘀、祛风化湿、解除局部肌肉痉挛、松解粘连、消炎止痛、促进血液循环及炎症水肿吸收的作用，随症加减，以达到治疗目的。

攻下逐瘀汤

【药物组成】 大黄、厚朴、郁金、当归、桃仁各10 g，川芎、赤芍、白芍各15 g，红花6 g。

加减：腹胀便秘、口干苦者，加枳皮、陈皮、青皮各10 g，番泻叶6 g；心烦不眠者，加酸枣仁、远志、茯苓各10 g；不思饮食者，加焦三仙各10 g，木瓜15 g；下肢酸痛沉重、喜暖恶寒者，加制川乌、制草乌各6 g，桂枝10 g，细辛3 g。

【适用病症】 腰椎间盘突出症。

【用药方法】 每天1剂，水煎服。青壮年男性加用牵引及手法治疗，牵引重量以耐受为度，每次 30 分钟；年老体弱者或女性只加用手法治疗，在腰骶部及大小腿后侧足太阳膀胱经行按、一指掸、揉等手法，2 周为 1 个疗程。症状明显减轻后带腰围保护下床进行功能锻炼。治疗期间一般不用消炎止痛之西药。

【临床疗效】　此方治疗腰椎间盘突出症 50 例，经 1～3 个疗程治疗，临床治愈（无明显自觉症状，腰腿痛消失，直腿抬高试验阴性）30 例，显效（腰腿痛明显减轻，患肢有轻微的疼痛麻木感，体征大部分恢复正常）10 例，有效（腰腿痛症状部分消失，功能活动有部分改善，遗留部分阳性体征，需进一步治疗）5 例，无效（症状、体征和功能活动治疗前后无变化或变化很小）5 例。

【验方来源】　洪德胜，周涛. 攻下逐瘀法治疗腰椎间盘突出症 50 例［J］. 中医正骨，2000，12（3）：60.

按： 腰椎间盘突出症多由强力扭伤或慢性劳损而致气滞血瘀，瘀血阻于内则经络不通，不通则痛，久病入络则肢体麻木，治宜攻下逐瘀、活血止痛。方中大黄攻下逐瘀为君药；郁金、川芎活血兼能行气，以助大黄之祛瘀之效，为臣药；厚朴行气，赤芍、桃仁、红花活血化瘀，共为佐药；当归、白芍养血，缓和诸药之药力峻猛，为使药。诸药合用，则瘀血消散，气血流通，经脉畅行，病获良效。

通痹止痛汤

【药物组成】　牛膝、杜仲、桑寄生各 15 g，木瓜、独活各 6 g，秦艽 9 g，白芍、当归各 10 g，桂枝 5 g，细辛 3 g。

加减：病程长、疼痛剧烈者，加制川乌、制草乌、威灵仙；下肢麻木者，加地龙、全蝎、鸡血藤。

【适用病症】　腰椎间盘突出症。

【用药方法】 每天 1 剂，水煎 2 次。早、晚各服 1 次。8 剂为 1 个疗程。

【临床疗效】 此方治疗腰椎间盘突出症 61 例，按国家中医药管理局颁布的《中医病症诊断疗效标准评定》，治愈 37 例，好转 21 例，无效 3 例。

【验方来源】 张姚苹，周军. 通痹止痛汤加减治疗腰椎间盘突出症 61 例报告 [J]. 中医正骨，2000，12（6）：41.

按：腰椎间盘突出症属中医"痹证"范畴。寒凝经脉，气血不通则痛，治疗以温经散寒为主，佐以行气止痛。方中桂枝、细辛温经散寒止痛；当归、白芍养血调营，使邪去而正不虚；牛膝、木瓜舒筋活络，引血下行；独活、秦艽祛风除湿；桑寄生、杜仲补肝肾，强筋骨。诸药合用，使风寒湿去而邪气自除，元气充，肝肾补而正气得复。全方组合，共奏温经散寒、行气止痛之效，使气血通而痹证除，疼痛症状自消。现代医学认为，腰椎间盘突出症是在腰椎间盘退变的基础上发生的，而外伤又常为其发病的重要原因，正常的椎间盘富有弹性和韧性，具有强大的抗压能力，但随着年龄的增长可发生退行性改变。在日常劳动和生活中，由于脊柱的运动，椎间盘经常受到来自各方面的外力挤压、牵拉和扭转作用，便可引起椎间盘纤维环破裂，髓核突出，压迫神经根发生急性创伤性炎症反应，神经根充血、水肿、变粗和极度敏感，初起瘀血肿胀，日久后出现粘连和变性，从而加重腰腿痛症状。通痹止痛汤的作用是：①改善微循环，扩张毛细血管，消除神经根炎症、水肿。②抗炎镇痛，缓解疼痛，抑制炎症的渗出。③增强机体免疫调节，促进机体正常的抗体生成，使过于亢进的免疫炎症得以缓解。

红花川芎桑枝汤

【药物组成】 红花 9 g，川芎、桑枝、细辛各 10 g，牛膝、威灵仙各 15 g，陈皮、海桐皮、伸筋草、路路通各 12 g。

加减：血瘀型者，加乳香、没药各 15 g，三七 10 g，血竭 4 g；寒湿型者，加桂枝、苍术各 12 g，附子 9 g；湿热型者，加麻黄、荆芥各 10 g，茯苓 15 g；肝肾亏虚型者，加桑寄生、独活各 15 g。

【适用病症】 腰椎间盘突出症。

【用药方法】 将上药置于电热瓶中，加水 1 000 mL，浸泡 40 分钟，煎沸 20 分钟，再加水 400 mL，蒸沸后冷却，将温度调节至 48 ℃ 左右。熏蒸方法：腰部熏蒸床采用大连产 SE - 88Ⅲ 熏蒸治疗仪，患者取仰卧位于熏蒸床上，将裸露的腰部对准熏蒸窗，接通电源，预置温度一般为 48℃ 左右，每天 1 ~ 2 次，每次 30 分钟，15 天为 1 个疗程，可连续应用。同时配合拉压复位和物理疗法。

【临床疗效】 此方治疗腰椎间盘突出症 140 例，治愈（症状完全消失或基本消失，直腿抬高试验可达 85°左右）58 例，显效（症状大部分消失，直腿抬高试验超过 75°，可恢复工作）51 例，好转（症状部分消失，直腿抬高试验较治疗前显著改善，可从事轻体力工作）15 例，无效（症状无明显减轻，不能恢复工作）16 例。总有效率 88.57%。

【验方来源】 涂扬茂，徐昌伟，刘鹏，等. 中药熏蒸疗法治疗腰椎间盘突出症［J］. 湖北中医杂志，2000，22（9）：46.

按：熏蒸疗法治疗腰椎间盘突出症的机制，是通过药物的热辐射作用，使患部血管扩张，血液循环改善，具有温经散寒、祛风通络、活血止痛、补益肝肾之功。方中红花、川芎、陈皮、牛膝、桑枝、三七、乳香、没药行气活血、化瘀止痛；苍术、附子、桂枝、细辛、威灵仙、海桐皮、伸筋草、路路通祛风散寒、温经通络；麻黄、荆芥、茯苓清热化湿、宣痹止痛；独活、桑寄生补益肝肾。全方共奏补益肝肾、祛风除湿、温经通络、宣痹止痛之功。药物经熏蒸作用于机体后，其挥发性成分经皮肤吸收，局部可保持较高的浓度，能长时间发挥作用，对改善血管的通透性和血液循环，加快代谢产物排泄，促进炎性致痛因子吸收，提高机体防御及免疫能力，促进功能恢复，具有积极的作用。

马蕲通痹胶囊

【药物组成】　制马钱子 125 g，蕲蛇 16 g，蜈蚣、全蝎、土鳖虫、制乳香、制没药、川芎各 10 g，威灵仙、透骨草、麻黄、南蛇藤、怀牛膝、续断、当归各 50 g，白芷 30 g。

【适用病症】　腰椎间盘突出症。

【用药方法】　病程在 15 天内者，治疗期间必须卧硬板床休息，病程超过 15 天者，治疗期间减少活动，不能负重。内服马蕲通痹胶囊。其中制马钱子、蕲蛇、蜈蚣、全蝎、制乳香、制没药、土鳖虫、川芎共研细末，其余药全部煎水后再浓缩，与前药粉混匀，烤干研末装空心胶囊，每粒重 0.4 g。服法：每晚睡前温开水送服 2~4 粒，药量宜渐增，至头皮有紧感，下肢轻微抽搐，即为达到治疗剂量。

【临床疗效】　此方治疗腰椎间盘突出症 45 例，治愈（各种症状、体征消失，活动自如，恢复正常工作）28 例，显效（腰腿疼痛基本消失，功能活动大致正常）13 例，无效（临床症状与体征无明显变化）4 例。总有效率 91.1%。

【病案举例】　龚某，男，52 岁。腰骶右下肢疼痛 15 天。15 天前爬梯子时不慎摔下，当即腰骶疼痛难忍，伴放射性右下肢疼痛，不能翻身及咳嗽，急送某院住院治疗。经 CT 检查诊断为：$L_5 \sim S_1$ 椎间盘向后偏右突出，神经根受压，硬膜囊受压并移位，右侧隐窝变窄。患者曾因椎间盘突出做过手术，因而拒绝再次手术，要求保守治疗。经中西药及针灸治疗 12 天，无好转。诊见：患者仰卧，背部垫厚被，双下肢屈曲，右下肢拘急，不能稍许活动，左下肢稍抬高即引发右下肢抽痛，腰部未能检查；舌淡胖，苔白，脉弦紧。即给马蕲通痹胶囊 3 粒，每晚睡前温开水送服，同时饮少量白酒。7 天后即可平卧硬板床，右下肢活动已不抽痛，但抬高（20°）即可引起腰痛及放射性下肢痛。继续治疗，3 周后患者下床活动，45 天后即康复并恢复原工作，临床治愈。随访一直未复发。

【验方来源】 乔赟. 马蕲通痹胶囊治疗腰椎间盘突出症 45 例 [J]. 湖南中医杂志，2000，16（2）：30.

按：腰椎间盘突出症导致腰腿痛的机制主要是突出椎间盘将神经根向后顶，引起或神经根受压迫刺激引起静脉充血、神经根充血水肿、化学性神经炎、神经根与突出的椎间盘或周围组织粘连以及椎关节间的微小移位等。中医认为瘀血阻络，气血不通不荣而致腰腿疼痛。方中制马钱子有兴奋脊髓的作用，从而引起腰背肌群一致性收缩，调整椎关节间的微小移位，同时脊髓的兴奋可牵拉被压迫的神经根使其逃逸突出椎间盘及周围组织的压迫，起到通经、活血、止痛的作用；蕲蛇搜风通络除痹。二药共为君药。制乳香、制没药、土鳖虫活血化瘀消肿，蜈蚣、全蝎祛风通络，共为臣药；佐以川芎、当归、南蛇藤养血活血；威灵仙、透骨草、麻黄祛风除湿；使以怀牛膝、续断补肝肾壮筋骨，引药下行直达病所。诸药合用可起到纠正椎关节间微小移位、促进病变周围组织的血液循环和化学性递质的吸收、消除神经根的水肿及腰背肌的紧张、痉挛等作用，故效果良好。方中马钱子有毒，必须严格炮制，服药后应卧床并保持室内安静。若出现心慌、舌麻、疼痛加剧等严重反应时，多饮糖开水并口服巴比妥类药物，即可缓解。

补肾通络汤

【药物组成】　独活、当归、伸筋草各 10 g，地龙 10 ~ 20 g，全蝎、木瓜各 10 ~ 15 g，续断、炒杜仲、桑寄生各 15 g，藤梨根 30 g，蜈蚣 2 ~ 3 条。

加减：肾阳虚者，加狗脊、补骨脂、怀牛膝等；肾阴虚者，加枸杞子、炙鳖甲等；血虚明显者，加鸡血藤、熟地黄等，并重用当归；形寒肢冷、疼痛剧烈者，加制川乌、制草乌、桂枝等；酸楚严重者，加薏苡仁、防己等。

【适用病症】　腰椎间盘突出症。

【用药方法】　每天 1 剂，水煎 2 次，分早、晚服，20 剂为 1 个疗程。同时配合针刺以增强功效。针刺取穴以足太阳、足少阳、督脉为主，主要穴位是三焦俞、肾俞、气海俞、大肠俞、关元俞、志室、腰阳关、命门、腰俞、环跳、环中及阿是穴。下肢取穴根据疼痛位置分为两种：一种是环跳与足内外踝连线的中点连线，即沿大腿后正中线下行，针承扶、殷门、委中、承山、昆仑；另一种是出环跳后向外侧旋转至大腿外侧中线下行，取风市、阳陵泉、足三里、悬钟、丘墟等穴。进针后强刺激，直到有酸重麻胀为止，留针 30 ~ 40 分钟，其间取艾条约 3 cm 长者，选 4 ~ 5 穴，加于针柄上温针 2 次，病情较重者可增加 1 次，并适当延长留针时间，出针后在穴位上或疼痛处拔大号火罐 20 ~ 30 分钟。隔天 1 次，10 次为 1 个疗程。

【临床疗效】　此方治疗腰椎间盘突出症 17 例，经 1 ~ 6 个疗程治疗后，临床治愈（临床症状完全消失，CT 检查椎间盘有 2 例回复正常，4 例比治疗前有明显好转，随访 2 年无复发）6

例，好转（疼痛症状消失或显著减轻，因体力劳动或体位不当复发或加重）8例，无效（症状无明显改善，或虽有改善但停止治疗后又恢复原状）3例。

【病案举例】　王某某，男，34岁。搬运重物不慎扭伤腰部，4天后疼痛加剧，伴有右下肢酸胀麻木，经某医院CT检查，为$L_3 \sim L_5$椎间盘向后膨出，L_5、S_1椎间盘向后突出。经住院治疗11天，疗效不显。诊见：腰痛，右下肢疼痛、酸重、麻木至足跟，已无法独立行走，来时用双拐支撑。诊见：L_4、L_5、S_1区压痛明显，右腿抬高试验（＋），挺腹试验（＋）。即予补肾通络汤去独活，加菟丝子10 g，川芎12 g，并配合针刺治疗，嘱卧硬板床休息。如法治疗1个疗程，症状完全消失。随访2年无复发。

【验方来源】　蒋新新. 补肾通络汤治疗腰椎间盘突出症17例［J］. 浙江中医杂志，2000（1）：19.

按：肾虚是导致本病的主要因素，无论是外伤经脉气血，或久病气血运行不畅，如果没有肾虚在先，不易罹患本病。补肾通络汤与针刺疗法均本此意而立，满意的临床疗效则证明这一观点。

灵仙痛消散

【药物组成】　威灵仙、细辛、萆薢、炒杜仲各2份，生马钱子、生川乌、生草乌、炙土鳖虫、肉桂、冰片各1份，蕲蛇、三棱、莪术各1.5份。

【适用病症】　腰椎间盘突出症。

【用药方法】　上药按比例共研细末，装入袋中，每袋装药80 g，大小为18 cm×13 cm。使用时将药袋放于患处，每次用前在药袋中加米醋2～3匙，上面压以热水袋或专用的交流电加热器进行热熨，每天 1 次，每次 30 分钟，药物用后宜存放在密闭的塑料袋内，每袋药可连续使用 5～7 天，4 周为 1 个疗程。孕妇、局部有伤口或皮肤疾病者禁用，用本药热敷后引起皮肤过敏者需立即停药。治疗期间停用其他疗法及药物，注意适当休息，减轻劳动强度。个别疼痛较甚者，加萘丁美酮胶囊口服 3～6 天。

【临床疗效】 此方治疗腰椎间盘突出症 45 例，1 个疗程治疗后，痊愈（腰腿痛症状消失，功能恢复正常，阳性体征消失）20 例，显效（腰腿痛症状明显减轻，功能活动接近正常，阳性体征基本消失）19 例，有效（腰腿痛症状部分消失，功能活动有所改善，尚遗留部分阳性体征，有待进一步治疗）5 例，无效（症状、体征和功能活动治疗前后均无变化）1 例。总有效率为 97.8%。其中有 1 例患者在应用本药后发生轻度皮肤过敏（皮肤出现红色丘疹，停药后 3 天内自动消失）。

【验方来源】 沈钦荣，冯晓萍，杨金团，等. 灵仙痛消散治疗腰椎间盘突出症 45 例［J］. 浙江中医杂志，1999（10）：433.

按： 灵仙痛消散热熨，具有活血、祛风、通络、宣痹、散寒、止痛等功效，其药物配伍特点有以下几点：采用部分毒性药物；采用大量芳香药；寒热并用，标本兼顾。热熨法则可加强活血通络之功，从而提高疗效。值得一提的是，本法对疼痛明显、遇寒加重者疗效尤佳。此外，本方对其他非椎间盘突出所致的腰痛、颈椎病及其他软组织损伤也有满意疗效。

芪鹿通督汤

【药物组成】 生黄芪 30 g，鹿角片 15 g，党参、酒炒当归、防风、盐水炒怀牛膝各 20 g。

加减：如中焦脾胃湿重，纳差，苔腻者，减少党参、黄芪用量，去当归，加苍术、制半夏、陈皮、神曲各 10 g，茯苓、生薏苡仁各 30 g；如湿热滞于下焦肾经者，减少党参、黄芪用量，去当归，加苍术、盐水炒黄柏各 10 g，生薏苡仁、土茯苓各 30 g，泽泻 15 g；如腰腿痛而伴下肢麻木，苔白不渴，有畏冷感觉者，可加桑寄生 15 g，独活、桂枝各 10 g，甚者可再加淡附子 10 g。

【适用病症】　腰椎间盘突出症。

【用药方法】　每天 1 剂，水煎分 2 次服。15 剂为 1 个疗程。

【临床疗效】　此方治疗腰椎间盘突出症 18 例，经 1～2 个疗程后，显效（临床症状全部消失，半年未复发）12 例，有效（症状消失后遇劳或受寒又发，但较前减轻，再服本方仍能缓解）3 例，无效（服药 1 个疗程以上，症状未见减轻）3 例。总有效率为 83.33%。

【病案举例】　陈某某，女，44 岁。腰腿病已 3 年多，常服壮腰除湿、舒筋活络诸中西药物，及针灸、推拿，症状时缓时剧。近 1 个月来，腰痛伴左下肢放射痛，且感麻木，以晨起为甚，加重 4 天。诊见：面无华色，舌质淡、苔薄白，脉沉细而弦；检查 L_4、L_5 左侧棘突旁压痛，直腿抬高试验 60°。乃嘱 CT 检查，提示 L_4、L_5 椎间盘突出，L_5、S_1 椎间盘向后突出（中央型）。即以芪鹿通督汤为主方，加独活 10 g，炙狗脊、桑寄生各 15 g。服 10 剂，症状开始减轻；复诊 2 次，原方照服共 28 剂，症状消失，恢复劳动，行走自如。半年后随访，未复发。

【验方来源】　张企雯. 芪鹿通督汤治疗腰椎间盘突出症 18 例 [J]. 浙江中医杂志，1999（7）：303.

按：督脉总督一身之阳气，阳气虚则督脉无以充养。黄芪"直入中上而行三焦……浚三焦之根，利营卫之气，故凡营卫间阻滞，无不尽通，所谓源清流自治也"（邹润安《本经疏证》）。《别录》载鹿角"疗虚劳，洒洒如疟，羸瘦，四肢酸疼，腰脊痛"。以黄芪之大力补气以充督，鹿角之雄健补阳以通督，两味为君。党参补中益气，治诸虚不足；当归养血活血，有松弛肌肉、解痉镇痛的功能，两味为臣。李东垣曰："凡脊痛项强，不可回顾，腰似折，项似拔者，乃手足太阳证，正当用防风"；牛膝善引气血下注，是以用药欲其下行者，以之为引经，故善治肾虚腰腿疼痛，两味为佐使。全方补肾通督，益气养血，疏理气机，调畅经络，药性平和。临床常于症状缓解或消失后，减轻各药剂量，多服善后，以巩固疗效。

化瘀除湿汤

【药物组成】 丹参20 g，制乳香6 g，白术、白菊、薏苡仁各30 g，三棱、杜仲、车前子、川芎各15 g，桂枝、全蝎各5 g，木瓜、焦山楂、焦神曲各10 g。

加减：急性期者，加延胡索15 g；慢性期者，加生黄芪50 g。

【适用病症】 腰椎间盘突出症。

【用药方法】 每天1剂，酒、水各半，煎2次，分早、晚2次温服。药渣以纱布包裹，趁热熨揉腰部，凉后隔水蒸热后再熨。每次持续30分钟，每天早、晚各1次，2周为1个疗程，连续治疗1~2个疗程，并嘱患者仰卧于硬板床，屈膝屈髋，足侧床脚抬高15 cm，进行骨盆牵引。牵引重量每侧7~10 kg，每天3次，每次1小时，2周为1个疗程。此外还同时应用骶管封闭疗法，嘱患者取俯卧位，臀下垫软枕，触及骶骨裂孔，常规消毒后以带8号注射针头的2 mL注射器抽取2%利多卡因进行麻醉，无痛后呈45°进针，有落空感后试推注2 mL升空气，无阻力且回抽无血性液体后，即可将约 30 mL 药液缓慢推注（2% 利多卡因 5 mL，泼尼松龙 0.5 mL，生理盐水 25 mL），每周 1 次，连续治疗 3 次。

【临床疗效】　此方治疗腰椎间盘突出症 53 例，优（完全没有症状）34 例，良（仅有轻度或偶有症状，但不影响工作）12 例，可（由于持续或间歇的腰背部及下肢症状，不能从事部分工作）6 例，差（不能工作或因为症状持续存在而需手术治疗）1 例。优良率 86.8%，高于对照组 66.0%。

【验方来源】　吴惠明. 化瘀除湿汤治疗腰椎间盘突出症 53 例［J］. 浙江中医杂志，1999（6）：260.

按：腰椎间盘突出症多由卒然伤损于腰而致经脉气血瘀滞留于腰部发为腰痛。采用化瘀除湿汤化瘀通络、散寒除湿为主进行治疗。酒煎诸药，有助于通利血脉，直行药力。又据"血得温则活，寒得热则消"之说，用药渣熨揉腰部，以提高疗效。此外，在中药治疗的同时配合应用骨盆牵引能增加椎间隙宽度，扩大椎间孔，有利于髓核部分回纳。骶管注药则可使代谢产物得到稀释，减轻对痛觉器官的刺激。

化瘀舒筋汤

【药物组成】　怀牛膝 40 g，伸筋草、续断各 30 g，白芍、独活各 30~60 g，土鳖虫、制没药、秦艽、甘草各 15 g，血竭（研冲）2 g，木瓜 20 g。

加减：兼寒邪者，加制川乌、制草乌、麻黄、细辛；下肢发凉者，加肉桂、附子、干姜；下肢麻木肌力减弱者，加鸡血藤、蜈蚣、全蝎；病久肌肉萎缩者，加起痿胶囊（全蝎、蜈蚣、制马钱子、天麻、乌梢蛇研末，装胶囊，每次服 4 粒，每天 2 次内服）。

【适用病症】 腰椎间盘突出症。

【用药方法】 每天 1 剂，水煎 2 次，共取 500 mL，分早、晚 2 次温服。

【临床疗效】 此方治疗腰椎间盘突出症 60 例，临床治愈（各种症状与体征消失，功能正常）39 例，有效（临床症状与体征减轻）16 例，无效（临床症状与体征无明显变化）5 例。总有效率为 91.7%。治疗过程中未发现不良反应。

【病案举例】 李某，男，32 岁，农民。腰骶、右腿疼痛半年余。半年前于抬巨石时闪伤腰部，遂致腰骶部疼痛，渐至右臀股后直至小腿足部外侧疼痛麻木，逐渐加重，咳嗽用力等痛剧，仅能行走 100 m 左右，待休息后方能再行。近月余来右小腿足部发凉，虽在夏季仍穿毛裤、棉鞋。经针灸、理疗、推拿及中西药治疗疗效不显。诊见：腰部活动受限，不能侧弯与后仰，右腓前肌轻度萎缩，右跟腱反射减弱，$L_4 \sim S_1$ 椎间隙旁深压痛并向下肢放射，直腿抬高试验（+）、Laseque 征（+）、股神经牵拉试验（+）；腰椎片示腰椎侧弯，L_4、L_5 椎间隙两侧不等宽。腰部 CT 显示 $L_4 \sim S_1$ 椎间盘右侧突出，神经根受压，硬膜囊受压移位；舌红、苔白，右关尺脉沉弦紧。即拟本方加制川乌、制草乌、细辛、肉桂，并配合服起痿胶囊。治疗 10 天后诸症大减，先后计服药 35 剂，各种症状与体征完全消失，腰腿活动自如，临床治愈。一直参加农活，未复发。

【验方来源】 渠敬文. 化瘀舒筋汤治疗腰椎间盘突出症 60 例 [J]. 新中医，1999，31（2）：31.

按： 方中怀牛膝、续断补肝肾，壮筋骨，强腰脊，善疗跌仆损伤，化瘀通络，为君药，又引药下行直达病所；土鳖虫、制没药、血竭活血化瘀为臣，使瘀去痛止；佐以白芍、木瓜、甘草酸甘化阴，柔筋止痛；伸筋草、独活、秦艽疏风止痛。诸药相合，共奏补肝肾、强腰脊、化瘀活络疏风之功，故获良好效果。方中牛膝、白芍、独活用量宜大，少则力逊功微。但脾虚易泻者，白芍宜减量。兼寒邪者，制川乌、制草乌、细辛、麻黄为所必须。肌肉萎缩者，起痿胶囊亦不可缺。多数患者 10 剂内即可收到明显效果。

加味木金汤

【药物组成】　郁金、南蛇藤、白芍、牛膝各 25 g，三棱、莪术、杜仲各 20 g，木香、僵蚕各 15 g。

加减：血瘀型者，加鸡血藤、赤芍、红花；寒湿型者，加制附子、骨碎补；肝肾亏虚型者，加熟地黄、山茱萸。

【适用病症】　腰椎间盘突出症。

【用药方法】　每天 1 剂，水煎 2 次，早、晚分服。15 天为1 个疗程。

【临床疗效】　此方治疗腰椎间盘突出症 245 例，痊愈（疼痛消失，直腿抬高试验 70°以上，腰椎功能接近正常，可恢复轻体力工作）157 例，显效（疼痛、直腿抬高试验及腰椎功能均明显改善）63 例，有效（疼痛减轻，直腿抬高试验及功能活动有改善）19 例，无效（症状及功能无改善）6 例。总有效率为 97.6%。

【病案举例】　王某，女，37 岁。1 个月前因搬重物时腰部扭伤，当时腰痛难忍，且伴右下肢放射性疼痛，自服止痛药维持。诊见：腰椎生理前凸变浅，腰椎功能活动明显受限，直腿抬高试验左 70°、右 30°，附加试验（＋＋），L_5、S_1 棘间右旁压痛(＋＋)，右足外缘痛觉减弱，右侧跟腱反射减弱；舌淡紫、苔薄白，脉弦。诊断：腰椎间盘突出症（血瘀型）。治以活血化瘀通络止痛，给予加味木金汤，每天 1 剂，早、晚分服，经过21 天治疗，患者腰腿痛症状消失，直腿抬高试验（－），附加试验（－），腰部压痛（－），腰椎功能活动恢复正常。半年后追访，患者已恢复工作。

【验方来源】 曲红伟，滕进，张秀华，等. 加味木金汤治疗腰椎间盘突出症 245 例［J］. 新中医，1996（11）：36.

按： 木金汤为黑龙江省中医院骨科滕义和教授多年积累的验方，原方仅郁金、木香 2 味药，常用来治疗闪腰岔气。郁金能活血祛瘀，行气止痛；木香气味俱厚，能宣散上下一切气滞。二药合用治疗腰急性扭伤屡获良效。笔者在临床运用过程中，体会到该方行气有余而化瘀不足，特别是治疗腰椎间盘突出症时更显药力单薄，故加三棱、莪术增加活血化瘀之功；加南蛇藤舒筋通络；佐以僵蚕、白芍解痉止痛，缓解筋肉拘急；取杜仲、牛膝用以引药至腰膝，且兼补肝益肾。诸药合用，相辅相成，共奏活血化瘀、舒筋通络、行气止痛之功。药切病机，疗效益彰。

清热利尿汤

【药物组成】 黄柏、栀子、连翘各 15 g，猪苓、茯苓、车前子、党参、白术、木瓜各 12 g，牛膝、熟地黄各 20 g，桂枝、炙甘草各 6 g。

加减：疼痛剧烈者，加制乳香、没药各 10 g；小便超量者，去猪苓；血虚者，加阿胶 12 g。

【适用病症】 急性腰椎间盘突出症。

【用药方法】 每天 1 剂，文火水煎 2 次，分早、晚服。同时做腰围固定，暂不做复位治疗。

【临床疗效】 此方治疗急性腰椎间盘突出症 86 例，治愈（症状消失，活动行走正常，脊柱无侧弯，无压痛，直腿抬高恢复正常范围，拇趾背伸有力者）62 例，显效（症状基本消失，脊柱无侧弯，无压痛，但直腿抬高和拇趾背伸欠佳者）21 例，好转（症状有一定改善，仍有阳性体征者）3 例。

【病案举例】 查某，女，62 岁。患者于 2 天前因腰部扭伤导致腰及右下肢剧烈疼痛，不能行走。口服芬必得、舒筋丹等镇痛药，症状未见好转。入院后经 CT 检查确诊为"急性 L_4、L_5 椎间盘突出"。诊见：腰部活动度为零，脊柱轻度侧弯，L_4、L_5 及右侧坐骨神经臀点压痛明显，并放射至足底；右下肢直腿抬高试验 20°。拇趾背伸明显减弱；舌质淡红、苔薄黄，脉弦紧。当即投清热利尿汤原方，每天 1 剂。服 12 剂后，症状消失，活动行走如常，阳性体征恢复正常。

【验方来源】 陈爱民. 清热利尿汤治疗急性腰椎间盘突出症 86 例 [J]. 湖北中医杂志，1997，19（6）：39.

按：外伤引起腰椎间盘纤维环破裂髓核突出为本病主要病理变化。突出的髓核和破裂的纤维环等组织挤压硬脊膜及神经根，引起局部充血、水肿等炎性反应（无菌性），又加重对神经组织的压迫和刺激。清热利尿汤消退水肿，减少渗出，防止粘连，从而缓解神经压迫症状。方中黄柏、栀子、连翘清热利湿，泻火解毒；猪苓、茯苓、车前子利水渗湿，佐以牛膝引药下行，直达病所；桂枝配木瓜能温经活络，熟地黄滋阴补液，党参、炙甘草配白术益气血保胃气。全方共奏利水渗湿、益气活血、祛瘀止痛之功。用药后神经组织的压迫和刺激解除，症状、体征自然缓解。

舒筋活血通络汤

【药物组成】 桂枝 9 g，白芍、丹参、鸡血藤、伸筋草各 30 g，怀牛膝 12 g，木瓜、当归各 15 g，桑寄生 20 g，红花、制乳香、制没药、皂角刺各 10 g，甘草 3 g。

加减：痛甚者，加乌梢蛇 9 g；寒邪盛者，加制附子 9 g；湿邪偏盛者，加薏苡仁 20 g，苍术 10 g；腰痛者，加狗脊 20 g，续断 15 g。

【适用病症】 腰椎间盘突出症。

【用药方法】 上药浸泡 2 小时,文火煎 2 次,共 500 mL,早、晚分服。1 个月为 1 个疗程,可连续服 1～3 个疗程,并配合牵引。外牵引重量根据年龄、体质及病程长短来决定,最低为 20 kg,以后逐步增加,每次递增 5 kg,每天 1 次,每次 20 分钟,10 天为 1 个疗程,可牵引 1～2 个疗程。急性期应绝对卧床休息,恢复期适当活动,均需睡硬板床。

【临床疗效】 此方治疗腰椎间盘突出症 68 例,治愈(腰腿痛消失,直腿抬高试验 70°以上者,能恢复原工作)24 例,好转(腰腿痛减轻,腰部活动功能改善)42 例,未愈(症状、体征无改善)2 例。总有效率为 97.1%。

【病案举例】 患者,男,32 岁。腰及右下肢痛 1 个月。1 个月前因受凉劳累后腰痛,右下肢抽痛,不能行走及站立,咳嗽排便时腰痛加重,生活不能自理,有时疼痛难忍,需肌内注射哌替啶及口服止痛片方可暂时缓解,曾在当地医院诊断为坐骨神经痛,服中西药物治疗效不佳。诊见:一般情况可,神清,心肺无异常,肝脾未触及;L_4、L_5 椎旁压痛明显,屈颈试验(＋),直腿抬高试验右下肢 30°,左下肢抬高 70°,舌质淡、苔薄白、脉弦紧。化验检查:血沉(ESR)、抗“O”均正常,类风湿因子(－);X 线片示:L_4、L_5 骨质增生;CT 示:L_4、L_5 椎间盘突出并膨出。中医诊断:①腰痛;②筋痹。西医诊断:①腰椎间盘突出;②坐骨神经痛。给舒筋活血通络汤配合外牵引治疗,服药 12 剂,牵引 5 次,腰腿痛明显减轻,可缓慢行走。服药 40 剂,牵引 20 次后,症状及体征基本消失,生活能自理,右下肢直腿抬高试验 80°,左下肢抬高试验 85°,活动自如。治愈出院,随访 1 年未复发。

【验方来源】 张凤霞,翟秀玲. 舒筋活血通络汤治疗腰椎间盘突出症 68 例［J］. 山东中医杂志，1996，15（9）：400.

按：中医认为由于跌仆损伤而致瘀血阻滞，或风寒湿邪侵入筋脉经络，使气血运行不畅，不通则痛。因肝主筋，肾主骨，日久损伤肝肾，导致肝肾亏虚，筋脉、经络、骨骼失于濡养而拘挛，故屈伸不利，疼痛难忍，活动受限。桂枝性温，能祛风散寒、渗湿消肿、温通血脉、利关节而止痛，为治痹痛之要药；白芍配甘草酸甘化阴养肝而柔筋舒挛、缓急止痛；怀牛膝、桑寄生补肝肾、强筋骨、活血通络、舒筋利痹；木瓜能补肝舒筋而活血通络；丹参、红花活血通络止痛；当归、鸡血藤补血行血、舒筋活络；制乳香、制没药伸筋活血、通络止痛；伸筋草能祛风通络伸筋而治肢体屈伸不利、麻木不仁；皂角刺辛散温通、活血化瘀，直达病所。诸药合用能使瘀血祛、筋脉通、肝肾得补、筋骨强健。配合牵引使椎间盘间隙增宽，有利于椎间盘的复位，减轻对神经血管的压迫。

灵仙三虫汤

【药物组成】　威灵仙、杜仲各 20 g，续断、丹参各 15 g，炮穿山甲（代）、土鳖虫、制乳香、制没药、全蝎、川牛膝各 10 g，蜈蚣 3 条，生甘草 7 g。

加减：夹风寒湿邪者，加制川乌 10 g，细辛 3 g，独活 15 g；兼体虚、慢性劳损及反复发病者，加党参 15 g，当归、川芎各 10 g。

【适用病症】　腰椎间盘突出症。

【用药方法】　每天 1 剂，水煎服。10 天为 1 个疗程。

【临床疗效】　此方治疗腰椎间盘突出症 34 例，2 个疗程后，显效（腰腿痛消失，腰部活动功能正常，直腿抬高试验 70°以上）11 例，有效（腰腿痛减轻，腰部活动功能改善，直腿抬

高试验70°以下）18例，无效（症状、体征无改变）5例。总有
效率85.3%。

【病案举例】　殷某，男，33岁。患者原有慢性腰痛史1
年，2天前搬重物用力过度，腰部扭伤，随即出现腰腿疼痛，咳
嗽时加重。诊见：脊柱向右侧弯，L_4、L_5棘突旁（右）压痛明
显，并向右下肢放射，右侧腰肌紧张；右侧直腿抬高试验35°，
左侧80°；右侧拇趾背伸减弱，右下肢小腿外侧有皮肤感觉减
退；膝、跟腱反射减弱；苔薄，脉弦。CT报告：L_4、L_5椎间盘
向右突出；证属腰脊损伤，气血瘀滞。给予灵仙三虫汤方治疗，
嘱睡硬板床，10天后腰腿痛明显减轻。又治疗10天，腰腿痛基
本消失。检查：腰脊呈垂直，L_4、L_5棘突旁（右）按压轻度酸
痛，腰肌紧张缓解，右侧直腿抬高试验70°，左侧80°。继用壮
腰补肾丸调治以巩固疗效。1年后随访未见复发。

【验方来源】　宋治平，董善林. 灵仙三虫汤治疗腰椎间盘
突出症34例［J］. 安徽中医学院学报，1996，15（4）：23.

按：中医认为，腰为肾之府，肾主骨，因此腰椎间盘突出症
以肾虚骨弱为病理基础，其发病常因闪挫外伤，瘀血凝滞不通而
为痛。灵仙三虫汤中，威灵仙、土鳖虫、全蝎、蜈蚣、炮穿山甲
（代）舒筋通络；丹参、制乳香、制没药、川牛膝活血化瘀；杜
仲、续断补肾强骨。本方补肾强骨，活血化瘀，主用虫类药搜剔
络道。

鹿　脊　丸

【药物组成】　鹿角片、当归、狗脊、骨碎补、胡桃仁各
60 g，延胡索、续断、丹参、苏木各30 g，香附、桃仁、地龙
各15 g。

【适用病症】　腰椎间盘突出症手法复位后残余症状。

【用药方法】 上药研末，用蜂蜜调匀，做成 9 g 重的药丸。每天 2 次内服，每次 1 丸，黄酒 20 mL 送下，20 天为 1 个疗程。

【临床疗效】 此方治疗腰椎间盘突出症手法复位后残余症状 59 例，治愈（症状完全消失）38 例，显效（症状减轻）18 例，无效（症状无明显变化）3 例。总有效率 94.9%。

【病案举例】 某男，46 岁。因腰痛 4 个月伴右下肢放射痛 7 天入院。CT 显示：$L_4 \sim S_1$ 椎间盘突出，经过手法复位，疼痛减轻，仅感右小腿腓侧麻木，时有胀痛。给服鹿脊丸 2 个疗程后症状完全消失。

【验方来源】 息红，李安海. 鹿脊丸治疗腰椎间盘突出症手法复位后残余症状 59 例 ［J］. 山东中医杂志，1997，16（1）：24.

按： 腰椎间盘突出症手法复位后，对神经根受压造成的神经组织的营养障碍难以解除。本方中鹿角片能行血、消肿、益肾，《名医别录》谓其能"除小腹急痛、腰背痛、折伤恶血、益气。"狗脊能补肝肾、除风湿、健腰脚、利关节，《神农本草经》谓狗脊"主腰背，强机关，缓急，周痹，寒湿，膝痛。"综观本方，可促进红细胞、网状红细胞新生，改善微循环，促进损伤组织愈合，加快组织修复和再生，促进疾病早日康复。

活血通络汤

【药物组成】 黄芪 30 g，鸡血藤、泽兰、益母草、炙甘草各 10 g，红花 6 g，炙蜈蚣 2 条。

加减：寒湿痹阻型者，加制川乌、制草乌、制附子、桂枝各 6 g，细辛 3 g，木瓜 10 g；气滞血瘀型者，加炮穿山甲（代）片、赤芍、白芍、川芎、土鳖虫、三七粉各 10 g；湿热内蕴型者，加五加皮、萆薢、黄柏、苍术各 10 g；肝肾不足型者，加炙龟板、炙鳖甲、杜仲、狗脊各 10 g；以麻木、感觉减退为主者，加僵蚕、钩藤、地龙各 10 g，炙全蝎 6 g；急性发作炎性水肿期者，加泽泻、木通、延胡索各 10 g，车前子 15 g。

【适用病症】 腰椎间盘突出症术后复发。

【用药方法】 每天 1 剂，水煎 2 次，分早、晚服，连续服药 15 剂，休息 3 天，再服 15 剂，为 1 个疗程。

【临床疗效】 此方治疗腰椎间盘突出症术后复发 26 例，治愈（腰腿痛消失，直腿抬高试验 70°以上，能恢复原工作）6 例，好转（腰腿痛减轻，腰部活动功能改善）20 例。总有效率为 100%。

【验方来源】 王培民，赵和庆，戴庆生，等. 活血通络汤治疗腰椎间盘突出症术后复发 26 例［J］. 江苏中医，1999，20（12）：32.

按： 由于手术，或多或少造成瘀血内停，机化、瘢痕粘连，更因为退行性变包括骨质增生、韧带肥厚，以及关节失稳，造成椎管、神经根管狭窄，组织受压，回流受阻，而致瘀血内郁，经脉不通为本病病理基础。复加各项诱因，如外伤则引起急性损伤，气滞血瘀加重，组织水肿；外感六淫之邪，或寒湿交阻，或湿热内蕴，肝肾不足，筋骨柔弱则虚中夹实。方中重用黄芪以补气行血为主药，泽兰、益母草行血消肿，鸡血藤、红花活血养血，炙蜈蚣通络止痛，炙甘草缓急止痛，调和诸药。在急性发作时，尚可配合小重量的骨盆牵引，当疼痛稍缓时应鼓励患者做功能锻炼，先做直腿抬高锻炼，疼痛缓解后作拱桥式、飞燕点水式锻炼，以增加肌肉韧带力量，增强脊柱的内在稳定性和动态协调能力，预防复发。

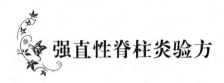

强直性脊柱炎验方

七叶一枝花汤

【药物组成】　七叶一枝花、菟丝子、白术、茯苓、熟附子、桑寄生各 20 g，续断、巴戟天、杜仲、牛膝、连翘、秦艽各 25 g，枸杞子、狗脊、威灵仙、鸡血藤、赤芍、白芍各 30 g，红花 12 g，木香 6 g，桂枝、黄芩各 15 g。

加减：服药后口干、眼干、舌红、苔白者，加用黄连、生地黄；兼有大关节破坏并脊柱强直者，加用土鳖虫、莪术、桃仁；寒重者，加干姜、细辛；湿重者，加木通、泽泻；风重者，加用青风藤。

【适用病症】　强直性脊柱炎。

【用药方法】　每天 1 剂，水煎 2 次，共取液 200 mL，早、晚分服。同时配合正清风痛宁、能量合剂等治疗。本方中制附子量较大，文火滚开后煎煮不能少于 50 分钟。服药过程中多饮水，如有上热征象，可用牛黄上清丸 1 丸，每天服 2 次。治疗过程中避免生冷辛辣食物，以免影响药物疗效。

【临床疗效】　此方治疗强直性脊柱炎 45 例，依据第一届全国中西医结合风湿类疾病学术会议所制订的强直性脊柱炎疗效判定标准判定疗效：①受累部位疼痛、晨僵消失或减轻；②活动范围加大（包括脊柱大关节）；③血沉降低；④X 线片或 CT 片显示骨质改善。凡具有 2 条或 2 条以上疗效者判为有效；效果不确切甚至未见任何改善者均为无效。治疗 3 个月后按上述标准判定疗效：有效 42 例，占 93.3%；无效 3 例，占 6.7%。

【验方来源】 王丽国，曹同军，单忠林，等. 中西医结合治疗强直性脊柱炎 45 例［J］. 河北中医，2000，22（1）：66.

按：本组用中西医结合疗法，七叶一枝花汤以祛风散寒、利湿通络、活血化瘀、解毒消肿、补肾坚骨、扶正固本为治则，起到了标本兼治的作用。方中七叶一枝花居君位，能解毒消肿、消炎镇痛。配伍枸杞子、白术、茯苓等以滋补肝肾、益气健脾、扶正固本。《本草汇言》云："殊不知枸杞能使气可充，血可补，阳可生，阴可长，火可降，风湿可去，有十余之妙用焉；白术、附子为伍，乃除寒湿之圣药。"佐以木香、芍药、牛膝等以活血行气；狗脊、杜仲、巴戟天等补肝肾，强筋骨，振奋阳气，化生精血以治其本。故获良效。

八味镇痛散

【药物组成】 伸筋草、透骨草、川乌、草乌、乳香、细辛、制马钱子、樟脑各 90 g。

【适用病症】 强直性脊柱炎。

【用药方法】 先将前 7 味药烘干加工粉碎过筛，然后将樟脑粉碎加入上药拌匀制成散剂，用时先缝 1～2 个布袋。布袋的长短大小应根据患者脊柱长度决定，一般应超过脊柱及骶髂部周围痛点的上下左右 2 cm。然后在桌上铺一块 50 cm×50 cm 大小的塑料布，将八味镇痛散放在塑料布上用适量的米醋润湿、拌匀。湿度以用手一握成团，放下后可自动散开为佳，不可过湿或太干，因过湿或太干都可影响药物的疗效。最后将拌好的药物装入缝好的布袋内封口，药袋的厚度约 1.5 cm，最多不超过 2 cm（因太厚不易加热，影响疗效）。将药袋直接放在脊柱及骶髂关节部，将装入七八成满的热水袋放在药袋上加热或用电热袋加热均可。热敷的时间一般在 40 分钟至 1 个小时，每天1~2 次，3个月为 1 个疗程。每袋药可热敷 3~5 天，如用 3~5 次之后药袋内的药变干时，可再加米醋调湿拌匀装入药袋继续使用。药袋热敷后，去除药袋，施以常规手法治疗。

【临床疗效】　此方治疗强直性脊柱炎 120 例，痊愈 [主要症状、体征消失，功能恢复，能胜任日常工作，实验室检查：ESR、抗"O"恢复正常，组织相容抗原（HLA-B$_{27}$）转为阴性] 53 例，显效（主要症状、体征基本消失，功能基本恢复，能胜任轻体力工作，实验室检查：ESR、抗"O"恢复正常，HLA-B$_{27}$ 87% 转为阴性）41 例，好转（脊柱及骶髂关节疼痛比治疗前明显减轻，功能有所恢复，实验室检查 ESR、抗"O"恢复正常，HLA-B$_{27}$ 35% 转为阴性）19 例，无效（经治疗，症状及体征无明显变化，实验室检查无明显改善）7 例。总有效率94.2%。

【验方来源】　吴言聚. 八味镇痛散加手法治疗强直性脊柱炎 [J]. 中医正骨，2000，12（6）：33.

按：八味镇痛散热敷有温经通络、活血祛风、散寒止痛之功能。热敷之后脊柱及骶髂关节疼痛消失，在无痛的情况下施行手法治疗，充分松解关节周围软组织粘连，防止钙化和骨化的发生，所以经络通则气血运行无阻，寒凝必然渐渐散开，故疼痛消失而病愈。药手并用，药助手力，手助药功，相互配合，则可缩短疗程，提高和巩固疗效。

化痰逐瘀解毒汤

【药物组成】　白芥子、制南星、鬼箭羽、香附、红藤、黄柏各 10 g，熟附子 6 g，海蛤壳、海浮石、牛膝、南蛇藤各 15 g，土茯苓、败酱草、七叶一枝花各 20 g。

加减：瘀重明显者，加炮穿山甲（代）、土鳖虫各 10 g；热毒炽盛者，加金银花、蒲公英各 20 g；痰凝显著者，加浙贝母 15 g，瓜蒌皮 20 g；兼有肾精亏虚者，酌加紫河车 3 g（研末吞服），山茱萸 10 g。

【适用病症】　强直性脊柱炎。

【用药方法】　每天 1 剂，水煎 2 次，分早、晚 2 次服。1 个月为 1 个疗程，连续服用 1～3 个疗程。对原服皮质激素者实行逐步减量撤除。

【临床疗效】　此方治疗强直性脊柱炎 60 例，近期控制（症状消失，脊柱运动、胸廓扩张度、ESR 均正常）12 例，显效（疼痛及僵硬明显减轻，脊柱运动及胸廓扩张度明显改善，ESR 下降）29 例，好转（疼痛及僵硬减轻，脊柱运动及胸廓扩张度稍有改善，ESR 有所下降）16 例，无效（症状、体征及实验室检查结果无改善）3 例，总有效率 95%。

【验方来源】　苗后清，闫平，刘书珍. 化痰逐瘀解毒汤治疗强直性脊柱炎的临床研究 [J]. 河北中医，2000，22（8）：565.

按：化痰逐瘀解毒汤的疗效机制是抗感染、对抗炎症介质、抑制自身免疫反应等，是治疗强直性脊柱炎的理想方剂。化痰逐瘀解毒汤在基本治则的基础上，精选有效药物组成。方中白芥子、熟附子、海蛤壳、海浮石、制南星化痰散结；牛膝、鬼箭羽、香附、南蛇藤、红藤活血散瘀；土茯苓、败酱草、黄柏、七叶一枝花、红藤清热解毒。现代医学认为，强直性脊柱炎是感染后引起的自身免疫性疾病，而方中的清热解毒药能有效地抑制或杀灭细菌、病毒等病原体，减轻或消除炎症反应，抑制自身抗体的形成，对抗炎症介质，消除氧自由基。白芥子、制南星等化痰散结药能减轻局部组织疼痛，并有助于消炎。该方不仅疗效显著，而且药源丰富，价格低廉，无毒副作用，值得临床推广应用。

补肾祛寒活络汤

【药物组成】 狗脊、玄参、白芍各 10 份，熟地黄 7 份，桂枝、陈皮、羌活、白术、枸杞子、牛膝各 4 份，炮穿山甲（代）、当归各 3 份。

加减：虚寒兼标热者，去桂枝、熟地黄，加生地黄、金银花、桑枝、地骨皮，待标热得清后再行祛寒之法；血瘀者，加桃仁、红花以活血祛瘀。

【适用病症】 早期强直性脊柱炎。

【用药方法】 每天 1 剂，水煎空腹内服，共 15～30 剂。服药后患者如腰腿明显疼痛，嘱其卧床休息 30 分钟，待疼痛缓解后始可下床活动。

【临床疗效】 此方治疗早期强直性脊柱炎 50 例，优（自觉症状消失，脊柱活动恢复正常，有关化验正常，腰椎 X 线片显示曲度正常）28 例，良（症状基本消失，偶有腰骶部胀痛，脊柱活动度正常，有关化验、X 线片显示腰椎曲度正常或接近正常）12 例，可（症状、体征、化验、X 线片显示腰椎曲度皆有好转）10 例。优良率 80%，总有效率 100%。平均治疗时间 26 天。

【病案举例】 周某，男，36 岁。因上升性腰背僵痛 8 年，伴左下肢疼痛、麻木 1 年入院。患者 8 年前因跌伤腰骶部，外感风湿后感腰背僵痛，昼轻夜重，逐渐加重，晨僵时间 30～60 分钟。诊见：脊柱腰段活动受限，轻度左侧弯，脊柱及骶髂关节压痛，骨盆挤压与分离试验阳性；舌红、苔黄腻，脉滑数。化验血红蛋白 95 g/L，血沉 32 mm/h，类风湿因子（－）。X 线片显示：腰椎后关节间隙模糊、消失，后纵韧带轻度钙化；双骶髂关节面硬化，间隙毛糙，左侧可见囊性变，关节下 1/3 韧带钙化明显。诊断：强直性脊柱炎（肾虚标热型）。治以补肾清热之法。处方：玄参、白芍、狗脊、金银花、桑枝各 30 g，白术、羌活、枸杞子、牛膝、地骨皮各 12 g，炮穿山甲（代）、当归、陈皮、甘草各 9 g，生地黄 20 g。每天 1 剂，水煎服，连服 8 剂，腰腿痛麻明显缓解，舌淡、苔白腻，脉沉细弦。遂用补肾祛寒之法治之。上方去金银花、桑枝、生地黄、地骨皮，加桂枝 12 g，熟地黄 20 g。连服 10 剂，患者自觉症状消失，活动如常，治愈出院。出院后再服后方 8 剂巩固治疗。随访 2 个月，疗效稳定。

【验方来源】　隋孝忠，于文青. 补肾祛寒活络汤治疗早期强直性脊柱炎 50 例［J］. 新中医，1995（11）：36.

按：强直性脊柱炎多由于肾阳不足，风寒湿邪痹阻，伤及督脉。病久之耗伤气血，邪气化热，致肾气虚，精血亏，关节筋脉失荣养而发病。故临床治疗应以补肾祛寒、化湿散风、养肝荣筋、祛瘀通络为主要治则。现代医学认为，强直性脊柱炎的病理特征为自身免疫反应。近年来的实验研究表明，补肾祛寒、活血化瘀中药大多具有免疫调节作用，而且后者又能改善微循环，有助于免疫复合物的清除及病变组织的修复，这为确立主要治则、合理用药提供了理论依据。补肾祛寒活络汤标本兼治，取得了比较满意的临床疗效，优良率达 80%，表明补肾祛寒活络汤具有较好的消炎止痛、调节机体免疫功能作用。

强肾补督汤

【药物组成】　仙茅、淫羊藿、骨碎补、杜仲各 10 g，鹿角霜、威灵仙、狗脊各 15 g，葛根、熟地黄、怀牛膝、丹参各 20 g。

【适用病症】　强直性脊柱炎。

【用药方法】　每天 1 剂。头煎加水 400 mL，煎 30 分钟，取液 150 mL；二煎加水 300 mL，取液 150 mL。2 次煎液混合，分 2 次服。同时配合外用方，组成：艾叶、桂枝各 200 g，独活、脱力草各 50 g，松节 150 g，桑枝 100 g。以上药物煎液 1 000 mL，加温水兑至 10 000 mL 置于浴缸内乘温泡浴背部、骶髂关节 15～30 分钟，每天 1 次。每剂药可反复使用 3 次。以上内外治疗 30 天为 1 个疗程，1 个疗程后进行疗效统计。

【临床疗效】　本方强直性脊柱炎治疗 42 例，根据 1988 年全国中西医结合风湿病学术会议拟定的标准进行评定。显著好转（经治疗后受累部位疼痛消失，活动功能改善或恢复正常，X 线片显示骨质破坏有改善或无发展，恢复日常活动）15 例，好转（受累部位疼痛减轻，活动范围增大，血沉降低）20 例，无效（经治疗后受累关节症状无明显改善）7 例。总有效率为 83.33%。

【验方来源】　潘美武. 中药内服加药浴疗法治疗强直性脊柱炎 42 例［J］. 湖南中医杂志，2000，16（4）：33.

按：强直性脊柱炎西医多采用非甾体抗炎药、免疫抑制剂、糖皮质激素等治疗，疗效欠理想。从中医病理角度分析，强直性脊柱炎主要病变部位在腰、膝、骶、脊，以肾与督脉为主。督脉为一身阳气之大主，贯脊而行；膀胱经脉挟脊下行，与少阴肾经相表里，腰为肾之府。肾阳为一身阳气之根本，故肾督阳气亏虚，寒湿乘虚外袭，客于肾督二脉，以致经脉闭阻，则易发为该病。在治疗上当温补肾督二脉阳气以扶其正，散寒祛湿、温经通脉治其标。故内服方以仙茅、淫羊藿、骨碎补、鹿角霜温补肾督阳气；熟地黄、怀牛膝滋补真阴，以促阳气化生，乃阴中求阳之法；杜仲、威灵仙、狗脊祛风胜湿散寒；葛根通督肾二脉；丹参活血通脉。阳气复，寒湿祛，经脉畅，故病向痊愈。外用艾叶、桂枝、桑枝、松节、脱力草、独活煎液泡浴脊背、腰骶以祛局部之风寒湿邪，温经以通脉。如此内外结合，整体与局部相兼顾，故能收到较为满意的疗效。

青娥益损汤

【药物组成】 补骨脂、炒杜仲、党参、黄芪、当归、海桐皮、怀牛膝各 30 g，狗脊 100 g，炒苍术、姜黄各 20 g，生天南星 15 g。

加减：虚寒者，加制附子、桂枝；湿热者，加黄柏。

【适用病症】 强直性脊柱炎。

【用药方法】 每天 1 剂。煎药前用水泡 2 小时，慢火煎 20 分钟即可。1 个月为 1 个疗程。少数病例较顽固需加外贴速效颈椎膏（由生南星、生甘遂、生大戟、生芫花、全蝎尾组成）。

【临床疗效】 此方治疗强直性脊柱炎 200 例，临床治愈（肿痛、晨僵消失，功能恢复正常，血沉正常）145 例，显效（肿痛、晨僵明显减轻，功能明显改善，血沉正常）50 例，有效（肿痛、晨僵减轻，功能好转，血沉下降）5 例。总有效率 100%。

【病案举例】 余某，男，46 岁。自诉脊柱腰骶僵痛 3 年余，伴双膝、肘肿痛，不能下蹲，站立困难，弯腰翻身活动受限，渐致行走艰难。诊见：腰脊强直状，舌淡、苔白厚腻，脉弦涩。ESR（血沉）125 mm/h，X 线片示骶髂关节增宽。西医诊为强直性脊柱炎。证属肾虚骨痹。予青娥益损汤原方 10 剂，并配合外贴速效颈椎膏。药后复诊，诸症减轻，已能站立行走。继服 30 剂后，脊椎腰骶僵痛等诸症消失，功能恢复；复查 ESR 10 mm/h。嘱以自制局方青娥丸巩固疗效。追访 2 年无复发。

【验方来源】 邱志济，邱江峰，邱江东. 自拟青娥益损汤治疗强直性脊柱炎 200 例［J］. 辽宁中医杂志，1998，25（10）：470.

按：方中重用补骨脂、杜仲大有填精固肾、秘摄真元、涩而兼润、补而能固之力，二药乃局方青娥丸之主药。补骨脂气香而辛，补命门，纳肾气，强筋骨，温能祛寒，辛能散结，润能起枯，涩能固脱，而温通肾督之力较大，得杜仲则助其补固；杜仲入肝而补肾，直达下焦气分。"凡下焦之虚，非杜仲不补；下焦之湿，非杜仲不利；足胫之酸，非杜仲不去；腰膝之痛非杜仲不除。"《本草汇言》之说虽有言过其实之嫌，但对本虚标实之强直性脊柱炎，重用杜仲确有标本兼顾之妙；重用党参、黄芪、当归，乃大补气血，从化源资生处着力，既有"治风先理血，血行风自灭"之意，又有间接补养肾督，即以健脾达到补肾，消除因虚致痛之妙；大剂狗脊更妙在对本虚标实之腰膝痛，尤其是腰脊僵硬疼痛、功能受限有特效，合海桐皮、姜黄有补督之中兼祛督脉之风寒湿之功；生南星对痰瘀深入经隧骨骱之骨痹痛有特效，且大队补虚益损之品中，稍佐攻坚祛邪之品，有利而无弊。诸药共奏补虚益损、祛风除湿、活血祛瘀之功，虚实两端兼顾，疗效相得益彰。

复方雷公藤煎剂

【药物组成】　雷公藤 12~25 g，薏苡仁 20 g，熟地黄、鸡血藤各 15 g，桑寄生、杜仲各 12 g，牛膝、川芎、桂枝、淫羊藿、防己、独活各 10 g。

【适用病症】　强直性脊柱炎。

【用药方法】　每天 1 剂，每剂 2 煎，文火煎 1 小时，每次煎液 200 mL，顿服。疗程 3~4 周。雷公藤的剂量根据患者年龄、体重酌情增减。治疗期间重症患者可加服非甾体类抗炎药芬必得或消炎痛。

【临床疗效】　此方治疗强直性脊柱炎 55 例，显效（经治疗后受累部位疼痛消失，活动功能改善或恢复正常，ESR 恢复正常，X 线片示骨质病变有改善或无发展，恢复正常活动）28例，有效（受累部位疼痛减轻，活动范围增大，ESR 降低）24例，无效（经治疗后受累部位症状及 ESR 无改善）无效 3 例。总有效率 94.5%。

【验方来源】　陈林囡，郭郡浩. 复方雷公藤煎剂治疗强直性脊柱炎 55 例［J］. 江苏中医，1998，19（8）：13.

按：强直性脊柱炎主要累及脊柱、中轴关节，病程长，致残率高。本病一为风寒湿邪之厉，另为肝肾气血之虚，或失治误治或迁延衍化，导致寒热虚实错综复杂之候。雷公藤具有祛风除湿、舒筋活络、消肿止痛的功效，根据药理研究，该药既有抗炎作用，又有免疫抑制作用，治疗风湿类疾病疗效快而确切。独活寄生汤对风寒湿三气着于筋骨的痹证为常用有效的方剂，具有祛风湿、止痹痛、益肝肾、补气血的作用。各药合用，是为标本兼顾，扶正祛邪之剂。用雷公藤生药配合独活寄生汤治疗强直性脊柱炎，临床疗效显著，并且未发现雷公藤的副作用。

五虎蠲痹丸

【药物组成】　地龙、乌梢蛇、桑寄生各 300 g，丹参、土鳖虫、杜仲各 200 g，当归、枸杞子、延胡索各 250 g，蜈蚣 20条，全蝎、三七各 50 g，红参 100 g，蛤蚧 1 对。

【适用病症】　强直性脊柱炎。

【用药方法】　上药炒焦研末过 80 目筛，水制丸，每次 4 ~ 6 g，每天服 2 次。同时配服风湿 1 号酒（系雷公藤全根制剂），每次口服 8 ~ 12 mL，每天 3 次，饭后服。

【临床疗效】　此方治疗强直性脊柱炎 42 例，显著好转［受累部位疼痛消失，活动功能改善或恢复正常，ESR（血沉）

恢复正常，X 线片示骨质病变有改善或无发展，恢复日常劳动]
25 例，好转（受累部位疼痛减轻，活动范围增大，ESR 降低）
17 例。

【验方来源】 袁作武，袁有信. 中药治疗强直性脊柱炎
［J］. 湖北中医杂志，1998，20（4）：36.

按： 强直性脊柱炎的病变大多起始于两侧骶髂关节，然后逐
步向上蔓延而依次侵犯腰椎、胸椎以及颈椎的小关节及韧带。病
程可持续多年，呈缓慢进行性，但亦有间歇期。中医学认为本病
属"腰痛""骨痹""肾痹""竹节风"范畴。多因肾虚不足，
风寒湿邪乘虚而入，挟痰、挟瘀阻滞经络，致使筋、脉、骨失
养，关节僵直、变形、肿胀、疼痛，并造成严重功能障碍。五虎
蠲痹丸方中红参、桑寄生、枸杞子、杜仲、蛤蚧等益肾填精，滋
补肝肾；丹参、当归、三七、延胡索等活血化瘀通经络，理气化
痰除痹痛；全蝎、地龙、乌梢蛇、蜈蚣、土鳖虫等祛风湿，搜剔
经隧骨骱之顽痰瘀血。风湿 1 号酒系雷公藤制剂，雷公藤具有祛
风除湿、舒筋活血、消肿止痛之功。近 10 年来研究证明，雷公
藤具有非特异性抗炎作用，又具有较强的免疫抑制作用，可降低
毛细血管通透性，抑制炎症浸润渗出，改善血液理化特性和微循
环。五虎蠲痹丸合风湿 1 号酒治疗强直性脊柱炎疗效肯定，起效
快，可替代非甾体类抗炎药，不失为一种简便易行的有效方法。

骨 痹 汤

【药物组成】 狗脊、杜仲、牛膝、骨碎补、独活、陈皮各
15 g，淫羊藿、威灵仙、生地黄、枸杞子各 15～30 g，僵蚕、熟
地黄、当归各 12 g，桂枝 9～15 g，蜈蚣 2 条。

加减：阳虚明显者，加鹿角胶 9 g；阴虚明显者，加女贞子
15 g；寒盛者，加制附子 9 g；湿盛者，加薏苡仁 12 g；热盛者，

加忍冬藤 15 g。

【适用病症】　强直性脊柱炎。

【用药方法】　每天 1 剂，水煎服，30 天为 1 个疗程，连用 2 个疗程。

【临床疗效】　此方治疗强直性脊柱炎 47 例，显著好转（经治疗后受累部位疼痛消失，活动功能改善或恢复正常，ESR 恢复正常，X 线片示骨质病变有改善或无进展，恢复日常活动）21 例，好转（受累部位疼痛减轻，活动范围增大，ESR 降低）24 例，无效（经治疗 1~3 个疗程以上，受累部位症状无改善）2 例。总有效率为 95.7%。

【病案举例】　刘某，男，19 岁。患者 3 年前出现腰骶部疼痛及右膝关节疼痛，自服止痛片缓解。1 年前腰骶部疼痛加重，伴腰部僵硬，阴雨天尤甚，不能久坐久立，在某医院按类风湿性关节炎治疗，疼痛暂时缓解，后时轻时重，呈进行性加重。诊见：腰部活动明显受限，HLA-B$_{27}$ 阳性，ESR 68 mm/h，C-反应蛋白阳性，类风湿因子和抗"O"阴性，X 线片示骶髂关节间隙模糊、轻度变窄。诊断为强直性脊柱炎（AS）。自拟骨痹汤加减：狗脊、淫羊藿、杜仲、骨碎补、牛膝、羌活、独活、生地黄、陈皮各 15 g，熟地黄、僵蚕、当归各 12 g，枸杞子、威灵仙各 30 g，蜈蚣 2 条。水煎服，每天 1 剂。7 剂后疼痛明显减轻；15 剂后疼痛基本消失，腰椎活动范围增大；继服 15 剂，检查 ESR 14 mm/h，C-反应蛋白阴性。2 年后随访未复发，X 线片示骶髂关节病变未再发展。

【验方来源】　刘红丽. 骨痹汤治疗强直性脊柱炎 47 例[J]. 陕西中医，1998，19（11）：494.

　　按：中医认为肾虚督空是强直性脊柱炎发病的内在基础，风寒湿邪是发病的条件，肾虚邪阻是最基本的病理变化，气血瘀阻贯穿病程始终。补肾祛邪是治疗原则，治法补肾强骨、散寒祛湿、活血通络。方中狗脊、杜仲、牛膝补肝肾、强筋骨、壮腰膝，熟地黄、枸杞子补肾益精，淫羊藿温补肾阳，骨碎补补肾强骨活血，威灵仙、独活祛风散寒除湿，善治腰膝疼痛，桂枝温阳散寒、活血通脉，当归活血养血通络，蜈蚣、僵蚕活血通络止痛，生地黄清热滋阴补肾，陈皮行气健脾以助消化。据现代药理研究，狗脊、淫羊藿、熟地黄、枸杞子、杜仲能提高机体免疫功能，当归、骨碎补、牛膝、僵蚕、蜈蚣具有调节免疫和加速免疫复合物消除的作用，骨碎补并能修复关节软骨的退行性改变，生地黄有皮质激素样作用，威灵仙、独活有明显的消肿、止痛作用。全方具有较强的免疫调节及抗炎、消肿、止痛等作用。经临床验证，疗效显著，无副作用。若能配合腰骶部按摩则症状缓解更为显著。

舒督通痹汤

【药物组成】　麻黄、独活、甘草、桂枝各 10 g，当归、赤芍、木瓜、伸筋草、青风藤、乌梢蛇、杜仲各 15 g，五加皮 15 g。

加减：若寒盛遇冷痛甚者，加制川乌、制草乌各 6 g；内有热象苔黄、脉数者，加连翘 30 g，栀子 10 g。

【适用病症】　强直性脊柱炎。

【用药方法】　每天 1 剂，水煎服。3 个月为 1 个疗程。

【临床疗效】　此方治疗强直性脊柱炎 162 例，痊愈（腰背或胸部疼痛消失，僵硬感消失，脊柱关节活动正常，可胜任正常工作）51 例，显效（疼痛及僵硬感基本消失，脊柱、关节活动度略小于正常）60 例，好转（腰背疼痛减轻，关节功能改善，病情稳定，可坚持轻体力工作）37 例，无效（用药前后症状、体征无明显改变或病情进一步加重者）14 例。总有效率为 91.36%。

【病案举例】　冉某，男，20 岁。患者因睡卧湿地后引起腰肌部疼痛、僵硬不舒 8 个月，夜间及晨起较重，翻身不便，活动后减轻，经常服用消炎痛、瑞培林等药，效果欠佳，病情缓慢发展，进行性加重。诊见：腰部僵硬，腰椎各方活动受限，双侧骶髂关节叩击痛，双侧"4"字征（＋）；舌淡红、苔白，脉细弦；化验血沉 60 mm/h；X 线片示：双侧骶髂关节模糊，关节面破坏，髂骨侧密度增高。诊断为强直性脊柱炎。服用舒督通痹汤 1 个月，腰骶部疼痛明显减轻，活动好转；继续巩固治疗 1 个月，疼痛及僵硬感消失，脊柱活动恢复正常而痊愈。随访 2 年，未见复发。

【验方来源】　李现林. 舒督通痹汤治疗强直性脊柱炎［J］. 河南中医，1997，17（2）：45.

按： 中医学认为强直性脊柱炎多由于涉水受寒、久卧湿地，或汗出当风、突受雨淋等，导致风寒湿邪乘虚入侵，闭阻经络而致，此即《素问·痹论篇》所说"风寒湿三气杂至合而为痹也"。寒主收引，湿性黏滞，寒湿闭阻，经络不通，筋脉拘急，故见腰背关节疼痛及僵硬不舒。根据本病的病因病理，治疗当散寒除湿，舒筋通络，活血止痛。方中麻黄、桂枝、独活、青风藤散寒除湿祛风，为祛风湿止痹痛的要药；木瓜、伸筋草、五加皮、乌梢蛇可舒筋通络，缓解筋脉之挛急；杜仲则可补肝肾、壮腰膝，有温煦督脉，引药力直达病所之功；佐以当归、赤芍活血化瘀止痛；甘草调和诸药。数药合用，可使寒湿祛、关节舒、督脉通而痹痛自止。

三　藤　汤

【药物组成】　黄藤 200 g，忍冬藤、鸡血藤、当归、红花、生川乌、生草乌、杜仲、牛膝、枸杞子各 100 g。

【适用病症】 强直性脊柱炎。

【用药方法】 将上药放入熏蒸箱内的盆中，加水浸过药面，煮开，保持箱内温度 40 ℃ 左右，加醋 250 g。令患者穿裤坐入箱中，头伸出箱外，熏蒸 20 ~ 30 分钟，每天 1 次，15 次为 1 个疗程。每剂药熏 5 次。熏蒸时如患者出现头晕、胸闷、心慌等现象，应立即停止熏蒸并卧床休息。以下情况不宜熏蒸：年老体弱、高血压、心脏病、重度贫血、传染病患者及处于发热、月经、妊娠期的患者。

【临床疗效】 此方治疗强直性脊柱炎 350 例，显效 105 例，好转 176 例，无效 69 例。总有效率为 80.29%。

【验方来源】 张翠平，陆帼芳，谢斌. 中药熏蒸治疗强直性脊柱炎 350 例 ［J］. 江苏中医，2000，21（12）：31.

按：中药熏蒸时，药物煎煮过程中产生大量药蒸汽，中药有效成分呈离子状态，以离子特性渗透皮肤，进入体内。方中黄藤祛风除湿，活血化瘀通络，消肿止痛，其抗炎镇痛作用确切；忍冬藤、鸡血藤、生川乌、生草乌祛风散寒；当归、红花活血化瘀；杜仲、牛膝补肾强肝；醋可消毒并引药归经。诸药配合，共奏祛风散寒、活血止痛之效。另外，熏蒸使关节周围皮肤温度升高，毛细血管扩张，局部血液循环改善。同时热的作用可降低神经末梢的兴奋性，提高痛阈，增加关节活动度。强直性脊柱炎的治疗中必须重视髋关节、膝关节的功能锻炼，髋关节、膝关节一旦破坏，将严重影响患者的生活质量。

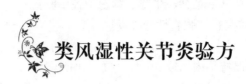

类风湿性关节炎验方

益气活血方

【药物组成】 黄芪、桑寄生各 15～30 g，白芍 20～30 g，豨莶草、淫羊藿、延胡索各 15～20 g，全蝎、甘草各 6～9 g，蜈蚣 1～2 条，乌梢蛇 9～12 g，薏苡仁 30～50 g。

加减：湿热者，选加苍术、黄柏、忍冬藤；寒热夹杂者，选加桂枝、知母、伸筋草；寒湿者，选加制川乌、制草乌、制马钱子；肝肾不足者，选加独活、千斤拔、五加皮。

【适用病症】 类风湿性关节炎。

【用药方法】 每天 1 剂，水煎服。先服 9 剂后，根据病情分别以上方为主酌情加减，30 天为 1 个疗程，可治疗 1～3 个疗程。

【临床疗效】 此方治疗类风湿性关节炎 38 例，显效（全部症状消除或主要症状消除，关节功能基本恢复，能参加正常工作和劳动，血沉恢复正常）6 例，有效（主要症状基本消失，关节功能明显恢复，生活由不能自理转为能自理，血沉明显降低）21 例，无效（与治疗前相比，临床表现及血沉无改善）11 例。总有效率 71%。

【验方来源】 潘宇政，陈业强. 益气活血法治疗类风湿性关节炎 38 例 [J]. 河北中医，2000，22（9）：668.

按：气血不足、瘀阻不通贯穿于类风湿性关节炎的整个过程。根据这一认识以及遵从中医"治病必求于本"和"标本兼治"的原则，采取益气活血，随症加用祛风、散寒、除湿、清热的治疗法则。基本方以黄芪益气调中，健脾化湿，扶正培本，为治疗痹证之要药；白芍、甘草与黄芪合用益气养血，和营缓急止痛；久痹肝肾亏虚，以淫羊藿、桑寄生补肝肾，强壮筋骨，祛风湿；延胡索活血行气，专治一身上下诸痛；全蝎、蜈蚣、乌梢蛇之类取其善行走窜之性以搜剔筋骨间的瘀阻，疏通经络，消肿止痛；薏苡仁利湿除痹，与活血化瘀药配伍可收散寒除湿、活血通络之功效；豨莶草善化湿热，通痹止痛。诸药合用，益气活血，正邪兼顾，扶正不碍邪，祛邪不伤正，能调整机体的免疫功能，增强体质，使痹痛得以缓解直至消失。

温阳通络汤

【药物组成】 淫羊藿、巴戟天、补骨脂、骨碎补、生黄芪、延胡索各 15 g，桂枝、当归各 10 g，细辛 2 g，鸡血藤 30 g。

加减：形寒肢冷较著者，加制川乌（先煎）、制草乌（先煎）各 9 g，猪苓 30 g，防己 10 g；关节红肿热痛者，加知母 10 g，青风藤 15 g，西河柳 30 g；关节僵硬变形者，加白芥子 6 g，胆南星 10 g；关节刺痛、肤色紫暗者，加莪术 20 g，水蛭 10 g。

【适用病症】 类风湿性关节炎。

【用药方法】 每天 1 剂，水煎 2 次，分早晚服。30 天为 1 个疗程，一般控制在 1~3 个疗程。

【临床疗效】 此方治疗类风湿性关节炎 48 例，参考全国中医学会内科学会痹证诊断疗效评定标准，近期治愈 5 例，显效 6 例，有效 33 例，无效 4 例。总有效率为 91.67%。

【病案举例】 汪某，女，51 岁。3 年前起双手中指近指关

节出现肿痛、晨僵，每天约 4 小时。继而逐渐累及腕关节、肘关
节、膝关节，呈游走性对称性肿痛，伴形寒畏冷，神疲乏力。经
多家医院诊为类风湿性关节炎，曾服扶他林及小剂量甲氨蝶呤，
治疗效果欠佳。诊见：双手中相近指关节明显梭形肿胀，压痛
（＋＋＋），关节功能障碍（＋＋＋），腕关节、肘关节、膝关节
亦有轻度肿胀压痛；舌淡红，苔薄白，脉细沉。血沉 56 mm/h，
类风湿因子（＋）。X 线片示：双手骨质疏松，中指近指关节边
缘模糊，间隔稍狭窄，确诊为类风湿性关节炎。四诊合参，证属
阳虚寒凝，湿浊阻络。治宜温阳散寒，除湿通络。药用温阳通络
汤加制川乌（先煎）、制草乌（先煎）各 9 g，猪苓 30 g，防己
10 g。治疗 30 天后患者腕、肘、膝部肿痛消失，形寒肢冷等全
身症状有所减轻，双手中指近指关节肿胀减轻，压痛障碍
（＋），关节功能（＋）。效不更方，继续守方治疗 60 天后，患
者指关节肿痛消失，屈伸自如，已恢复工作。复查血沉降至
15 mm/h，类风湿因子（＋）。随访 1 年未见复发。属近期治愈。

【验方来源】 潘存生. 温阳通络为主治疗类风湿性关节炎
48 例 [J]. 吉林中医药，2000，20（5）：25.

按： 多数医家认为类风湿性关节炎由肝肾亏损，气血亏耗，
筋脉失养，感受外邪，痰瘀互结，痹阻经络关节所致。以温阳通
络汤治疗，收效颇佳。方中淫羊藿、巴戟天、补骨脂、骨碎补温
补肾阳，细辛散寒止痛，桂枝、鸡血藤、当归、延胡索温阳通
络，活血止痛。药理研究表明，温阳通络的中药多具有镇痛消炎
的作用。诸药合用，相互协同，肾阳得补，经络得通，则关节肿
痛能缓解，关节功能可恢复，是治疗类风湿性关节炎的有效方
法，值得临床推广应用。

祛 痹 汤

【药物组成】 羌活 9 g，独活 8 g，防己、青风藤、桂枝、伸筋草各 10 g，乌梢蛇、威灵仙、黄芪各 15 g，豨莶草、鸡血藤各 20 g。

加减：寒甚者，加细辛 5 g，制川乌、制草乌各 8 g；湿甚者，加薏苡仁 30 g，泽泻 10 g，苍术、萆薢各 12 g；热甚者，加金银花 20 g，牡丹皮 10 g，石膏 20~30 g（先煎）；痛甚者，加制川乌、制草乌各 10 g，乳香 9 g，延胡索 12 g；关节强直僵硬者，加地龙 12 g，蜈蚣 1 条，炮穿山甲（代）7 g。

【适用病症】 类风湿性关节炎。

【用药方法】 每天 1 剂，水煎 2 次，分早、晚服。1 个月为 1 个疗程，连服 2 个疗程。

【临床疗效】 此方治疗类风湿性关节炎 45 例，参照《中医病证诊断疗效标准》中的疗效标准评定，治愈 4 例，好转 28 例，未愈 13 例。总有效率 71.1%。

【验方来源】 黄颖，高松，黄守正. 自拟祛痹汤治疗类风湿性关节炎 45 例免疫指标变化观察［J］. 安徽中医临床杂志，2000，12（3）：176.

按：类风湿性关节炎属中医"痹证"范畴。西医的病因病理至今尚未完全明确。中医认为本病是肝脾肾虚，风寒湿热邪客于经络，由表入里，致气血阻闭，湿凝血瘀，流注关节为患。其临床表现为本虚标实，病情缠绵、胶结难愈为主要特征。祛痹汤祛风除湿，温经散寒，通络止痛。在免疫药理方面，祛风湿类药具有明显的抗炎、免疫抑制作用。方中羌活、独活合用能增强祛风除湿、散寒、通痹之功效，统治全身关节肿胀、疼痛；桂枝合威灵仙温经通脉解痉止痛；黄芪配鸡血藤能补气养血，舒筋活络，且补不留邪，活不伤正；有文献报道，防己配伍黄芪对活动期类风湿性关节炎有显著的治疗作用，止痛消肿作用强于地塞米松，能降低血沉和黏蛋白，其提取物对 RF（类风湿因子）有明显降低作用，并能改善失调的免疫功能；青风藤主要成分为青风藤碱，经药理试验，有显著的镇痛、抗炎、抗过敏作用，与乌梢蛇、豨莶草、伸筋草共奏祛风湿、通经络、止痹痛之功。本方的抗炎、抗风湿、免疫抑制、镇痛等综合药理作用，推测可能有效地清除血浆中致病因子，调节免疫系统功能，恢复网状内皮细胞吞噬功能，使临床症状及体征得到缓解和改善。

消 痹 丸

【药物组成】 制川乌、制草乌、海风藤、鸡血藤各 200 g，羌活、独活、威灵仙、秦艽、防风、防己、当归、赤芍、川芎、桃仁、红花、苍术、桂枝、延胡索、木香各 100 g，甘草 80 g，细辛 30 g，白花蛇 3 条。

【适用病症】 类风湿性关节炎。

【用药方法】 上药烘干，共研末，水泛为丸。每次服 10 g，早晚各 1 次。服药期间忌食田螺、蚌蛤等寒性食物，停用激素或其他药物。

【临床疗效】 此方治疗类风湿性关节炎 68 例，显效（患部疼痛、肿胀消失，晨僵消失或晨僵时间明显缩短，关节变形好转，化验检查血沉、类风湿因子均正常）19 例，有效（肿痛明显好转，血沉明显下降或接近正常值）34 例，无效（临床症状、体征及化验指标无改善）15 例。总有效率为 77.9%。

【病案举例】 马某，男，44 岁。小关节疼痛、肿胀半年，曾服消炎痛、抗风湿灵等，时有好转。近半个月来关节疼痛加剧，晨起关节活动受限，化验血沉 100 mm/h，类风湿因子

（＋）。给予消痹丸，服用 1 个疗程后，痛、肿、僵等症状、体征均消失，血沉、类风湿因子均正常。随访 1 年未复发。

【验方来源】 凌东升．消痹丸治疗类风湿性关节炎 68 例［J］．江苏中医，2000，21（6）：31．

按： 类风湿性关节炎主要以痛、肿、强（强直）、变（变形）为四大表现，好发于黄梅阴湿季节。《素问·痹论》曰："风寒湿三气杂至，合而为痹"，治疗时应祛风散寒祛湿、通经活血和络同时进行。方中用制川乌、制草乌、羌活、独活、威灵仙、秦艽祛风散寒，苍术、防己祛湿逐痹，防风、白花蛇、海风藤、鸡血藤重在祛风通络，当归、赤芍、川芎、桃仁、红花活血止痛，细辛、延胡索止痛效著，木香行气而护胃，生甘草调和诸药，并解制川乌、制草乌之毒性。诸药合用，制成丸剂，取其缓慢而渐进之效，共奏祛风散寒、除湿通络、活血止痛之功。

加味四妙勇安汤

【药物组成】 忍冬藤、青风藤、鹿衔草、清半夏、白芍各 30 g，玄参、白花蛇舌草、生地黄、萆薢各 20 g，当归、威灵仙各 15 g，生甘草、山慈姑各 10 g，蜈蚣 2 条。

加减：肾虚者，加牛膝、杜仲、淫羊藿、桑寄生各 20 g；血虚者，加鸡血藤、黄芪、当归各 30 g；瘀血者，加桃仁、红花各 10 g；骨质增生者，加骨碎补 15 g，续断 10 g；伴有干燥综合征者，清半夏用量酌减；疼痛缓解后，清半夏改为常用量。

【适用病症】 类风湿性关节炎。

【用药方法】 每天 1 剂，水煎 2 次，分早、晚服。1 个月为 1 个疗程。1 个疗程未愈者，间隔 3 天，再行下一个疗程治疗。

【临床疗效】 此方治疗类风湿性关节炎 53 例，显效（关节肿痛、晨僵、重着、手握力差等症状全部消失，局部无按压痛，血沉正常）39 例（其中 30 例类风湿因子转阴），好转（关节肿痛、晨僵、局部按压痛等症状均减轻）11 例，无效（关节肿痛、晨僵等症状均无减轻）3 例。总有效率 94.3%。用药时间最长 4 个月，最短 1 个月。

【病案举例】　王某，女，45 岁。患者 1 个月前无明显诱因出现双手指及腕关节疼痛，自服阿司匹林、消炎痛、布洛芬无效，症状日益加重。诊见：双手近端指间关节、双侧腕关节红、肿、热、痛，晨僵明显，每晚发热，体温 37.8～38.6 ℃，口渴、心烦，睡眠差，大便干，舌质红、苔白腻微黄，脉滑数。双手近端指间关节及双侧腕关节肿胀、压痛，皮色发红，扪之灼热，不能握拳。实验室检查：血沉 98 mm/h，类风湿因子（＋），抗"O"＞500 U。中医诊断：湿毒热痹。西医诊断：类风湿性关节炎。治以清热解毒，活血通痹，方用加味四妙勇安汤。处方：忍冬藤、白芍、青风藤、清半夏各 30 g，玄参、白花蛇舌草、萆薢、生地黄各 20 g，当归、鹿衔草、威灵仙各 15 g，生甘草、山慈姑各 10 g，蜈蚣 2 条。水煎服，每天 1 剂。上方服 15 天后，手指、腕关节肿痛减轻，体温恢复正常，患者仍感夜间关节疼痛。检查：双手指及腕关节肿胀减轻，皮色微红，睡眠差，大便稀；舌红、苔白腻，脉滑。上方忍冬藤改为金银花 30 g，去生地黄，加羌活 30 g。再服 15 天，关节肿痛消失，手指、腕关节活动灵活。复查血沉＜18 mm/h，类风湿因子（－）。随访半年未复发。

【验方来源】　李生梧. 加味四妙勇安汤治疗类风湿关节炎 53 例［J］. 陕西中医，2000，21（11）：492.

按：类风湿性关节炎属湿毒热痹，急性期多表现为关节红、肿、热、痛，并伴有身自热、烦躁、口干、汗多等全身症状，且发病急骤，热毒湿浊瘀阻是急性期病机所在。故以清热解毒、利湿通痹、活血止痛为治则组方用药，加味四妙勇安汤方中忍冬藤、白花蛇舌草清热解毒利湿，玄参泻火解毒，生地黄、当归、白芍活血散瘀，威灵仙、鹿衔草、青风藤、萆薢、山慈姑除湿通络，甘草配白芍缓急止痛。重用清半夏 30 g，在此除用其化痰燥湿功能外，主要作用为止痛。蜈蚣通络止痛。根据现代药理研究，以上药物多具有抗炎、抗病毒、解热止痛等药效，是一种免疫调节剂。因此本方既符合中医传统理论，又为现代药理研究所支持，标本兼治，故在临床中疗效显著。

健骨风湿液

【药物组成】　炙露蜂房、制川乌、人参、三七各 10 g，黄芪、松节各 25 g，当归、威灵仙、南蛇藤、淫羊藿、乌梢蛇、炙地龙、狗骨胶、徐长卿各 15 g，全蝎 5 g。

【适用病症】　类风湿性关节炎。

【用药方法】　上药依法炮制，按以上比例研末（狗骨胶除外），每 100 g 药末加酒精含量 50% 至 60% 的白酒 500 mL 浸泡 1 个月，过滤，溶入狗骨胶，装瓶备用，每瓶 500 mL。每天 3 次，分别于鸡鸣时（黎明前）、午饭后、睡前各服 15～30 mL，3 个月为 1 个疗程。急性发作严重者配合内服汤剂。高血压、冠心病者慎用。

【临床疗效】　此方治疗类风湿性关节炎 289 例，临床治愈（疼痛、肿胀完全消失，关节功能恢复，化验检查全部正常，X 线片显示骨质侵蚀减少或停止，随访 1 年以上无复发）145 例，显效（疼痛、肿胀基本消失，关节功能大部分恢复，类风湿因子、血沉降至正常，随访半年以上无复发与加重）48 例，好转（疼痛、肿胀较前减轻，类风湿因子、血沉有所下降，功能改善）84 例，无效（症状体征及化验无好转）12 例。总有效率 95.8%。

【病案举例】　唐某，女，52 岁。全身关节肿痛伴晨僵 5年，双下肢瘫痪不能行走 1 个月。诊见：慢性病容，被动体位，双手腕、指关节肿胀压痛，双膝关节明显肿胀，触压痛剧烈，鹤膝样畸形变，小腿肌肉重度萎缩无力，双踝关节肿胀压痛，双下肢不能站立及行走，由人背扶入院。化验：类风湿因子阳性，血沉 98 mm/h；X 线片示：双膝关节间隙变窄，广泛骨质疏松并增生，双踝关节明显脱钙。诊断为类风湿晚期瘫痪，治以补肾健骨，营筋活血，祛风止痛，用健骨风湿液合补肾地黄汤。经治 15 天后患者能起床站立及缓步，续治 3 个月生活能自理，诸关节肿胀消失，疼痛缓解，萎缩的肌肉部分恢复；化验类风湿因子阳性，血沉 30 mm/h。嘱再坚持治疗 3 个月，关节肿痛消失，肌肉萎缩明显恢复；化验类风湿因子、血沉均正常，恢复部分劳动。再服用健骨风湿液巩固治疗半年，治愈康复，参加正常劳动。随访近 10 年病情未有复发。

【验方来源】　林文君. 健骨风湿液治疗类风湿性关节炎 289 例疗效观察［J］. 新中医，1995（6）：42.

按：健骨风湿液根据类风湿性关节炎的病理特点，确立以补肾健骨、活血荣筋、追风散寒、祛湿止痛的立方原则，选用狗骨胶、淫羊藿补肾填精，养肝荣筋使筋骨强健；乌梢蛇、炙地龙、全蝎等虫蛇之类追风搜邪，疏通透达；黄芪、当归、人参、三七补气养血，活血化瘀；制川乌、炙露蜂房、威灵仙、松节、南蛇藤、徐长卿追风散寒、祛湿止痛；再借酒力以助药功，使风湿得去，肾精得充，筋骨强健，经络畅达，关节灵活。每天 3 次定时给药法，分别在鸡鸣时（黎明前）、午饭后、睡前各服药 1 次，非常切合类风湿性关节炎的病情特点，与人体药物代谢动力学相吻合，亦符合中医的治法原则。

二仙阳和汤

【药物组成】 仙茅、淫羊藿、当归、巴戟天、黄柏、知母、鹿角胶、白芥子各 10 g，生地黄、熟地黄各 30 g，肉桂 3 g，全蝎、生甘草各 5 g，蜈蚣 2 条，黄芪 15 g，薏苡仁 20 g。

加减：寒湿重者，去黄柏、知母、生地黄，加独活、土茯苓、防己、威灵仙；阴寒盛者，去黄柏、知母，加川乌、草乌；关节皮肤温度高者，去肉桂、熟地黄，加重生地黄、黄柏、知母之量。

【适用病症】 急性期后类风湿性关节炎。

【用药方法】 每天 1 剂，水煎服，30 剂为 1 个疗程。1 个疗程结束后休息 1 周再进行第 2 个疗程。如关节疼痛、晨僵已轻微，将上方研末，装入胶囊，每丸约 0.3 g，每次 5 丸，每天 2~3 次。

【临床疗效】 此方治疗急性期后类风湿性关节炎 45 例，治疗时间 2 个月至 2 年，平均 4.7 个月，治愈（疗效平均指数减少 90% 以上或临床症状完全消失，停药后 6 个月以上无复发）14 例，显效（疗效平均指数减少 60% 以上，关节无明显疼痛，功能正常，晨僵少于 15 分钟）23 例，有效（疗效平均指数减少 30% 以上，关节功能基本正常，疼痛轻微，晨僵少于 10 分钟，血沉正常或基本正常）5 例，无效（疗效平均指数减少不足 30% 或出现负值）3 例。总有效率为 93.3%。

【验方来源】 卢立炳. 二仙阳和汤治疗急性期后类风湿性关节炎 45 例 [J]. 浙江中医杂志，1999 (12)：525.

按：类风湿性关节炎属"骨痹"范畴。其急性期往往表现为红肿热痛，故急则治其标。此时应使用清利湿热止痛之剂，待无热象时，常表现为肾气与肾阳不足，且或夹湿，或夹寒，或夹风等，而二仙阳和汤正切中病机。方中仙茅、淫羊藿、巴戟天、肉桂补益肾阳；鹿角胶（如无可用鹿角片代替）能补血益精，温通督脉；黄芪、当归补益气血；白芥子能祛关节之痰邪；全蝎、蜈蚣能搜剔风邪，活血通络；薏苡仁利湿通痹，补益脾胃；黄柏、知母能防诸药温热太过，又能防病热变，而且黄柏能通关窍利湿，知母能消肿、滑利关节；生地黄、熟地黄应用是全方之关键，偏热去熟地黄，或加重生地黄用量，偏寒去生地黄，或加重熟地黄用量。应用本方应注意以下几点：①只有急性期红肿热痛消除后或热象轻微之类风湿性关节炎患者才能使用本方。如有热象可通过加重黄柏、知母、生地黄或减轻温热药来调节，一定要准确把握温热药与寒凉药之比例。②因本病短期难以治愈，而本方价格偏高，如果病情稳定后可研末装入胶囊或做丸剂长服以图缓功，大大节省经济开支。③由于病程长，有的短期内看不到明显效果，许多患者容易半途而废，所以以治疗初始即应向患者及其家属说明本病的特点，鼓励患者树立信心，才能取得较好的效果。

罗氏鹿胎蠲痹散

【药物组成】　紫河车3 g，鹿角片、制附子、川芎、延胡索、九节茶、雷公藤各10 g，蜈蚣3条，乌梢蛇、黄芪各15 g。

【适用病症】　类风湿性关节炎。

【用药方法】　上药研末精制成颗粒剂，每包重5 g，早、晚各冲服1包。3个月为1个疗程，连用2个疗程。

【临床疗效】　此方治疗类风湿性关节炎40例，近期控制［受累关节肿痛消失，关节功能改善或者恢复正常，类风湿因子（RF）、血沉（ESR）恢复正常，且停药后可维持3个月以上］10例，显效（受累关节肿痛明显好转，ESR、RF滴度降低或恢复正常，但关节肿痛尚未消失）11 例，有效（受累关节疼痛或肿痛有好转，ESR、RF 滴度或有降低）17 例，无效（受累关节肿痛无好转）2 例。

【验方来源】 王健，朱月伟，郭铭. 罗氏鹿胎蠲痹散治疗类风湿性关节炎40 例［J］. 浙江中医杂志，2000（2）：63.

按： 罗氏鹿胎蠲痹散以补肾壮督、温阳蠲痹、祛风除湿、活血止痛、扶正培本为法。选用紫河车、鹿角片为主药，配黄芪补气血、益肾精、补肾阳、强筋骨，再配制附子以助散寒温阳之力，佐以蜈蚣、乌梢蛇通络止痛，川芎、延胡索活血行气止痛，雷公藤祛风除湿、消肿止痛，九节茶清热解毒，活血化瘀。诸药合用，共奏补肾壮阳、扶正蠲痹之功。

蚂蚁通痹灵

【药物组成】 蚂蚁、白芍各 25～50 g，黄芪 12～25 g，防风 10 g，制川乌、制草乌、乌梢蛇、青风藤各 10～15 g，当归 10～12 g，薏苡仁 12 g，石膏 10～30 g，何首乌 15～25 g，蜈蚣 1～2 条，全蝎 6～10 g，甘草 5～10 g。

加减：患肢关节恶风畏寒、腰膝酸软者，加淫羊藿、杜仲、炮附子；关节灼热、口干、大便燥结者，加生地黄、知母，重用石膏；有关节积液者，加地龙、泽泻、木瓜；上肢痛甚者，加桑枝或桂枝；下肢痛甚者，加川牛膝或独活；夜寐不安者，加龙骨、远志、夜交藤；纳呆腹胀者，加鸡内金、厚朴。

【适用病症】 类风湿性关节炎。

【用药方法】 治疗初期用汤剂，每天 1 剂，水煎 2 次，分早、中、晚 3 次服。制川乌、制草乌、石膏先煎 15～30 分钟，共服10～20 剂。缓解、巩固阶段用散剂或酒浸剂，除蚂蚁用 500 g 以外，余药以2～4 剂量为宜，1 次配方可服 2 个月，整个治疗以2～3个月为1个疗程。

【临床疗效】 此方治疗类风湿性关节炎35例，完全治愈（症状、体征消失，血沉、黏蛋白正常，类风湿因子转阴，原用皮质激素停用）17例，显效（症状、体征基本消失，偶有反复，经治速愈，血沉、黏蛋白显著下降，原用皮质激素停用，类风湿因子转阴）12例，有效（症状与体征好转，偶有反复，治则获效，原用皮质激素减量）5例，无效（自觉症状与体征无好转，甚至加重）1例。

【病案举例】 丁某某，男，57岁。10年前开始，全身关节红肿胀痛，在多家医院确诊为类风湿性关节炎，伴有慢性胆囊炎。平常口干，大便燥结，关节呈对称游走性肿痛，冬春雨季症状尤剧。多年来常服吡罗昔康、夏天无、昆明山海棠等药物，及中医药辨证治疗，效果甚微。病情日益加重，每天仅靠服用泼尼松片方能缓解，工作、生活难以自理。诊见：患者外貌呈痛苦病容，双踝关节红肿连及足背，触之痛剧，双手腕、指关节肿大，中度畸形，屈伸受限，舌质红、苔黄腻；脉沉弱略数；检验：类风湿因子（+），血沉50 mm/h，抗"O"升高；X线片示：双手诸指关节骨间隙变窄，以拇指关节、食指关节最明显，软组织中度肿胀，双侧股骨踝间隆突骨质变尖，关节间隙细窄，软组织胀大；B超提示：慢性胆囊炎。处方：黄芪、制川乌、制草乌、当归、乌梢蛇、薏苡仁、柴胡、延胡索各12 g，何首乌、石膏、蒲公英、青风藤各15 g，全蝎、防风各10 g，蜈蚣1条，白芍、蚂蚁各30 g。15剂，每天1剂。方中蒲公英、柴胡、延胡索是针对胆囊炎而拟。二诊：服药10天后，关节疼痛逐日递减，除泼尼松仍服外，未用其他药，无任何不适感觉。后以上方再配4剂，蚂蚁重用至500 g，研末成散，拟服50天。服药5天后，逐日撤减激素至停用。3个月后三诊：肿胀已消失，无痛感，类风湿因子和血沉检验已经正常，患者为巩固疗效，自行再购蚂蚁粉

144

500 g续服。经追访，疗效稳定无反复。

【验方来源】 符罗生. 蚂蚁通痹灵疗类风湿性关节炎35例疗效观察［J］. 江西中医药，1998，29（5）：35.

按：本病内因肝肾亏虚，营卫气血不足；外因风寒湿热邪气乘虚侵袭肌表入于经络关节，致使气血津液运行不畅，津液不得滑润关节凝聚为痰。痰瘀留着，致使筋脉关节肿胀畸形，屈伸不利，疼痛由生，终成痹证。在病变过程中，多数患者中晚期表现为体质消瘦，营养不良，处于虚痹状态。故本病治疗应以调理气血、补益肝肾、通络止痛、祛邪蠲痹为法。蚂蚁通痹灵中，蚂蚁性善走窜，能搜风剔毒，行气活血；其味酸带咸，酸入肝，咸入肾，故能滋补肝肾，强体抗病，扶正祛邪。根据现代科学分析，蚂蚁体内含有丰富的蛋白质、氨基酸以及多种微量元素和维生素，能极大地提高人体的免疫功能，具有明显的抗炎、护肝、益肾、镇静和镇痛作用，长期服用，无任何毒副不良反应。黄芪、当归、防风、白芍益气养血，祛风止痛；薏苡仁健脾除湿，且有主治"筋急拘挛不可屈伸"之功；制川乌、制草乌、青风藤温经通络，祛风镇痛；全蝎、蜈蚣、乌梢蛇性善走窜，统领诸药内入脏腑、外御皮毛，透骨搜风，温络止痛；石膏、甘草清热泄火，和中缓急，用以纠偏辛燥毒烈之品；何首乌有"补肝肾、强筋骨、祛风湿"之妙用，可助蚂蚁扶正祛邪，提高自身免疫功能。实践证明：使用蚂蚁通痹灵，只要辨证无误，酌情加减，剂量配伍合理，多能取得满意疗效。尽管配方中有制川乌、制草乌剧毒药，但已严格按传统工艺进行炮制加工。为巩固疗效，后以4剂处方，二药最大剂量为120 g，需服2~3个月，每天服剂量1 g左右，故可久服无虞。

炙马钱子散

【药物组成】 炙马钱子、炙附子各 15 g，蜈蚣 30 条，全蝎、土鳖虫、没药、地龙各 30 g，甘草 20 g。

【适用病症】 类风湿性关节炎。

【用药方法】 上药共研末，每次 3 g，每天 2 次口服。2 个月为 1 个疗程，一般需 2~3 个疗程。

【临床疗效】 此方治疗类风湿性关节炎 50 例，近期控制（关节肿痛消失，关节活动得到明显改善，血沉及类风湿因子恢复正常）18 例，显效（关节肿痛明显减轻，关节功能活动尚受限，血沉及类风湿因子滴度降低）15 例，有效（关节肿痛有所好转，但关节活动受限，血沉及类风湿因子呈阳性）11 例，无效（临床症状及体征与治疗前比较无明显变化）6 例。

【验方来源】 王宝为. 炙马钱子散治疗类风湿性关节炎 50 例 [J]. 辽宁中医杂志，1998，25（7）：312.

按：类风湿性关节炎的病因病机虽然错综复杂，但概括起来不外两种，即内因和外因。内因是正气虚弱、气血不足、肝肾亏损，外因是风寒湿邪乘虚侵入。本病的发生内因是基础，外因是条件。其病机是邪阻经脉气血，血行受阻而致血瘀。方中炙马钱子性味苦寒，具有较强的活血祛瘀、消肿散结止痛之功，本品含有生物碱，具有兴奋运动中枢的作用；全蝎、蜈蚣、地龙解毒散结，通络止痛；土鳖虫、没药破血通瘀、消肿生肌；甘草解毒，调和诸药。诸药同用，共奏活血化瘀、消肿散结、通络止痛之作用，易被患者接受。但需注意，炙马钱子有大毒，量大久服易产生副反应，治疗时应据患者的体质和病情酌情由小剂量逐渐增加，以防量大中毒。

加味独活寄生汤

【药物组成】 独活、桑寄生、牛膝、当归、白芍、熟地黄各 15 g，秦艽、乌梢蛇、炙甘草各 10 g，黄芪 20 g，制乳香、制没药各 6 g。

加减：阴虚甚者，加黄柏、知母各 10 g；阳虚寒盛者，加炮附子 6 g，仙茅 15 g；痛甚者，加罂粟壳 5 g。

【适用病症】 类风湿性关节炎。

【用药方法】 每天 1 剂，水煎服。30 剂为 1 个疗程。每次将药渣趁热外敷患侧关节处 10～15 分钟。

【临床疗效】 此方治疗类风湿性关节炎 40 例，临床治愈（症状全部消失，功能活动正常，主要实验指标正常）8 例，显效（全部症状或主要症状消失，功能活动明显进步，实验指标基本正常）21 例，好转（主要症状消失，主要关节功能基本恢复或明显进步，生活不能自理，实验指标无明显变化）10 例，无效（与治疗前比较无明显变化）1 例。总有效率为 97.5%。

【验方来源】 艾英. 独活寄生汤加味治疗类风湿性关节炎临床观察［J］. 中医杂志，1998，39（8）：501.

按： 现代医学认为，类风湿性关节炎在发病过程中伴有炎症和免疫功能改变。本方中熟地黄、桑寄生、当归、黄芪、炙甘草等药具有益肝肾、补气血和调节免疫功能的作用；独活、秦艽祛风除湿，宣痹止痛；乌梢蛇重在搜风透骨，通络止痹；制乳香、制没药活血化瘀又具抗炎镇痛作用。诸药协同标本同治。张景岳论述治痹之法最宜峻补真阴，因此在用本方治疗过程中，熟地黄不能去，量以 15～20 g 为佳，早期病例熟地黄改生地黄，当归改当归尾，既养阴又不过于滋腻。观察结果表明，独活寄生汤加味内服配合外敷治疗类风湿性关节炎明显优于雷公藤片，且不良反应明显减少和减轻。

黄芪人参汤

【药物组成】 人参15 g，黄芪30 g，白附子、胆南星、白芥子各10 g，当归、白芍、枸杞子、木香、益母草、紫花地丁各20 g。

加减：肿胀者，加虎杖、制川乌；疼痛剧者，加川芎、红花。

【适用病症】 类风湿性关节炎。

【用药方法】 每天1剂，水煎服，30天为1个疗程。同时配合外治法。①痛点针刺疗法：即在病变关节周围选阿是穴1~2点，或在风湿结节中心点，用1.5~2寸毫针深刺达骨膜，以患者感觉局部强烈疼痛为度，一般不留针，可达迅速消肿止痛的目的；②按摩：在病变部位采用指柔手法进行按摩，以舒筋活络，松解挛缩畸变的关节；③用艾条隔姜灸患处3~5分钟，若关节红肿明显者用新鲜田边菊捣碎外敷，以清热、消肿止痛。治疗初期可1天1次，10天后改为3~5天1次，疗程为30天。

【临床疗效】 此方治疗类风湿性关节炎32例，临床治愈（临床症状及体征全部消失，血沉恢复正常，类风湿因子转阴，生活完全自理）14例，好转（晨僵消失，关节疼痛、肿胀明显减轻，关节功能好转，血沉降低，类风湿因子弱阳性）17例，无效（临床症状及体征无改变，实验室检查无变化）1例。

【病案举例】 谢某，男，7岁。患者因四肢关节肿胀疼痛，伴活动障碍1年半前来就诊。诊见：左手腕、指关节肿胀，左膝肿较右膝增大约1/3，呈屈膝挛缩状；右踝关节肿胀、内翻，病变关节局部皮肤紫暗，活动严重障碍；舌淡、苔白腻，脉沉细。实验室检查：类风湿因子（＋），血沉＞5 mm/h，抗"O"正常；X 线片示：双手腕关节和指关节、左膝关节、右踝关节间隙明显变窄，骨质疏松。诊断：类风湿性关节炎（晚期）。中医诊断：顽痹。治以补益脾肾，通络消肿。方药：黄芪人参汤（同上）。外治法：采用三步法（同上）。治疗 2 个月，临床症状全部消失，畸形关节得以矫正，功能完全恢复正常，类风湿因子（－），次年患儿正常上学。随访 2 年无复发。

【验方来源】　胡雪苗. 内外合治类风湿性关节炎［J］. 湖南中医杂志，1997，13（3）：48.

按：类风湿性关节炎属中医"顽痹"范畴，是由于风、寒、湿邪外侵，久而伤气伤血，致痰湿血瘀，经络闭阻，发为本病。而肾虚是本病的主要内因。治疗上多采用标本兼治、内外合治的方法。黄芪人参汤中以大剂量参芪等补益脾肾为君；当归、熟地黄滋阴补血等为臣；佐以白芥子、胆南星、益母草、木香等化痰行瘀，活血通络；外治以温经通达的三步法，以通络窜行之痛点针刺疗法，再配以独特的指柔手法刺局部的经穴，使患部脉络充血，痹阻之经脉得以畅通，最后用艾条隔姜灸患处，以达温通祛邪的目的。

除　痹　汤

【药物组成】　制川乌、制草乌、白术、杜仲各 15 g，木瓜、金银花、牛膝、川芎、防风、全蝎、秦艽、当归、乌梅各 10 g，蜈蚣 3 g。

【适用病症】　类风湿性关节炎。

【用药方法】　每天 1 剂，加水久煎，煎时加白酒适量，分 2 次服用。1 个月为 1 个疗程，随风、寒、湿、热、虚的偏甚而调节用药分量。

【临床疗效】　此方治疗类风湿性关节炎 68 例，临床治愈

（症状全部消失，功能恢复正常，主要西医理化检查正常）9例，显效（全部症状消除或主要症状消除，关节功能基本正常）33例，有效（主要关节功能基本恢复或有明显进步，生活不能自理转为能够自理，或者失去工作和劳动能力转为工作和劳动能力有所恢复，主要理化检查指标有所改变）20例，无效6例。总有效率为91.2%。

【验方来源】　刘长琳. 除痹汤治疗类风湿性关节炎68例[J]. 江西中医药，1997，28（6）：37.

按：正气不足为本病发病的内在因素，而感受风、寒、湿为引起本病的外因，其中尤以风、寒、湿三者杂至致病者为多；而经络阻滞、气血运行不畅为主要病机；祛风、散寒、除湿及舒经通络、活血化瘀为治疗原则，佐养血、健脾、补肝肾之品，标本兼顾。方中制川乌、制草乌、防风、白术、木瓜、秦艽祛风散寒除湿，金银花清热解毒，川芎、当归、牛膝养血、活血、祛瘀，杜仲强筋骨，白术、乌梅健脾生津。久病入络、久痛伤络，虫类药能深入隧络，故用全蝎、蜈蚣搜剔窜透，除深伏之邪，使气通血和，经行络畅。诸药合用，共奏祛风散寒除湿、通络止痛、活血化瘀除痹之功，故而获得较好疗效。

温胃利肝汤

【药物组成】　细辛、皂角刺（炒）、桂枝、干姜、鹅不食草、炮穿山甲（代）、青皮、佩兰、知母、崩大碗、十大功劳、连翘、甘草。

加减：疼痛甚又见红肿游走者，加草决明（碎）、牛蒡子、钩藤；有明显水肿者，加汉防己、木通；脾胃中气甚虚者，加四君子汤；并发红斑狼疮者，加藤梨藤、青风藤、田基黄。

【适用病症】　类风湿性关节炎。

【用药方法】 每天1剂,水煎2次,分3次服。治疗过程中,如出现恶心、厌食或头晕者,可停药数天,待症状消失后再服。后期可将该方研末为丸服用,以巩固疗效。

【临床疗效】 此方治疗类风湿性关节炎42例,治疗1个月,治愈(临床症状及体征消失,活动功能恢复正常,类风湿因子转阴)11例,好转(晨僵消失,肿胀疼痛好转,活动功能改善,但类风湿因子仍阳性)28例,无效(症状、体征均未改善)3例。

【病案举例】 杨某,男,15岁。右膝关节肿大,疼痛甚,不能站立行走,膝下肌肉松软萎缩;左膝关节和右手腕关节亦微肿胀痛。检查:类风湿因子(+),X线片示右膝关节间隙变窄,骨质疏松。诊断为类风湿性关节炎。即予温胃利肝汤,同时用温胃利肝汤[减炮穿山甲(代)]煎煮后熏蒸患处(将药置盆内加水,用文火加温,使药气熏蒸膝关节)1小时。治疗10天后复诊:关节肿痛明显减轻,并能站立行走10 m以上。上方连服1个月,关节肿胀疼痛消失,复查类风湿因子转阴,停服汤剂,改服丸药一料,续服2个月,随访8年未复发。

【验方来源】 何开明.温胃利肝汤治疗类风湿性关节炎[J].湖北中医杂志,1997,19(6):37.

按:类风湿性关节炎属中医学的历节风、痹证范畴。症状表现为多处关节疼痛肿胀或僵直、变形。检查类风湿因子多呈阳性,X线片也有不同程度骨质改变。该病首因正虚,脏腑功能失调,导致外邪入侵机体,形成本虚标实之证。本虚为气血亏虚,脾胃受困,肝气不舒;标实为风湿阻络,血行不畅。故治以通经活血,化湿利水,升清降浊而获良效。

海 桐 皮 散

【药物组成】 海桐皮 30 g，天麻、桂枝、牛膝、防风、独活、当归、续断、淫羊藿、五加皮、赤芍、萆薢、蛇衔、细辛各 15 g。

【适用病症】 类风湿性关节炎。

【用药方法】 上药共研末，过 100 目筛，密封备用。治疗时每次服 20 g，每天 3 次，30 天为 1 个疗程，之后每隔 15 天，服药 7 天，持续半年，以巩固疗效。同时配合外敷野葛膏：野葛、蛇衔、桔梗、茵芋、防风、川芎、川椒、羌活、大黄、细辛、当归各 60 g，乌头、升麻、附子各 30 g，巴豆 30 枚。上药共研末，过 100 目筛。另取生姜汁、大蒜汁、食醋各 500 mL，混匀后浓煎 600～700 mL，离火加上药末，调成糊状，用药时置膏药于夹棉消毒纱布上，厚约 0.5 cm，敷于患处，胶布固定，每天换药 1 次，30 天为 1 个疗程。

【临床疗效】 此方治疗类风湿性关节炎 32 例，近期控制 8 例，显效 19 例，有效 5 例。总有效率为 100%。

【验方来源】 刘士敬，朱倩. 中药内服外敷治疗类风湿性关节炎 32 例［J］，福建中医药，1997，28（4）：36.

按： 海桐皮散中主药为海桐皮，主入肝经血分，为祛风湿之要药，可祛风胜湿，通经络，用于风湿痹痛，腰膝疼痛，四肢拘挛；天麻入肝经，内、外风均可治，常配羌活、独活、秦艽、牛膝治疗风寒湿痹；细辛发散阴经风毒，搜剔筋骨风湿，且能止痛。当归、赤芍养血活血，桂枝温通血脉；五加皮、蛇衔、淫羊藿、续断祛风湿、补肝肾、强筋骨。野葛膏中主药为野葛，现多以解肌退热、生津止渴，但本方却以其平肝风、疏通经络确是有用药独到之处，羌活、防风、茵芋祛风湿止痹痛；当归、川芎养血和血，乌头、附子、川椒温补肾阳，通经活络；大黄、巴豆清热解风毒，蛇衔、桔梗配野葛以加强祛风胜湿之功。诸药协力，共奏祛风解毒、通经活络、益气活血之功。

乌头细辛汤

【药物组成】 黄芪 60 g，白术、枸杞子、豨莶草各 30 g，制川乌、制草乌、红花各 12 g，生石膏 50 g，知母 20 g，制乳香、制没药、秦艽各 15 g。

【适用病症】 类风湿性关节炎。

【用药方法】 每天 1 剂，浓煎 2 次，每剂药煎 1 小时，煎取药液 300 mL，每天 3 次，每次 100 mL，饭后温服。治疗期间停用其他抗风湿药物。治疗 8 周为 1 个疗程。

【临床疗效】 此方治疗类风湿性关节炎（寒热错杂型）41例，临床治愈（症状全部消失，功能活动恢复正常，实验室检查指标正常）6 例，显效（全部症状消除或主要症状消除，关节功能基本恢复，能参加正常工作和劳动，实验室检查指标基本正常）21 例，好转（主要症状基本消除，主要关节功能基本恢复或有明显进步，生活能够自理，劳动能力和工作能力有所恢复，实验室检查指标有所改善）9 例，无效（和治疗前相比较，各方面均无进步）5 例。

【病案举例】 余某，女，42 岁，四肢小关节间歇疼痛、肿胀 2 年，某医院确诊为类风湿性关节炎，间断服布洛芬治疗无效。入院时双手腕关节、双足跟趾关节疼痛，双手近侧指间及双足跟趾关节肿胀，晨僵明显，活动重度受限，不能从事日常工作。诊见：双手近侧指间关节、双足跟处关节均有不同程度的肿胀，关节压痛；舌质红、苔薄黄腻，脉弦滑。实验室检查：类风湿因子（＋），血沉 57 mm/h。X 线片示：左手指关节及腕关节骨质疏松脱钙。西医诊断为类风湿性关节炎。中医诊断为痹证（寒热错杂型）。以乌头细辛汤治疗 2 个月，四肢关节疼痛、晨僵消失，肿胀消退；复查血沉 10 mm/h，类风湿因子阴性；X 线片示：双手关节无异常，临床治愈。随访 1 年未见复发。

【验方来源】 张海燕. 乌头细辛汤治疗寒热错杂型类风湿性关节炎［J］. 湖北中医杂志，1997，19（3）：44.

按： 类风湿性关节炎以寒热错杂型居多，乌头细辛汤有清热祛风、散寒止痛、寒热并治、攻补兼施的作用。方中重用制川乌、制草乌、秦艽、豨莶草。制川乌、制草乌散寒止痛，秦艽、豨莶草祛风除湿，四药配合，相得益彰，能明显消除临床症状。用药期间，不必顾忌制川乌、制草乌温燥伤阴之性，因方中生石膏、知母能清热解毒滋阴，可制约二乌的偏性。制乳香、制没药、红花活血通络，能改善血液循环，增加组织的血氧供给，促进炎症吸收，取得"通则不痛"的效果。重用黄芪、白术、枸杞子三味药具有增强免疫功能的作用。这些药物的应用近期疗效不明显，但远期疗效不能否定。长期应用是否能通过机体内环境的调节，使类风湿性关节炎的病情延缓，从而提高远期疗效，还有待进一步研究。

扶正通痹汤

【药物组成】 黄芪 50 g，白术、桑寄生、怀牛膝、炒白芍、威灵仙、炮穿山甲（代）各 15 g，当归、杜仲、白芥子各 12 g，薏苡仁、鸡血藤各 30 g，甘草 10 g。

加减：骨节冷痛者，加制附子、麻黄、细辛；肢节疼痛重者，加制乳香、制没药；偏热者，加知母、忍冬藤；湿重者，加苍术、木瓜。

【适用病症】 类风湿性关节炎。

【用药方法】　每天 1 剂，水煎 2 次，混匀取药液 600 mL，于饭后温服 200 mL，每天 3 次，30 天为 1 个疗程。同时外敷蠲痹散：取川乌、草乌、麻黄、羌活、威灵仙各 30 g，桂枝、川芎、细辛各 20 g，白芷、红花、姜黄、制乳香、制没药各 15 g。一般 3～5 剂，根据症情和部位酌情加减。上药 1 剂焙干，共研末，用酒精含量 60% 的白酒加热后调和，至用手握之成块，轻握则散开为度。趁热注入纱布袋内，摊至 1.5 cm 厚，放置关节痛处，上面用热水袋加热，每次 30 分钟，中间可更换热水袋内热水 1 次。热、酒、药力共施，止痛效果卓然。多处关节痛者，先热敷最痛关节 1～2 处。每剂量重复使用 3 天后更换。

【临床疗效】　此方治疗类风湿性关节炎 82 例，近期控制［经治疗受累关节疼痛消失，关节功能改善或恢复正常，类风湿因子（RF）、血沉（ESR）恢复正常，停药后至少维持 90 天以上］11 例，显效（受累关节肿痛明显好转或消失，ESR、RF 滴度不下降或 ESR、RF 恢复正常，但关节肿痛尚未消失）30 例，有效（经治疗受累关节疼痛或肿痛好转）40 例，无效（经治疗 1～3 个疗程，受累关节肿痛无好转）1 例。总有效率为 98.78%。疗程最短 2 个月，最长 6 个月。

【验方来源】　王新述，崔继宝. 扶正通痹汤治疗类风湿性关节炎 82 例［J］. 山东中医杂志，1997，16（9）：400.

按：气血、肝肾亏虚是本病之本，风寒湿之邪是发病之诱因，病变过程中病理产物湿、痰、瘀血又成为阻滞经脉关节的有形实邪，故本虚标实是本病主要病机。方中重用黄芪、白术益气健脾，增强人体免疫功能；杜仲、桑寄生、怀牛膝补肝肾，强筋骨，肾气胜则精血足，髓生骨健，关节筋脉得以荣养；薏苡仁、白术健脾祛湿除痹；威灵仙祛风湿通经络；白芥子用之祛痰、散结通络，搜剔筋骨间痰结；病久多瘀，以炮穿山甲（代）、鸡血藤活血通络。外用蠲痹散，通过局部和穴位刺激，由皮肤透入，疏通经络，促进脏腑气血运行，正如徐大椿所说："使药性从毛孔而入腠里，通经贯络，或托而出之，或攻而散之。"蠲痹散量大力宏，直达病所，寒湿顽痹熨敷治疗对减轻疼痛、消炎、消肿、促进功能恢复效果显著。同时要重视患者的心理治疗，正确认识疾病，树立战胜疾病的信心，坚持和配合治疗，才能取得预期的治疗效果。

加减身痛逐瘀汤

【药物组成】 羌活、独活、地龙、当归、五灵脂、牛膝、秦艽各 20 g，桃仁、红花各 10 g，豨莶草、海桐皮各 30 g。

加减：关节红肿者，加黄柏、苍术各 20 g，生甘草 15 g；双下肢重者，加木通 15 g，草薢 10 g；畏寒明显者，加熟附子 10 g；腰膝酸软者，加续断、杜仲各 20 g；关节畸形、活动受限者，加补骨脂 20 g，伸筋草 15 g。

【适用病症】 类风湿性关节炎。

【用药方法】 每天 1 剂，水煎服。1 个月为 1 个疗程，可连续治疗 3 个疗程。

【临床疗效】 此方治疗类风湿性关节炎 48 例，显效（临床症状消失，血沉降至正常范围，关节功能完全或部分恢复）33 例，有效（临床症状明显缓解，血沉恢复正常范围，关节功能有改善）12 例，无效（症状、体征无改善，理化检查指标仍异常）3 例。总有效率为 93.75%。

【验方来源】 唐树林. 身痛逐瘀汤加减治疗类风湿性关节炎 48 例 [J]. 辽宁中医杂志，1997，24（5）：214.

按：类风湿性关节炎的病因病机虽然错综复杂，其中心环节乃是瘀血。瘀血不去，经脉不通则邪无去路，瘀滞一通则风、寒、湿诸邪皆可随血液循环或从小便而出，或从汗解。身痛逐瘀汤重用活血化瘀，走窜通痹之品，佐以疏风祛湿之药。湿邪偏胜，加木通、萆薢渗湿通利，使邪有去路；热邪偏胜，加黄柏、苍术以燥湿清热；寒邪偏胜，加熟附子以温化寒湿；肾虚加续断、杜仲以扶正固本。此外，根据久痹关节筋脉气血凝滞，活动不利的特点，鼓励患者加强功能锻炼，促进局部气血运行，使药达病所，以加快康复。

加味乌头汤

【药物组成】 制川乌、制草乌各 15 g，黄芪 30 g，麻黄、白芍、防己、甘草各 10 g，鸡血藤、伸筋草各 20 g。

加减：偏于寒型者，加桂枝 20 g，细辛 3 g；湿邪较重者，加苍术、薏苡仁、萆薢各 15 g；疼痛较甚者，加制乳香、制没药各 10 g；偏体质虚弱者，加太子参、枸杞子各 30 g；顽固者，加制雷公藤 15 g。

【适用病症】 类风湿性关节炎。

【用药方法】 每天 1 剂，水煎 2 次，每次取水 500 mL，煎汁 200 mL，2 次煎液混合后，分早、晚各服 1 次。药渣可用来熏洗或外敷于疼痛关节处。

【临床疗效】 此方治疗类风湿性关节炎 132 例，显效（临床症状完全消失）26 例，有效（临床症状基本消失）83 例，好转（自觉症状减轻）11 例，无效（症状未见改善）12 例。总有效率为 90.9%。

【病案举例】 张某某，女，43 岁，工人。患类风湿性关节炎多年，经常反复发作，双手指间关节肿胀、疼痛、畸形，活动受限，遇天冷阴雨天疼痛加重，不能持物。诊见：舌质淡红、苔薄白，脉弦细而紧；血沉 30 mm/h，类风湿因子（＋）。中医诊断为寒痹。因寒为阴邪，其性凝滞，故痛有定处，局部恶寒，风寒湿邪相搏，阻滞经络骨节，不通产生疼痛，遇寒则痛剧。治疗以散寒止痛、祛风除湿为主，方药以加味乌头汤治疗。方药如下：制川乌、制草乌、肉桂、白术、苍术、萆薢各 15 g，黄芪30 g，麻黄、白芍、防己、制乳香、制没药、甘草各 10 g，鸡血藤、伸筋草各 20 g。水煎服，每天 1 剂。患者服药 10 剂后，自觉疼痛症状基本缓解，双手指间关节肿胀较前缓解，活动度较前有所改善，晨僵较前好转。继服原方 15 剂后，症状基本消失，复查血沉 12 mm/h，类风湿因子仍为阳性。原方加红花、羌活、地骨皮各 10 g，继服 20 剂后痊愈。为巩固疗效，又治疗 20 天。追查 1 年半未复发。

【验方来源】　王绍海. 乌头汤加味治疗类风湿性关节炎[J]. 天津中医学院学报，2000，19（1）：26.

按：加味乌头汤的运用总结了汉代以后对历节病的认识：如唐宋医家认为"血瘀"于内，阻于气血故而疼，骨失所养故而变形；明清医家又进一步认识其病的发病内在因素，即体质虚弱、外感风寒湿三气杂至而成，更提出了治风先活血之理论等等，故在治疗上使用了补气养血之药，如黄芪、当归等，并加用了鸡血藤、地龙、制乳香等活血之品。本病常表现为虚实夹杂，且以虚为主，故治疗应以扶正培本，佐以祛风通络，达到标本兼治。在发病急性期应以活血止痛、祛风除湿、温经通络为治疗原则，后期应以滋补肝肾、益气活血、强筋壮骨为原则。

蛇　蝎　散

【药物组成】　白花蛇、乌梢蛇、全蝎、蜈蚣、地龙、土鳖虫、僵蚕、淫羊藿、杜仲、桑寄生、当归、黄芪、鸡血藤、防己、秦艽等（原方无剂量）。

【适用病症】　类风湿性关节炎。

【用药方法】 上药研末，每次 10 g，水煎 5 分钟后温服，每天 2 次。30 天为 1 个疗程，疗程间歇期为 3 天，观察 2 个疗程。

【临床疗效】 此方治疗类风湿性关节炎 34 例，根据第一届全国中西医结合风湿性疾病学术会议修订的《风湿四病中西医结合诊疗标准》中有关类风湿性关节炎疗效标准进行判定。近期治愈 14 例，显效 12 例，有效 6 例，无效 2 例。

【病案举例】 周某，女，28 岁。四肢关节疼痛、肿胀、屈伸不利 3 年。诊见：四肢关节疼痛、肿胀、屈伸不利，步履艰难；舌质暗红、苔薄白而腻，脉细涩。检查：形体瘦弱，面色少华，行走不便，踝关节、腕关节、趾关节、指关节肿胀呈梭形，类风湿因子（+），血沉 104 mm/h。X 线片符合类风湿性关节炎。中医诊断为痹证，属气血两虚、风湿痰瘀痹阻型；西医诊断为类风湿性关节炎。以蛇蝎散，每次 10 g，水煎 5 分钟后温服，每天 2 次。服药 1 个疗程后，关节疼痛、肿胀大减，血沉降至 51 mm/h；2 个疗程后，关节疼痛、肿胀消失，血沉降为 16 mm/h，类风湿因子转阴性，诸症尽除而愈。随访 3 年未见复发。

【验方来源】 钟磊. 蛇蝎散治疗类风湿性关节炎临床观察[J]. 湖北中医杂志，1995，17（6）：8.

按：类风湿性关节炎的根本病邪为风、湿、痰、瘀（后两种在病理过程中产生），其本虚为肝肾亏虚、气血不足，病位主要在肝、肾，治疗用药选用入肝、肾经而具有祛风除湿、强筋壮骨、化瘀祛痰通络及补肝肾、益气血之剂。蛇蝎散中绝大多数药物皆入肝、肾经，且多用善走窜、专入经络之蛇类、虫类之品，重用补肝肾、强筋骨、除风湿之剂。方中白花蛇、乌梢蛇、全蝎性善走窜，通达力强，内走脏腑，外彻皮毛，透骨搜风，祛风除湿，温经通络；蜈蚣辛温，走窜性猛，行表达里，搜风通络，开痰行滞；僵蚕祛风涤痰，通利血脉；地龙、土鳖虫咸寒入肝、肾经、清热、化瘀、通经、舒筋、活络；淫羊藿、杜仲、桑寄生补肝肾、强筋骨、祛风湿；防己、秦艽祛风湿清热，利水消肿，通络止痛；黄芪、当归、鸡血藤相配，补气益血，活血通络。诸药合用，内外通达，共奏祛风除湿、化痰通络、活血舒筋、消肿止痛、补肝益肾之功，使风除湿祛、痰化瘀消、诸邪尽弃、肝肾得益、气血得补而顽痹自除。

通　痹　汤

【药物组成】　黄芪40 g，制马钱子3 g，白花蛇1条，杜仲、牛膝、地龙、红花、白术各15 g，白芍、熟地黄、鸡血藤各30 g，炮穿山甲（代）、桂枝、土鳖虫、当归、制川乌、炙甘草各12 g。

加减：周身关节痛甚者，加制草乌8 g；湿盛痰多者，去白术，加苍术10 g，制南星6 g，薏苡仁30 g；关节肿痛而部位不定者，加羌活、威灵仙各10 g；血瘀甚者，加制乳香、制没药各8 g。

【适用病症】　类风湿性关节炎。

【用药方法】　每天1剂，白花蛇、炮穿山甲（代）研为细末，随中药液冲服，余药水煎服。14天为1个疗程。

【临床疗效】　此方治疗类风湿性关节炎64例，治愈（症状全部消失，关节功能恢复正常，血沉、抗"O"、类风湿因子结果正常）38例，显效（全部症状消失，关节功能基本正常，能参加正常的工作和劳动，抗"O"、类风湿因子、血沉基本正常）21例，好转（主要症状基本消失，关节功能基本恢复正常或明显改善，生活能够自理）3例，无效（与治疗前相比较均无改变）2例。总有效率为96.9%。

【病案举例】 石某，女，36 岁。患者双手指关节、足趾关节疼痛，屈伸不利 6 个月。双手食指、中指及足跖趾 3～4 关节肿大显梭形，近日加重，行走困难。诊见：舌暗红、苔薄白，脉沉涩；手指关节 X 线片示关节间隙变窄；血沉65 mm/h，类风湿因子（＋），抗 "O" 833 U。诊为痹证，属气虚血瘀。用基础方加制乳香、制没药各 8 g，薏苡仁 30 g。药进 7 剂，疼痛大减，连服 28 剂，四肢关节活动自如，疼痛消失。复查血沉25 mm/h，类风湿因子（－），抗 "O" 500 U，痊愈出院。经随访未复发。

【验方来源】 陈双全，党永庆. 通痹汤治疗类风湿性关节炎64 例［J］. 陕西中医，1996，17（10）：452.

按：辨证与辨病相结合，抓住痹证闭阻不通、正虚邪实、久病多虚多瘀之机制，运用扶正祛邪、益气养血活血、祛风胜湿、补益肝肾为治则，以通治痛为目的。通痹汤中重用黄芪、炙甘草补气，推动血行，营养周身；当归、红花、白芍、鸡血藤、熟地黄活血养血；制川乌、桂枝、地龙、白花蛇、制马钱子、土鳖虫、炮穿山甲（代）搜风散寒，通络止痛；白术健脾胜湿；杜仲、牛膝补肝肾，强筋骨。诸药合用具有益气活血，补血固本，蠲痹祛邪之功，使筋骨、关节组织得以荣养康复，病邪自然除矣。

养血滋阴壮阳汤

【药物组成】 黄芪、旱莲草、女贞子、鸡血藤、丹参、熟地黄、淫羊藿各 15 g，川芎、当归、鹿角胶各 10 g。

加减：阳虚寒重者，加制附子、桂枝各 10 g；阴虚内热者，加生地黄、麦冬、制鳖甲各 15 g；气虚者，重用黄芪至 30 g 以上，加红参 10 g；血虚者，加阿胶 15 g；关节不利者，加炮穿山甲（代）10 g，蜈蚣 2 条；纳差者，加鸡内金、山药、炒山楂、神曲各 10 g。

【适用病症】 类风湿性关节炎。

【用药方法】 每天 1 剂，水煎 3 次，混合药液约 450 mL，分 3 次饭前服。同时配合外敷方：生川乌、生草乌、生南星、生半夏、羌活、独活、牛膝、苍术、白芥子、香附、郁金、当归、红花、鸡血藤各 10 g，川芎、细辛、木瓜各 12 g，研末。用时取外敷部位所需的药量，加入倍于药量的捣烂生姜，拌以酒精含量50%左右的白酒使呈湿润状，再蒸热至 39 ℃ 左右，即可外敷病变关节。每天 1 次，每次敷 2～4 小时。内服外敷 3 个月为 1 个疗程。

【临床疗效】 此方治疗类风湿性关节炎 162 例，经 2 个疗程治疗后，临床治愈（临床症状及体征消失，生活自理，工作恢复，实验室主要化验指标正常）68 例，好转（关节肿痛减轻，除工作外生活尚能自理，血沉正常或略偏高，类风湿因子转阴）83 例，无效（经治疗后病情变化不大或加重者）11 例。总有效率为93.2%。

【病案举例】 钱某，女，45 岁。四肢关节对称性肿痛 2 年余。2 年前先是双手近端指关节呈对称性梭形肿痛，晨起僵硬 1小时以上，继而出现两腕关节、肘关节、肩关节、膝关节、踝关节、趾关节肿痛强硬，生活不能自理，经常规抗炎、抗风湿治疗，病情未能改善并加重。血沉 90 mm/h，类风湿因子强阳性。X 线片示：两手指腕关节、踝关节、趾关节间隙狭窄，各病变关节周围软组织呈中度肿胀。诊见：两指关节、腕关节、肩关节、膝关节、踝关节、趾关节均见不同程度肿痛强直，关节活动受限，两手指向尺侧偏移；舌质淡、苔薄白，脉弦紧而涩。诊断为类风湿性关节炎（痹证）。经上述中药内服外敷治疗 2 个疗程后，关节肿痛消失，活动自如，生活自理，恢复工作。复查血沉19 mm/h，类风湿因子（－）。随访 4 年，未见复发。

【验方来源】 应乔麟. 中药内服外敷治疗类风湿性关节炎162 例［J］. 浙江中医杂志, 1996 (7)：322.

按： 类风湿性关节炎病情顽固, 致残率高。往往因虚感邪, 由邪致虚, 因虚致瘀。虚、邪、瘀互结是本病的病理特点。长期内服祛风散寒、破血通络之药, 易伤气耗津。采用中药内服外敷治疗, 除畸变关节不能恢复外, 可令关节肿痛消失, 功能改善。内服方补气血、调阴阳, 增强机体免疫功能, 防止外邪继续深入；同时以辛猛之药外敷病变关节, 温通逐邪, 外攻内补, 局部配合整体, 故取效较佳。外敷药物多具辛温之性, 辛温以通阳逐寒, 阳气得宣, 对晨僵有良效；辛温以通利脉络, 通则不痛, 关节疼痛可止；辛温以化痰祛瘀, 久病气滞血涩, 痰瘀内生, 深入筋骨, 温化痰瘀, 肿消结散, 可恢复关节功能。

益气通痹汤

【药物组成】 黄芪 30 g, 白术、五味子、当归各 20 g, 独活 15 g, 红花、制川乌各 10 g, 香附 12 g, 麻黄 6 g。

【适用病症】 类风湿性关节炎。

【用药方法】 每天 1 剂, 水煎 2 次, 早、晚餐后服。30 剂为 1 个疗程。

【临床疗效】 此方治疗类风湿性关节炎 168 例, 临床缓解（关节肿胀消退, 疼痛消失, 血沉下降至正常范围）39 例, 显效（关节肿胀基本消退, 疼痛明显减轻, 功能改善, 血沉下降 50% 以上, 或降至正常）59 例, 有效（不足以上条件, 但关节肿胀、疼痛减轻, 关节功能有一定进步）52 例, 无效（症状、体征无好转, 化验指标无改善或恶化）18 例。总有效率为 89.3%。

【病案举例】 赵某, 女, 44 岁。四肢关节肿痛 5 年。5 年前左腕无明显诱因肿痛, 1 周后发展至双手、双腕、双肩、双肘、双足诸关节。诊断为类风湿性关节炎，给予吲哚美辛等治疗5个月，病情缓解。几年来病情时轻时重，一直抗风湿治疗。2个月前因感冒关节肿痛加重，活动困难，疲乏，胃纳差。诊见：双肩活动时疼痛，左肘屈曲畸形、压痛，双腕关节Ⅱ度肿胀、压痛，双手第二、三掌指关节肿胀、压痛，左手第三指及右手第二、四指近端指间关节肿胀、压痛，右足第二、四跖趾关节肿胀、压痛；舌淡红、苔白腻，脉沉细。实验室检查类风湿因子（RF）1∶320，血沉（ESR）87 mm/h；X线片示：双腕关节软组织肿胀，关节间隙变窄，骨质疏松。西医诊断：类风湿性关节炎。中医诊断：痛痹。证属正气虚，寒湿邪胜，治以益气健脾，补血行瘀，祛寒胜湿。方用益气通痹汤：黄芪 30 g，白术、五味子、当归各 20 g，独活 15 g，红花、制川乌各 10 g，香附12 g，麻黄 6 g。连服 15 剂后，关节疼痛稍减，有效不改方。服至 40 剂，关节肿痛明显减轻，生活能自理。服至 90 剂，关节肿胀消退，疼痛消失，病情缓解。恐复发，原方继续服 4 个月，随访 7 年未复发。

【验方来源】　王禄海，张静. 益气通痹汤治疗类风湿性关节炎 168 例［J］. 陕西中医学院学报，2000，23（6）：27.

按：类风湿性关节炎属于中医痹证范畴，目前认为免疫因素在本病发生中起重要作用。《黄帝内经》提出风、寒、湿三气杂至合而为痹。人体正气虚，脏腑功能失调，风、寒、湿三邪乘虚侵袭是类风湿性关节炎发病的病因，治疗上应采用扶正祛邪之法。痹证均夹湿，祛湿必先实脾，故益气通痹汤中用黄芪、白术、五味子补气健脾，当归、红花补血化瘀，香附疏肝理气，制川乌、独活祛风逐寒胜湿，麻黄通阳气、开腠理以祛邪外出。本方标本同治，故取得较好疗效。由于本病每与情志有关，所以应注意疏导患者保持乐观情绪，树立战胜疾病的信心。

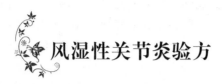

风湿性关节炎验方

白虎桂枝汤

【药物组成】 石膏 30 g，知母、桂枝、粳米各 9 g，甘草 3 g。

加减：关节红肿热甚者，加忍冬藤 15 g，络石藤 10 g，豨莶草 12 g；关节疼痛游走不定者，加防风 9 g，威灵仙 12 g；皮肤有红斑，热入营分者，加水牛角 30 g，赤芍 12 g；身热不扬、疲倦乏力，舌红、苔黄腻者，加苍术 12 g，黄柏 15 g，薏苡仁 18 g。

【适用病症】 急性风湿性关节炎。

【用药方法】 每天 1 剂，水煎 2 次，分早、晚服。3 周为 1 个疗程。

【临床疗效】 此方治疗急性风湿性关节炎 46 例，近期控制（受累关节肿痛消失，关节功能改善或恢复正常，血沉、抗"O"恢复正常，且停药后可维持 3 个月以上）30 例，显效（受累关节肿痛明显好转或消失，血沉、抗"O"下降或恢复正常）6 例，有效（治疗后受累关节肿痛减轻，或受累关节数减少）6 例，无效（治疗后受累关节肿痛无好转）4 例。总有效率为 91.3%。

【病案举例】 朱某，女，29 岁。产后月余，因天气炎热，空调温度过低受凉，次日即觉咽痛、头痛，恶寒发热，鼻塞轻咳，周身关节酸软疼痛，10 天后肘关节、膝关节、腕关节、踝关节痹痛加剧、屈伸不利，但发热无恶寒。经某医院诊治，予吲哚美辛、泼尼松口服，青霉素静脉滴注，1天后即觉上腹胀满隐痛，恶心欲呕，不能坚持治疗，要求服中药。诊见：两膝关节、腕关节及踝关节焮热、红肿，身热面赤，汗出恶热，口干，舌红、苔黄腻，脉滑数。检查抗"O"500 U，血沉95 mm/h，双膝关节、腕关节、踝关节X线片未见异常。中医诊为湿热痹证，西医诊为急性风湿性关节炎。予白虎桂枝汤加苍术12 g，黄柏15 g。6剂后，症状减轻，减黄柏、苍术、薏苡仁，加威灵仙10 g，忍冬藤15 g，5剂后热退，关节疼痛消失，1周后复查抗"O"、血沉均降至正常，随访未复发。

【验方来源】 周晖．白虎桂枝汤加减治疗急性风湿性关节炎46例［J］．湖南中医药导报，2000，6（8）：25.

按：急性风湿性关节炎以发热、大关节红肿热痛为主症，属中医热痹范畴。多因素体肥胖湿盛，复感风热之邪；或平素体阳偏盛，内有蕴热，复感风寒湿邪；或饮食不节，过食肥甘厚味，湿热内生；或外感湿热之邪；或湿邪日久化热。湿热留恋于肢体、经络、关节，湿热蕴结闭阻而成热痹。治当清热通络止痛。白虎桂枝汤中石膏辛甘大寒，以制阳明内盛之热；桂枝辛温，取其通利经脉、调和营卫，又能防石膏大寒伤中之偏；知母苦寒质润，清热滋阴；甘草、粳米益胃护津。诸药合用，共奏清热、通络、调和营卫之功。

六一胜湿汤

【药物组成】 滑石、薏苡仁各30 g，甘草5 g，桑枝、赤茯苓各15 g，忍冬藤、黄芩各12 g，木通10 g。

【适用病症】 急性风湿性关节炎。

【用药方法】 每天1剂，水煎服。

【临床疗效】 此方治疗急性风湿性关节炎多例，疗效满意。

【病案举例】 案例1：杨某，男，39岁。患者平素嗜酒，少病痛。3天前突发寒热，咽痛，两足踝关节红肿热痛，难于步履，口渴引饮，小便短赤，大便通，舌苔黄厚腻，脉滑数；体温38.4 ℃，血白细胞增高。诊断为急性风湿性关节炎（热痹）。证属素伏酒湿，外加客热，致湿热蕴结，下注于足而为热痹。用六一胜湿汤2剂，每天1剂，水煎服。二诊：服药后热退，足踝关节肿痛减轻，但仍行动不便，小便利而微赤，黄苔已化，厚腻转薄，脉滑不数。药已见效，续服2剂，每天1剂，水煎服。三诊：踝关节红肿热痛明显好转，行动自如，饮食及二便如常，舌苔薄腻，脉滑，湿热退而未清。再予六一胜湿汤去木通，减滑石为18 g，加地骨皮12 g，五加皮10 g，3剂，每天1剂而善后。

案例2：龚某，女，19岁。患者1周前患急性扁桃体炎，恶寒发热，近2天来左右膝关节相继出现肿痛，局部红肿热痛，经服安乃近及中药10剂无效，夜间剧痛不能入寐，饮食日减，小便短赤，大便干结。患者素体阴虚，易感冒，常咽痛咳嗽或烦躁头晕，纳少体弱，尚未发现其他慢性疾病。此次患病，因过用发汗药，致多汗气短，全身乏力困苦。诊见：患者面色萎黄，两颊潮红，额汗，四肢热而微汗；体温38.8 ℃，脉搏110次/分，呼吸26次/分，咽充血，双侧扁桃体肿大Ⅰ°，心肺正常，肝脾不大；双侧膝关节明显红肿，活动受阻，局部拒按；舌边红、苔黄干，脉细数。血白细胞 1.2×10^9/L，血沉25 mm/h，抗"O" 850 U。诊断为急性风湿性关节炎（热痹）。证属阴虚伏热，复加外邪，化为湿热痹证。用六一胜湿汤3剂，每天1剂，水煎服。二诊：服药后，热退，多汗止，短气减轻，小便清长，膝关节红肿热痛日渐减轻，夜能安睡，口不渴，大便2天1次、偏干结，舌边红、苔黄已化，脉弦细。体温正常。药已见效，续服六一胜湿汤 3 剂，每天 1 剂，水煎服。三诊：服药 6 剂，右膝关节红肿热痛已退，活动自如，左膝关节仍有轻度肿痛，胃纳转佳，口干，寐多梦，舌红，脉细。湿热渐退，阴虚证显，转予原方减渗利之品加育阴药。处方：忍冬藤、茯苓、石斛各 10 g，薏苡仁 15 g，桑枝、地骨皮、玉竹各 12 g，茯苓、赤芍、牡丹皮各 6 g，甘草 5 g。5 剂，水煎服，每天 1 剂。四诊：药后双侧膝关节红肿热痛全退，活动自如，精神好，胃纳佳，夜寐安，口干止，舌质红，脉弦细。复查血白细胞 $0.74 \times 10^9/L$，血沉 12 mm/h，抗 "O" 500 U，病已告愈。嘱常服虎潜丸滋阴健骨，通络以巩固疗效。

【验方来源】 钟治美. 自拟六一胜湿汤治疗急性风湿性关节炎 ［J］. 新中医，1995（12）：40.

按： 六一胜湿汤治疗急性风湿性关节炎（热痹证）获效显著。方中忍冬藤、黄芩、木通苦寒清热。现代药理学认为：忍冬藤与黄芩对溶血性链球菌有很好抗菌作用。滑石、薏苡仁、赤茯苓淡渗利湿；桑枝通络；甘草缓急。诸药配伍，清热利湿、通络止痛之功著，确为治疗急性风湿性关节炎（热痹证）的有效方。

地龙鸡血藤汤

【药物组成】 地龙 40 g，鸡血藤 30 g，白芍、熟地黄各 20 g，炮穿山甲（代）、当归、天麻、威灵仙、防风、桑枝、桂枝、制川乌各 10 g，络石藤、忍冬藤各 15 g，甘草 6 g。

加减：伴气虚者，加白参、黄芪各 15 g；湿甚者，加苍术 10 g，薏苡仁、防己各 15 g；肝肾亏虚者，加桑寄生 25 g；血瘀者，加川乌 6 g，牛膝 10 g。

【适用病症】 风湿性关节炎。

【用药方法】 每天 1 剂，水煎服，煮沸后文火久煎。10 天为 1 个疗程。

【临床疗效】 此方治疗风湿性关节炎 30 例，治愈（疼痛及其他自觉症状消失，抗"O"、血沉及黏蛋白均正常）24 例，好转（自觉症状明显减轻，抗"O"、血沉及黏蛋白正常或有下降）6 例。

【病案举例】 梁某，男，52 岁。患者双膝关节、踝关节及双下肢反复发作疼痛 6 年余，每因劳累、受凉及气候变化而疼痛加重。曾在医院做检查确诊为慢性风湿性关节炎，经常服抗风湿、消炎止痛类药物。诊见：双下肢疼痛，尤以双膝关节、踝关节痛甚，其病灶固定，得热痛减，遇冷痛甚，关节屈伸不利，行走迟缓；舌苔薄白，脉弦紧。诊为痛痹。治宜温经通络，散寒止痛，祛风除湿，活血化瘀。投地龙鸡血藤汤，服药 5 剂后，疼痛缓解。连续服药 25 剂后，自觉症状完全消失，实验室检查各项指标均正常。随访 1 年，未见复发。

【验方来源】 周建伟. 地龙鸡血藤汤治疗风湿性关节炎 30 例［J］. 湖南中医杂志，1997，13（3）：49.

按：风湿性关节炎总的病机不外风寒湿邪留注经络、关节、肌肉等部位，阻滞经络，郁久生热，热生痰。痰阻成瘀，痰瘀互结，不通而痛。地龙鸡血藤汤中，重用地龙，取其通利经络之功，配以炮穿山甲（代）善行攻窜，行散通络，直达病所；鸡血藤舒筋活络，活血化瘀；当归、熟地黄补血生新；桂枝、桑枝、威灵仙、防风、忍冬藤、络石藤祛风除湿，解肌止痛；制川乌温经通络，散寒止痛；天麻祛风通络；白芍、甘草缓急止痛。据现代研究发现，白芍总苷具有镇静、解痉、抗炎作用。全方共奏通经活络、祛风除湿、散寒止痛、补血活血化瘀之功。方中地龙虽用量超常，但未见不良反应，在临床上需向患者交代清楚，本方嘱其久煎，可去除毒性，增强疗效。

风湿合剂 II 号

【药物组成】　桂枝 5 g，石膏、忍冬藤各 30 g，鹿衔草 20 g，赤芍、知母、龙胆草、防风、防己、生甘草、羌活、独活、雷公藤各 10 g。

【适用病症】　风湿性关节炎。

【用药方法】　取水 1 250 mL，先将雷公藤煎煮 40 分钟，再加入石膏煎沸。然后将余药合煎浓缩至 500 mL，灌入经消毒灭菌处理的瓶内。服法：早、晚餐后 20 分钟各服 250 mL（冬季加温后服用）。5 天为 1 个疗程，一般服用 1~2 个疗程。

【临床疗效】　此方治疗风湿性关节炎 34 例，临床治愈（症状全部消失，关节功能恢复正常，实验室检查指标正常）5 例，显效（主要症状消除，关节功能基本恢复正常，实验室检查指标基本正常）15 例，有效（主要症状基本消除，关节功能明显好转，实验室检查指标有所改善）11 例，无效（与治疗前比较症情无变化）3 例。总有效率为 91.2%。

【验方来源】　曹志刚. 风湿合剂 II 号治疗风湿性关节炎 34 例［J］. 江苏中医，1997，18（12）：18.

按：风湿性关节炎属中医学痹证范畴。其起病急骤，有咽痛、发热、白细胞增高、关节红肿热痛呈游走性并功能障碍等特征。多属风湿热痹，采用清热解毒、利湿通痹为治则。风湿合剂 II 号中，知母、石膏、忍冬藤、生甘草清热解毒；桂枝解表通络；赤芍活血止痛；防风、防己、鹿衔草、龙胆草、羌活、独活、雷公藤利湿通痹。现代药理研究表明，上述诸药具有抗炎、抗病毒、解热止痛作用，故治疗风湿性关节炎效果较佳。

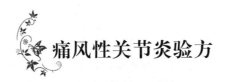

痛风性关节炎验方

痛 风 验 方

【药物组成】　牡丹皮、百蕊草各 10 g，山豆根、威灵仙、红藤、忍冬藤各 15 g，地龙、三七各 6 g，桑枝、车前草、金钱草各 20 g，石膏 50 g。

【适用病症】　痛风性关节炎。

【用药方法】　每天 1 剂，每剂用水 2 000 mL，煎取 600 mL，每次服 200 mL（后 3 味药后下），每天服 3 次。外敷方药：鲜小草、鲜鱼腥草、鲜大黄各 10 g，鲜贝、蛇参各 5 g。将上面几味药洗净，共研细浆，外敷患处。每天 1 次，肿消痛止停敷。

【临床疗效】　此方治疗痛风性关节炎 18 例，治愈（关节红肿剧痛、功能障碍消失，血尿酸测定值正常，半年内无复发）15 例，好转（血尿酸测定值比治疗前明显下降）3 例。随访中，仅有 3 例患者复发。

【病案举例】　严某，男，58 岁。左足第一跖趾关节红肿发热剧痛 10 年之久。每次发病，均治以西药消炎镇痛或局部封闭，一般需 1 个多月的时间才能好转，但不能根治。实验室检查，血尿酸 650 μmol/L。诊见：左足第一跖趾关节红肿、灼热、剧痛，活动受限；舌质红、苔黄厚腻，脉滑。按上法外敷、内服治疗 5 天，症状减轻。续治 15 天后，复查血尿酸 210 μmol/L，诸症消失。为防复发，每月间隔饮服汤剂 3～5 剂，共 3 个月。半年后随访无复发。

【验方来源】 向宏宪. 痛风验方治疗痛风性关节炎 ［J］. 湖北中医杂志，2000，22（11）：21.

按：痛风为风、寒、湿邪入侵日久，郁而化火，或平素多食肥甘、饮酒积热壅盛所致。现代医学认为是嘌呤代谢紊乱，导致血尿酸升高而引起的急性病变。在明确病因病机的基础上，结合中草药性能，拟定痛风验方。其中外敷药性味寒凉而辛，具备清热镇痛功效；内服药中牡丹皮、山豆根清血分郁热，石膏甘寒清气分实热，配百蕊草加强凉血清热止痛，威灵仙、桑枝、忍冬藤、红藤通经除湿止痛，三七、地龙能通经络、除湿、利尿，车前草、金钱草加强除湿、利尿作用。诸药配伍，具有清郁热、除风湿、通经络、利小便、消肿止痛之功效。

痛 风 汤

【药物组成】 车前草 30 g，知母、黄柏各 10 g，苍术、土茯苓、萆薢、怀牛膝各 15 g。

加减：发作期发热甚者，加生石膏 30 g；关节红肿剧烈者，加忍冬藤 30 g，赤芍 15 g；痛甚者，去苍术，加白芍 15 g；缓解期气虚者，加党参、生黄芪各 20 g；关节僵硬、活动欠佳者，加桃仁 15 g，地龙 10 g，红花 5 g；伴痛风石者，加炮穿山甲（代） 10 g。

【适用病症】 痛风性关节炎。

【用药方法】 每天 1 剂，水煎服。10 天为 1 个疗程。

【临床疗效】 此方治疗痛风性关节炎 52 例，临床痊愈（症状完全消失，关节功能恢复正常，主要实验室检查指标正常） 19 例，显效（主要症状消失，主要关节功能基本恢复，主要实验室检查指标基本正常） 20 例，有效（主要症状消失，主要关节功能和主要实验室检查指标有所改善）10 例，无效（与治疗前比较，各方面均无改善）3 例。总有效率为 94.2%。

【验方来源】 王斌初. 痛风汤加减治疗痛风性关节炎 52 例［J］. 湖南中医药导报，2000，6（3）：28.

按： 中医认为，痛风患者多见于中老年形体肥胖患者。其脏气渐衰，嗜食膏粱厚味，酿生湿热，损害脏腑功能，致脾肾气虚，功能失常。脾失健运，升清降浊无权，肾虚气化失司，不能分清泌浊，水湿内生，与湿热之邪相恋而成浊毒，滞留血中，随血而行，留滞关节，阻于经络，日久而成瘀滞，伤筋蚀骨而成本病。急性期治以清热利湿、化瘀泄浊。方中忍冬藤、黄柏、苍术、知母、石膏等清热利湿，改善关节局部症状，土茯苓、车前草、萆薢利湿化浊促进尿酸排泄，故可较快缓解病情。缓解期化瘀泄浊为主，调补脾肾，以生黄芪、党参补脾肾之气，加桃仁、红花、地龙等活血通络以改善关节功能。经过治疗，可使血尿酸浓度得以降低，且停药后疗效稳定。但必须注意治疗期间，嘱患者多饮水，避免过高嘌呤饮食，戒烟酒，以消除诱因，巩固疗效，防止复发。

痛风定痛汤

【药物组成】 金钱草、石膏各 30 g，泽泻、车前子、防己、知母、黄柏、地龙、赤芍各 10 g，甘草 5 g。

加减：寒热清退者，去石膏、知母，加苍术、白术、薏苡仁各 10 g；病程长者，加海藻 10 g。

【适用病症】 痛风性关节炎。

【用药方法】 每天 1 剂，水煎 2 次，分早、晚服。外用药：取用福建三明制药厂生产的痛血康（云南曲嘉瑞先生祖传秘方研制成的国家级新药。主要由重楼、草乌、金铁锁、化血丹等组成。功能：抗炎、消肿、祛瘀、解热、镇痛），用温水或白酒调敷患处。上药 7 天为 1 个疗程。

【临床疗效】 此方治疗痛风性关节炎 30 例，痊愈（症状消失，实验室检查正常，1 年内未复发）24 例，好转（关节胀痛消失，疼痛缓解，临床检验有改善）6 例。总有效率为 100%。疗程 1~3 周，平均疗程 2 周。

【病案举例】 陈某，男，52 岁。患者夜间突发右第一跖趾关节部位疼痛，伴低热、心烦，夜间痛不能寐。今晨患者右第一跖趾关节部位胀痛剧烈，发热未退就诊。自述 1 年前有类似发作病史 2 次。诊见：发热面容，痛苦貌，局部红肿，皮肤干燥发亮；舌红、苔黄、脉数。检查血尿酸 580 μmol/L。诊断为痛风（湿热型），给予痛风定痛汤清热利湿，活血定痛。药用：金钱草、石膏各 30 g，泽泻、车前子、防己、知母、黄柏、地龙、赤芍各 10 g，甘草 5 g。连服 3 剂。同时局部外敷痛血康，每天更新 2 次（敷药 2 次）。并嘱患者切忌荤腥鱼虾、辛辣、酒等，多饮水、卧床休息，抬高患足。3 天后复诊：药后寒热已清，胀痛明显减轻，现局部红肿消退；舌红、苔薄黄、脉弦。前方减去石膏，加苍术、薏苡仁以助祛湿之力。连服 7 剂，同时外敷痛血康。10 天后诸症消失，活动自如，复查血尿酸 389 μmol/L，恢复正常。嘱患者调整饮食结构，以素食为主，多饮水。1 年后随访未复发。

【验方来源】 周天礼. 痛风定痛汤治疗痛风 30 例 [J]. 江苏中医，2000，21（10）：36.

按：痛风急性期主要由于过食膏粱厚味，使脾胃运化失常，酿湿生热，湿热下注，络脉瘀滞，故见关节部位红肿热痛。治疗宜清热利湿、活血定痛，以痛风定痛汤治疗，收到较满意的效果。方中以金钱草为君，配车前子、泽泻、防己以清热利湿，促进排泄尿酸作用；石膏、知母、黄柏、赤芍、地龙等清热消肿，活血止痛。局部外用痛血康。内外合治，能及时控制症状，缩短疗程，2 周左右可恢复正常。对于痛风的慢性期及后期，则疗程较长，一般要长期服用药物。慢性期以寒湿积聚为主，临床一般无明显寒热，表现为局部疼痛，用本方减去石膏、知母，加苍术、白术、薏苡仁健脾燥湿，加海藻软坚化石。后期以 X 变形僵直为主，所以治疗上以祛风止痛、益气活血为主。

加味萆薢丸

【药物组成】　萆薢 30 g，金钱草、虎杖各 15 g，玉米须、薏苡仁各 20 g，菟丝子、牛膝、黄柏、制大黄、桂枝、山慈姑、三七各10 g。

【适用病症】　急性痛风性关节炎。

【用药方法】　每天 2 剂，早、晚各 1 剂。症状好转后每天 1 剂，维持 2 周后停药。鼓励患者多饮水，低嘌呤饮食，抬高患肢。对高热患者给予生理盐水补液支持治疗。

【临床疗效】　此方治疗急性痛风性关节炎 26 例，疗效标准参照《中医病证诊断疗效标准》，治愈 17 例，好转 6 例，无效 3 例。总有效率为 88.46%。

【验方来源】　张前德. 萆薢丸加味治疗痛风性关节炎 26 例［J］. 新中医，2000，32（10）：47.

按：急性痛风性关节炎的发病机制，既有脾运虚弱之内因，又有饮食不节之外因，终因湿浊内蕴、湿热互结、流注关节而发病。从临床资料来看，湿热蕴结型为最多，其余证型也均是湿热内蕴，日久生热化痰或损伤阴液所致，所以化湿泄浊是治疗急性痛风性关节炎的关键。本方重用萆薢化湿泄浊，通利关节；佐以虎杖、山慈姑、金钱草、黄柏、玉米须、制大黄清热利湿，泄浊化瘀，加强萆薢之功效；用三七化瘀消肿定痛；菟丝子、薏苡仁健脾渗湿，补而不腻，是清补利湿之品；桂枝通十二经脉，与牛膝既为引经之品，又可温化湿邪，升降气机，通利关节。诸药合用，共奏化湿泄浊、清热解毒、化瘀通络之功，阻止湿热瘀毒相互化生，使病理环节得以中止。现代药学研究表明，清化湿热药大多含甾体皂苷，能抑制炎性介质释放，部分能抑制白细胞趋化，从而消炎止痛。且化湿利湿药多为碱性。诸药合用可碱化尿液，改善人体内环境，同时通过抑制肾小管再吸收功能而有较强的利尿和加快尿中成分排泄的作用。虎杖、桂枝有较强的抗实验性关节炎和镇痛作用。本方对痛风性关节炎的疗效可能与上述药理有关。本方疗效好，副作用小，能很快发挥作用，改善症状，且有降低血尿酸作用，值得借鉴。

健脾利湿祛风通络方

【药物组成】　党参、山药、薏苡仁、忍冬藤各30 g，地龙、茯苓、滑石、威灵仙各20 g，苍术、黄柏、泽泻各15 g，甘草6 g。

加减：红肿较重者，加金银花30 g，石膏60 g；痛甚者，加延胡索20 g，制川乌（先煎）15 g；夹瘀者，加赤芍15 g，丹参30 g，三棱10 g；尿路结石者，加金钱草、海金沙各30 g，石韦15 g。

【适用病症】　痛风性关节炎。

【用药方法】　每天1剂，水煎2次，分早、中、晚3次服。治疗期间禁食高嘌呤食物、禁酒，注意卧床休息。同时外治。用如意金黄散根据患部面积大小，以适量的药粉与蛋清调成糊状，摊在油纱布上贴患处，再贴敷料包扎，每天换药1次。

【临床疗效】　此方治疗痛风性关节炎108例，临床治愈（关节肿痛消失，血尿酸降至正常范围）82例，好转（症状、体征基本消失，血尿酸明显下降，接近正常值，基本可从事原工作）23例，无效（用药后无明显变化）3例。总有效率为97.2%。

【病案举例】 张某，男，58岁。3年前无明显诱因突然出现双足第一跖趾关节红肿疼痛，功能障碍。予静脉滴注青霉素，口服秋水仙碱、吲哚美辛及中药，15天后症状好转，但关节处仍有轻度红肿疼痛，尤以活动时加重。此后每于饮酒或劳累后复发，最开始每年发作12次，近年来复发次数增多，近日再次复发。诊见：双足第一跖趾关节红肿疼痛、触之灼热，夜不能寐；口干，乏力，纳差，小便黄；舌红、苔黄腻，脉滑数。检查血尿酸为580 μmol/L。诊为痛风性关节炎，证属脾虚湿盛，湿热内蕴，痹阻经络。治以健脾利湿，通络止痛。用上法治疗12天后血尿酸降至320 μmol/L，患部红肿热痛消失，功能恢复正常。

【验方来源】 何毅. 中药内外合治痛风性关节炎108例[J]. 新中医，2000，32（1）：34.

按： 若认为本病是风、寒、湿三气杂至，侵袭肌表经络，痹阻气血，引起关节肿痛，只用祛风胜湿驱寒之品，关节疼痛症状虽可暂时缓解，但降低血尿酸效果欠佳。同样，即使西医已确诊，给予秋水仙碱、吲哚美辛治疗，也只可暂时消除关节炎症，而对血尿酸无影响。本病多脾虚。随着年龄的增长，发病率渐高，患者形体多为肥胖者，此为素体脾虚，加之饮食不节，过食肥甘厚味，损伤脾胃，运化功能失调，反酿湿浊。湿热外注皮肉关节，内留脏腑，故而发病。湿性重浊黏滞，留滞脏腑，经络阻滞不畅。湿邪留滞，又影响脾胃。故临床上本病多发生于下肢，初病未甚可不痛，然渐积日久，愈滞愈甚，形成高血尿酸、高脂血症，终必突发骨关节肿痛。湿浊内蕴，苔见浊腻，脉滑，此症状在临床上超过半数以上。因此，宜用健脾利湿祛风通络法治疗，才能收到较好疗效。

痛风镇痛汤

【药物组成】 五加皮、半枫荷、薏苡仁各 30 g，木瓜 20 g，防己、牛膝各 15 g，甘草 5 g。

加减：热痹者，加秦艽、豨莶草、宽筋藤；风寒湿痹者，加海风藤、千斤拔、白花蛇；关节痛甚者，加入地金牛；身热者，加钩藤、青天葵。

【适用病症】 痛风性关节炎。

【用药方法】 每天 1 剂，水煎 2 次，合煎液混匀，分早、晚 2 次温服。5 天为 1 个疗程，2 个疗程结束统计治疗结果。

【临床疗效】 此方治疗痛风性关节炎 78 例，临床治愈（关节肿痛消失，血及尿液中尿酸含量正常）62 例，有效（关节肿痛减轻，血及尿液中尿酸含量减少）12 例，无效（临床症状和血及尿液中尿酸含量无改善，甚或加重）4 例。总有效率为 94.9%。

【病案举例】 何某，男，65 岁。主诉：右踝、足背部肿痛 2 周，发热 1 天。起病前曾在外院诊治，诊断为痛风性关节炎，予别嘌呤醇治疗，自觉症状未见明显好转。诊见：体温 38 ℃，右踝关节及第一跖趾关节红肿、局部灼热，痛不可近，活动受限；舌红、苔黄白相间，脉滑数。化验：血尿酸 670 μmol/L，血白细胞 12×10^9/L，中性粒细胞 0.82，淋巴细胞 0.18。西医诊断：痛风性关节炎。中医诊断：痹证（热痹）。治宜祛风除湿清热。处方：五加皮、半枫荷、薏苡仁、豨莶草、宽筋藤各 30 g，青天葵、钩藤、秦艽、防己、牛膝各 15 g，木瓜 20 g，甘草 5 g。3 剂，每天 1 剂。二诊：热退，体温 36.8 ℃，右踝、足背部肿痛明显减轻。上方减青天葵、钩藤。连服 1 周，临床症状完全消失。复查血尿酸已正常。

【验方来源】 刘辉明. 痛风镇痛汤治疗痛风性关节炎78例临床观察 [J]. 新中医，2000，32（2）：19.

按：风邪实为痛风性关节炎致病的关键所在，故方中重用五加皮。五加皮辛能散风，苦能燥湿，温能祛寒，所以有祛风湿、止痹痛的功效，为君药。亟用之，实为本方之妙。若应用常量，其效亦微。虽重用其量，据临床观察亦无明显的毒副作用。半枫荷、木瓜助五加皮祛风除湿之功，且兼有强筋健骨作用，为臣药。取薏苡仁、防己利水消肿止痛之效，以除关节肿痛。更以牛膝载药下行，直达病所，共奏强筋健骨、通利关节之用，皆为佐药。甘草为使，缓急止痛，调和诸药。各药相合，祛风湿、利关节、强筋骨、止痹痛。

增味五痹汤

【药物组成】 麻黄6~15 g，桂枝10~18 g，红花10 g，葛根24 g，羚羊角粉（冲服）0.6 g，黄芪、石膏各30 g，防风、防己、羌活、知母、牡丹皮、赤芍、茜草、白芷、制川乌（需先煎1小时去毒）、土鳖虫、乌蛇肉各10 g。

【适用病症】 痛风性关节炎。

【用药方法】 每天1剂，水煎2次，分早、晚2次温服。15天为1个疗程。

【临床疗效】 此方治疗痛风性关节炎38例，痊愈（临床症状全部消失，关节活动自如，血尿酸降至正常）17例，显效（临床症状好转，关节活动灵活，血尿酸较前降低10%以上）18例，无效（症状缓解不明显，血尿酸与治疗前比较无明显变化）3例。总有效率为92.1%。

【验方来源】 张持. 中药治疗痛风性关节炎38例 [J]. 天津中医学院学报，2000，19（1）：25.

按：增味五痹汤出自《医宗金鉴·杂病心法要诀》，方中麻黄、桂枝性辛温，取其开发肌腠，疏通经络，通阳化气而止疼痛、活血脉。制川乌有毒，需先煎1小时以减少毒性，以温经止痛。有药理研究表明，制川乌对动物的关节炎有明显的消炎及镇痛作用。白芷配羌活、防风、防己以增强祛风胜湿之力。葛根配麻黄、桂枝解肌退热而止疼痛。现代药理研究表明，葛根具有改善微循环及解热作用；黄芪补气升阳，有提高机体免疫力的功能。红花活血以止疼痛。羚羊角粉、石膏、知母、牡丹皮、赤芍、茜草清热凉血，而治热痹疼痛。另加土鳖虫、乌蛇肉通窜活血之品，以逐瘀消肿止痛。全方共奏温阳宣痹、清热凉血、活血止痛之功效。本方治疗痛风性关节炎可以降低血尿酸，改善症状，疗效显著。

痛 风 消

【药物组成】　苍术、黄柏各6g，薏苡仁20g，萆薢12g，牛膝、土茯苓各10g，泽泻8g。

加减：在急性炎症期，局部红肿热痛者，酌加防己、秦艽、忍冬藤、蚕沙、桑枝；热甚者，加知母、生地黄；急性炎症消退，疼痛未除，局部僵肿，皮色暗红者，加赤芍、牡丹皮、丹参；血尿酸增高明显者，加熟大黄、玉米须；局部僵肿不消，抚之似有结节者，加玄参、当归、红花。

【适用病症】　痛风性关节炎。

【用药方法】　每天1剂，水煎2次，分早、晚服。

【临床疗效】　此方治疗痛风性关节炎36例，痊愈（症状消失，血尿酸正常）20例，有效（关节肿痛消失，血尿酸明显降低，但仍高于正常）16例。总有效率为100%。

【病案举例】　许某，男，48岁。有痛风性关节炎病史5

年，此次发作 2 个月余。诊见：双侧踝关节及第一跖趾关节肿胀疼痛、微红，行走时疼痛加重；血尿素氮（BUN）5.9 mmol/L，血肌酐（Cr）8.9 μmol/L，血尿酸（BUA）520 μmol/L。拟清化湿热、和络止痛法治之。处方：苍术、防己、黄柏各 6 g，牛膝、木瓜、蚕沙（包）各 10 g，薏苡仁 20 g，草薢、忍冬藤各 12 g，玉米须 30 g，生甘草 5 g。服药 7 剂后，关节肿胀开始消退，色红转淡。原方去木瓜、蚕沙，加大黄 5 g，再进 7 剂。关节局部不红，肿胀消退，但活动时仍明显疼痛，大便略溏，再拟清化和络方。上方去防己、玉米须、大黄，加土茯苓 15 g，桑枝、丹参各 12 g，木瓜、泽泻 10 g。前后服药 40 余剂，关节肿痛消失，血尿酸 379 μmol/L，再予以原方 14 剂巩固治疗。随访 1 年未复发。

【验方来源】 陈大江. 痛风消治疗痛风性关节炎 36 例 [J]. 江苏中医，1999，20（4）：25.

按：现代医学认为本病多与酗酒或摄入过多高嘌呤食物致嘌呤代谢紊乱所引起。中医则认为，过食膏粱厚味，滋生湿热痰浊，流注关节筋骨，痰阻脉络，再兼过度劳累或风邪诱触，致使浊毒凝聚，气血郁滞而发病。病程日久或反复发作，多有瘀血阻滞经脉的表现。针对本病的病因病机，拟方痛风消清化湿热，泄浊通痹。方中苍术燥湿，黄柏清热，两药相合具有清热燥湿之妙用，故对湿热蕴结而成的筋骨关节疼痛有卓效；牛膝舒筋健骨，利于引湿热下行；薏苡仁甘淡化湿，利尿渗下，与苍术、黄柏、牛膝合为四妙丸，乃治湿热下注筋骨关节之主方；泽泻利尿渗湿；草薢分清化浊；土茯苓利湿解毒，通利关节，有助浊毒之泄降。痛风性关节炎有反复发作的临床特点，控制和减少尿酸的沉积对本病的防治有积极意义。因此，在临床症状消失，实验室检查恢复正常后，仍应持续用药 2~4 周以巩固疗效。

清热蠲痹汤

【药物组成】　金银花 30 g，黄芩 10 g，木瓜、防己、萆薢、土茯苓、鹿角霜、薏苡仁各 20 g，黄柏、车前草、制没药、天南星、乌梢蛇各 15 g，鸡血藤 25 g。

加减：若关节红肿发热者，加石膏、知母、猪苓；关节疼痛剧烈者，加全蝎、地龙；气血虚者，加黄芪、当归；关节疼痛缓解者，加党参、杜仲、续断。

【适用病症】　痛风性关节炎。

【用药方法】　每天 1 剂，水煎 2 次，分早、晚空腹温服。

【临床疗效】　此方治疗痛风性关节炎 60 例，治愈（临床症状消失，关节活动自如，实验室检查正常）43 例，好转（关节肿胀减轻，疼痛缓解，实验室检查有改善）14 例，未愈（临床症状及实验室检查无变化）3 例。总有效率为 95%。

【验方来源】　洪桂敏，魏红. 洪郁文治疗痛风性关节炎 60 例［J］. 辽宁中医杂志，2000，27（3）：124.

按：痛风性关节炎是以关节红肿疼痛、屈伸不利、关节畸形为特点的一种嘌呤代谢障碍引起的全身性疾病，属于中医学痹证范畴。发病多因饮酒过度或过食肥甘厚腻致脾胃湿热内蕴，下趋于关节，瘀滞日久化热，而出现关节红肿热痛。足拇趾是足太阴脾经最低之循行部位，湿热循经下注，因此，该处是关节发病最常见部位。本病病机多由湿热所致，治宜清热祛湿，散瘀止痛，方以清热蠲痹汤。方中金银花、黄芩、黄柏清热燥湿解毒；薏苡仁健脾渗湿；防己、木瓜、天南星、土茯苓、萆薢、车前草清热祛湿；制没药、鸡血藤、鹿角霜、乌梢蛇活血通络止痛。加石膏、知母、猪苓清热利湿；全蝎、地龙活血通络止痛。据急则治其标，缓者治其本的原则，对慢性期或病情反复发作者重用黄芪、当归补气血，扶正祛邪以治本。必须从整体观念出发，调整阴阳、气血、脏腑功能平衡，加党参、杜仲、续断等补气血、调肝肾之药。诸药配伍，谨守病机，辨证施治，药证相符，以获痊愈。并嘱患者注意休息、多饮水，以加速尿酸排泄，少食或不食动物内脏及骨髓、黄豆粉等，使尿酸维持正常水平，防止病情复发。

加味当归四逆汤

【药物组成】　当归、白芍、木瓜、薏苡仁、苍术、木通、生地黄各 10 g，玄参、徐长卿各 15 g，黄柏 8 g，桂枝 5 g，细辛 2 g，甘草 4 g。

加减：急性期红肿痛甚者，加知母 20 g，石膏 10 g，桑枝 30 g；慢性期者，加黄芪 15 g，枸杞子、山茱萸各 10 g。

【适用病症】　痛风性关节炎。

【用药方法】　每天 1 剂，水煎服。2 周为 1 个疗程。

【临床疗效】　此方治疗痛风性关节炎 36 例，临床痊愈（关节肿痛消失，关节功能恢复正常，血尿酸值下降至正常，随访 1 年内不复发）12 例，显效（关节肿痛基本消失，关节功能恢复正常，血尿酸值下降接近正常）14 例，有效（关节疼痛明显减轻，血尿酸值下降，但症状有反复）7 例，无效（治疗前后关节症状及血尿酸无改善）3 例。总有效率为 91.67%。

【病案举例】　胡某，男，60 岁。3 年前曾患痛风性关节炎，现左右手腕、指关节红肿疼痛 5 天。患者因 5 天前种菜挖土后觉双手腕疼痛，活动不能自如，1 天后即微红肿热痛。诊见：两腕关节、指关节微红肿，明显压痛；大便略干，苔薄，脉弦滑。实验室检查：血红蛋白（Hb）120 g/L，血白细胞（WBC）9×10^9/L，血红细胞（RBC）46×10^{12}/L，血沉（ESR）

24 mm/h，类风湿因子（－），血尿酸（BUA）540 μmol/L。诊断为痛风性关节炎。用加味当归四逆汤加知母 20 g，石膏 30 g，桑枝、黄芪各 15 g。6 剂。服 6 剂后症状基本消失，续服 5 剂，症状消失，复查 ESR 14 mm/h，BUA 368 μmol/L，类风湿因子（－）。随访 1 年未复发。

【验方来源】　刘和平. 加味当归四逆汤治疗痛风性关节炎 36 例［J］. 湖南中医杂志，1999，15（3）：47.

按：痛风性关节炎，究其原因，多责之多食膏粱厚味，致湿热内蕴，蕴久则热极生毒，湿热毒邪阻于经络，流注关节而致血脉瘀阻，关节红肿热痛。治宜清热除湿止痛，舒筋活络。方用黄柏、玄参、薏苡仁、木瓜、苍术、知母、石膏、桑枝清热除湿；细辛、徐长卿温经止痛；当归、白芍、木通、桂枝舒筋活络。急性关节红肿期重加知母、石膏、桑枝以加大清热力度，慢性期虚弱者则加生黄芪、山茱萸、枸杞子以补益气血。此外嘱患者多喝，以加速尿酸排泄，少食或不食动物内脏及骨髓、黄豆粉等，使尿酸维持正常水平，以防复发。

痛　风　汤

【药物组成】　山茱萸、女贞子、菟丝子各 15 g，防己、忍冬藤、黄柏各 10 g，海桐皮、桑枝、豨莶草、石膏各 30 g。

【适用病症】　急性痛风性关节炎。

【用药方法】　每天 1 剂，水煎 2 次，分早、晚服。10 天为 1 个疗程，共服 3 个疗程。服药期间戒烟酒，忌食高嘌呤食物，多饮水，少活动。

【临床疗效】　此方治疗急性痛风性关节炎 56 例，临床治愈（关节红肿热痛症状消失，血尿酸恢复正常，观察 6 个月无复发）32 例，有效（关节红肿热痛症状减轻，血尿酸下降，观察 6 个月无加重）20 例，无效（关节红肿热痛症状无改善，血尿酸未改变或升高）4 例。总有效率为 92.86%。

【病案举例】 林某，男，50 岁。患者有嗜食肥甘油腻及饮酒习惯。多次出现突发性右足第一跖趾关节红肿热痛，诊为急性痛风性关节炎，每次服用别嘌呤醇后缓解。诊前 1 天因劳倦后上症复发并加重。诊见：患部呈刀割样疼痛，固定不移，局部红肿热痛，腰膝酸软，乏力，头晕眼花，耳鸣；舌稍红、苔黄腻，脉弦；血尿酸 546.1 μmol/L。西医诊断为急性痛风性关节炎；中医诊为痹证。证属肝肾不足，湿热郁阻。治宜补益肝肾，清热利湿通络，方用痛风汤，每天 1 剂。忌食高嘌呤食物，戒烟，多饮水，少活动。服药 3 剂后患者自觉受累关节疼痛有所减轻，1 周后症状消失。再服药 1 周，复查血尿酸 324 μmol/L。随访半年未见复发。

【验方来源】 黄爱云. 痛风汤治疗急性痛风性关节炎 56 例［J］. 新中医，1999，31（7）：49.

按：痛风性关节炎是因嘌呤代谢紊乱所致的疾病，临床特点主要表现为高尿酸血症伴痛风性关节炎，反复发作，属中医湿热痹范畴。发作时以关节红肿热痛为特点，常因过食肥甘厚腻之品及饮酒而发。肝主疏泄，调畅气机，通利三焦，有疏通水道的作用。肝失疏泄则气机不畅，经脉阻滞不利。肾主水，对体内的水液代谢产物的气化排泄起主要作用，如肾气化失常，则水液代谢产物排泄障碍而致各种病症。因此，本病与肝肾不足有关，肝失疏泄，肾失正常气化，致湿浊内停，加上过食肥甘厚腻及饮酒，生湿助热，使气机逆乱，脉络瘀滞，出现红肿热痛等症。以肝肾不足，湿热浊邪留住经脉、关节为主要病机。痛风汤以山茱萸、女贞子养肝；菟丝子补肾；桑枝、防己、忍冬藤、黄柏、海桐皮、豨莶草、石膏清利湿热通络。诸药合用，紧扣病机，共奏补益肝肾、清利湿热通络之功。故能取得满意效果，且无副作用。

芙 蓉 花 散

【药物组成】　鲜芙蓉花叶 50 g，黄柏、苦参、山豆根、地骨皮各 10 g，冰片 6 g，萆薢、赤芍、络石藤、薏苡仁各 15 g。

【适用病症】　痛风性关节炎。

【用药方法】　上药共研为末，以适量水调和外敷患处。12小时后去敷药，局部常规消毒，以皮肤针叩刺患处，用火罐拔出少许血液，擦干出血，消毒，以无菌纱布包扎患处。隔 1 天后重复上述方法治疗，治疗 7 次为 1 个疗程。治疗期间，停用其他一切药物，嘱患者饮食清淡，忌食辛辣之品，多饮水。

【临床疗效】　此方治疗痛风性关节炎 32 例，痊愈〔疼痛完全消失，局部无红肿、无压痛，血尿酸（BUA）值降至 131 μmol/L，血沉（ESR）、白细胞（WBC）值均正常〕19 例，显效（疼痛完全消失，局部无红肿，有轻微压痛，BUA 值超出正常，ESR、WBC 正常）8 例，好转（局部红肿疼痛明显好转，BUA 值超过正常，ESR、WBC 值增高）3 例，无效（未达以上标准）2 例。总有效率为 93.8%。

【病案举例】　高某，男，45 岁。就诊前 1 天因饮酒、吃火锅后突感右侧跖趾关节红肿疼痛不适，不能行走。曾有反复发作 5 年病史，每遇饮酒及劳累后发作。诊见：局部压痛明显、疼痛日轻夜重，全身发热，舌红、苔黄，脉滑数。检查 BUA 532 μmol/L，ESR 38 mm/h，WBC 15×10^9/L；X 线片示：右跖趾关节面有不整齐的凿形缺陷。诊为痛风性关节炎。予本法治 7 次后，红肿疼痛完全消失，行走自如，局部无压痛；舌淡、苔薄白，脉平。复查 BUA、ESR、WBC 值均正常，随访 2 年未再发作。

【验方来源】 唐宗华. 外敷芙蓉花散结合刺络、拔罐治疗痛风性关节炎 32 例 [J]. 四川中医, 1998, 16 (7): 102.

按: 痛风性关节炎按临床症状属于中医学痹证中热痹范畴。由于过度劳累、素体虚弱或由于居处潮湿、涉水冒雨、气候变化等原因, 以致外感湿邪侵袭人体, 留于经络, 下注于关节, 郁久化热, 致湿热阻滞关节。再或由于喜食肥甘厚味、辛辣之品, 湿热内生, 留于经络, 下注于关节, 以致出现关节红肿疼痛、发热, 行走不利, 舌红、苔黄, 脉滑数等症状。治应以清利湿热、消肿通络止痛为法。鲜芙蓉花叶以清利湿热、消肿见长; 黄柏、苦参、地骨皮清热利湿, 增强鲜芙蓉花叶的作用; 山豆根、络石藤通络消肿; 冰片、赤芍凉血消肿。加以刺络、拔罐达到消肿、通络、止痛的目的。共奏清热利湿、消肿通络止痛之效, 湿去热清、肿消络通而痛止。

石膏三妙汤

【药物组成】 生石膏 (先煎) 30 ~ 45 g, 黄柏、苍术、川牛膝、牡丹皮、泽泻各 10 g, 生薏苡仁 30 g, 车前子、延胡索各 15 g, 生甘草 6 g。

加减: 热重者, 加忍冬藤、蚤休; 阴亏者, 加知母、天花粉; 湿重者, 加桂枝、防己、茯苓皮。

【适用病症】 急性痛风性关节炎。

【用药方法】 每天 1 剂, 水煎服。另加用罗氏散瘀膏 (由黄连、黄芩、黄柏、玄明粉组成, 有清热凉血散瘀之功) 外敷。服药期间禁食动物内脏、豆制品、海鲜及酒类, 嘱多食蔬菜、水果, 适量进食乳制品、淡水鱼等, 多饮茶、水。此外, 为巩固疗效, 缓解期还可用防己黄芪汤加减内服。

【临床疗效】 此方治疗急性痛风性关节炎31例，24例患者经治疗5~14天后诸症状缓解，血尿酸复查恢复正常；7例经服药3~4周后诸症状缓解，血尿酸复查恢复正常。有2例在半年后复发，用上法治疗后再次缓解。

【验方来源】 吴江新. 石膏三妙汤治疗急性痛风性关节炎31例［J］. 浙江中医杂志，1988（9）：403.

按： 本病急性期以清热祛湿、化浊宣痹为先。生石膏辛寒质重，既透解肌热，又生津止渴，长于清泄肺胃，为清热泻火之要药，黄柏苦寒善清下焦湿热，苍术苦温燥湿，三药合而为君；川牛膝活血通脉，引药下行为臣；车前子、生薏苡仁、泽泻利湿健脾，牡丹皮凉血活血，延胡索活血行气止痛，五药合用为佐；生甘草清热和胃、调和诸药为使。诸药合用，使湿去热清，诸症状自除。缓解期用防己黄芪汤加减益气健脾、通络除湿以巩固疗效。此外，通过临床观察发现饮茶（尤其是饮绿茶和乌龙茶）对痛风性关节炎的治疗和预防大有益处。现代研究已证实茶的利尿作用极好，不仅能降脂、降压，还有利于尿酸的排出。故而应鼓励痛风性关节炎患者养成饮茶的习惯。

当归拈痛汤

【药物组成】 当归、黄芩、苦参各12 g，葛根、牛膝、羌活、苍术、防风各10 g，甘草5 g，防己、黄柏各15 g，茵陈20 g，泽泻18 g。

加减：痛甚者，加三七、乳香、没药；大便干结者，加大黄；反复发作者，加黄芪、白芍。

【适用病症】 痛风性关节炎。

【用药方法】 急性期每2天服3剂，每剂水煎2次，分早、中、晚3次服。缓解后每天1剂，水煎2次，分早、晚服。在内服中药的同时，以茶水调和金黄散外敷受累关节局部，并保持药物湿润，每天换药 1 次。

【临床疗效】 此方治疗痛风性关节炎 23 例，显效（关节红肿热痛消失，行动自如，血尿酸明显下降或降至正常，连续 2 年以上无复发）10 例，有效（关节红肿热疼痛基本消失，行走稍有掣痛感，血尿酸有所下降）12 例，无效（治疗 2 周后血尿酸及关节症状无改变）1 例。总有效率为95.65%。其中显效者，3~7 天症状即获控制。

【验方来源】 何咸胜. 当归拈痛汤治疗痛风性关节炎 23 例报告［J］. 江西中医药，1997，28（4）：21.

按：痛风性关节炎急性发作之时，关节局部红肿、灼热、疼痛，同时伴口干、口苦、口臭、小便短赤、大便干结或秽臭不爽，舌质红或暗红、苔白厚腻或黄腻，脉弦滑数而有力，多为风湿热痹，才出现一系列湿热瘀阻经脉的症状。治疗当以清热利湿、和营祛瘀、通络止痛为法。当归拈痛汤中，当归、羌活、防风、防己祛风胜湿、活血通络止痛；茵陈、黄芩、苦参清热除湿；苍术健脾燥湿，又可兼制苦寒伤胃之弊；泽泻淡渗利湿；葛根解肌表。本方配伍严谨，融清热利湿、祛风胜湿、和营通络于一炉。临证时又在于药随证变，以期切中病情。同时配合具有清热除湿、散瘀化痰、消肿止痛作用的金黄散外敷，内外兼治，相得益彰。本病缓解间隙期间以脾肾两虚、风湿之邪内滞筋脉关节者居多。治疗以补益脾肾、温经通络、祛风通痹为主，可用本方加减合六味地黄丸口服以图根本。

通腑泻浊方

【药物组成】 黄柏、土茯苓、地龙、大黄（后下）各 10 g，知母、牛膝各 15 g，石膏（先煎）、金钱草各 30 g。

加减：痛甚者，加山慈姑、全蝎；红肿热甚者，加金银花、连翘、牡丹皮；便燥者，加芒硝、厚朴；尿酸高者，加萆薢、车前子、天葵子。

【适用病症】　痛风性关节炎急性发作。

【用药方法】　每天1剂，用水浸泡15~20分钟，急火猛煎10分钟，顿服。同时注意多饮水。

【临床疗效】　此方治疗痛风性关节炎急性发作37例，单纯疼痛缓解35例，单纯尿酸下降19例，疼痛缓解合并血尿酸下降18例，尿路结石消失1例，肾功能改善7例，无效2例加用西药解热镇痛药缓解。

【病案病例】李某，男，36岁。患者3天前无明显诱因发作左膝关节红肿热痛，曾在外院误诊为急性感染性关节炎，经抗生素治疗2天无效。来诊时检查血常规正常，血尿酸543 $\mu mol/L$。诊为痛风性关节炎，收住入院。诊见：左膝关节局部红热肿甚，剧痛，活动困难，伴发热口渴；舌红、苔黄糙，脉数。予基本方加芒硝、厚朴煎服1剂，用金黄膏外敷。药后便次增多，疼痛明显缓解，于1天内疼痛基本缓解。即改投清热利湿剂巩固，血尿酸降至191.6 $\mu mol/L$，后好转出院。

【验方来源】　魏文军. 通腑泻浊法治疗痛风性关节炎急性发作37例［J］. 江苏中医，1998，19（4）：21.

按：痛风性关节炎患者体内浊邪积聚过多，兼热毒炽盛。故单纯投以清热解毒剂疗效往往欠佳。而通腑泄浊法既可通过通腑来泻火，又可通过泄浊来荡除胃肠积滞，事半而功倍。方中大黄为君药，苦寒泄热毒，行瘀血，荡积滞，实为治疗痛风性关节炎之良药；知母咸寒坚阴，以防泻下伤阴；石膏淡渗利湿，且偏碱性，能影响血中酸碱度；牛膝引药下行；黄柏、土茯苓清热利湿；地龙活血通络；金钱草利尿通淋，可排除尿路结石。诸药合用，共奏通腑降浊、化瘀通络之功，因而可明显减轻因浊毒瘀滞引起的疾病。运用通腑法应注意中病即止。中药虽无秋水仙碱等较为剧烈的毒副作用，但峻下太过，也易伤正。由于浊毒长期存在，故缓解期也应坚持服用缓下剂以正本清源。同时，注意控制饮食，忌酒及避免诱因，以防止再发。

青 冬 汤

【药物组成】　大青根 90 g，忍冬藤、丹参各 30 g，赤芍、川芎、地龙各 10 g，牛膝 15 g，桂枝 5 g。

加减：痛甚者，加三七、没药；高脂血症者，加桑寄生、山楂；关节肿甚者，加连翘。

【适用病症】　痛风性关节炎。

【用药方法】　每天 1 剂，水煎 2 次，分早、晚服。服药时间 1 周至 15 天不等。治疗期间嘱患者适当调节饮食，鼓励多饮水，不进食高嘌呤食物，戒酒，避免诱发因素。

【临床疗效】　此方治疗痛风性关节炎 40 例，完全缓解（临床症状全部消失，关节红、肿、热、痛消失，活动自如，血尿酸恢复正常）25 例，好转（临床症状减轻，关节红、肿、热、痛好转，活动尚可，血尿酸水平下降）13 例，无效（症状、体征无明显改善，血尿酸与治疗前比较无明显变化）2 例。总有效率为 95%。12 例患者在 1~2 年复发，再次来诊，同样施以上法，仍奏效。

【病案举例】　施某，男，63 岁。右拇趾红肿热痛 15 天，伴发热 1 天。诊见：痛苦面容，形体肥胖，右拇趾红肿热痛，活动受限，大便干结，体温 38.5 ℃，血尿酸增高（600 μmol/L）；舌稍红、苔腻黄厚，脉滑数。诊为痛风性关节炎，证属湿热痹。治以清热除湿通络。方用青冬汤加味：大青根 90 g，丹参、桑寄生、忍冬藤各 30 g，山楂、地龙、川芎、赤芍各 10 g，牛膝

15 g，桂枝 5 g。每天 1 剂。服药 1 周后，临床症状完全消失，右拇趾红肿热痛消失，血尿酸水平恢复正常。

【验方来源】 黄月媚. 青冬汤治疗痛风性关节炎 40 例 [J]. 辽宁中医杂志，1998，25（5）：212.

按： 据本病湿、热、浊、瘀的特点，施以清热除湿、活血通络之法。方中大青根，性苦寒，有清热解毒除湿等作用，重用 90 g，意在使上述之功用更加显著，快捷有效；忍冬藤助大青根以加强清热解毒通络；丹参、川芎、地龙、赤芍、牛膝以活血通络止痛且灭风邪；桂枝疏风通络，开闭达郁，促进热毒湿浊速去，由于桂枝性温，配合诸药还可防止大剂寒凉有碍气血运行之弊。诸药合用，共奏清热除湿、活血通络、除痹之功。

痛 风 合 剂

【药物组成】 苍术、羌活、独活、黄柏各 10 g，薏苡仁、土茯苓各 30 g，制川乌、制草乌、木通各 5 g，金钱草、生地黄各 15 g，车前子（包）12 g，甘草 3 g。

加减：上肢关节痛甚者，加桑枝 15 g，姜黄 10 g；下肢关节痛甚者，加牛膝 15 g，木瓜 10 g；病情反复发作者，去桑枝，加黄芪 15 g，白芍、桂枝各 10 g；多个关节受累者，加蜈蚣 1 条，威灵仙 10 g。缓解期去黄柏、木通，加六味地黄丸 10 粒，每天分 2 次吞服。

【适用病症】 痛风性关节炎。

【用药方法】 每天 1 剂，水煎服。并外敷常规消肿止痛膏，隔天换药。必要时酌用西药。

【临床疗效】 此方治疗痛风性关节炎 60 例，治愈（症状消失，血及尿液中尿酸含量正常，连续随访 2 年以上无复发者）27

例，好转（症状缓解，血及尿液中尿酸含量接近正常）31 例，无效（治疗后症状及化验指标无改善）2 例。总有效率为 96.7%。

【验方来源】 余有志. 中西医结合治疗痛风性关节炎 60 例疗效观察［J］. 浙江中医杂志，1996（11）：497.

按： 痛风性关节炎在急性发作期，从风湿热痹论治，所拟痛风合剂，清热利湿，消肿止痛，祛风蠲痹。缓解期证属脾肾两虚，予六味地黄丸常服，以滋肾益精，巩固根本。本病的防治要重视饮食结构，降低尿酸，不吃含高嘌呤食物，如动物内脏及贝壳类海洋产品等，不宜饮酒。

痛风消痛汤

【药物组成】 金钱草 30 g，赤芍 12 g，地龙、车前子、泽泻、防己、黄柏、生地黄各 10 g。

加减：关节皮肤红肿灼热甚者，加水牛角以清热泻火；关节疼痛剧烈者，加制川乌、制草乌、蜈蚣以镇痉止痛；慢性期局部肿胀不消者，加苍术、白术、薏苡仁、茯苓以利湿消肿，同时能调整脾胃的代谢功能；慢性期耳廓及病变关节处见痛风石沉积者，加山慈姑、海藻以软坚化石。

【适用病症】 痛风性关节炎。

【用药方法】 每天 1 剂，水煎服。急性发作期加用金黄膏外敷，每天 1 次。

【临床疗效】 此方治疗痛风性关节炎 42 例，治愈 35 例，显效 6 例，无效 1 例。总有效率为 97.6%。

【验方来源】 杨能华，刘再鹏. 痛风消痛汤治疗痛风性关节炎 42 例［J］. 湖南中医杂志，1996，12（4）：35.

按： 痛风性关节炎在治疗上大多采用祛风清热、化湿通络的方法。痛风消痛汤以金钱草为主药，具有利尿排石、清热解毒之功效，现代药理研究亦证实金钱草具有利尿、解痉、消炎等作用。配以车前子、泽泻、防己加强清热利湿的作用；黄柏、赤芍、生地黄、地龙则有清热通络、活血止痛等作用。临床观察表明，初发病者易治，反复发作者则见效缓慢，尤以高龄合并高血压、高血脂、动脉硬化、糖尿病者效果更差。本组42例中，初次发病20例，治疗1周症状明显改善，而反复发作的病例需经2～3周的治疗，症状方有所改善。

愈 痹 饮

【药物组成】　秦艽、豨莶草、防己各15 g，威灵仙、赤芍、秦皮、车前子各20 g，薏苡仁30 g，土茯苓50 g。

【适用病症】　痛风性关节炎。

【用药方法】　每天1剂，水煎服。

【临床疗效】　此方治疗痛风性关节炎，疗效满意。

【病案举例】　徐某某，男，42岁。右踝关节及跖趾关节肿痛、活动受限半月余，在当地医院按风湿性关节炎诊治，肌内注射青霉素，口服吲哚美辛、地塞米松未能奏效。诊见：面容愁苦，行走跛形，右踝关节及跖趾关节肿痛；苔黄腻，脉濡微数。实验室检查：血常规、抗"O"均正常，血沉15 mm/h，类风湿因子（-），血尿酸520 μmol/L。诊断：痛风性关节炎，拟清热除湿通络，以愈痹饮加味：秦艽、豨莶草、牛膝、防己各15 g。威灵仙、赤芍、秦皮、车前子各20 g，薏苡仁30 g，土茯苓50 g。7剂。二诊：关节肿痛明显好转，能骑车上班。再进7剂，关节肿痛已消，活动如常，病告痊愈。

【验方来源】　孙光卿. 愈痹饮治痛风性关节炎良效［J］. 江西中医药，1996，27（6）：49.

按：痛风性关节炎的发生与体质因素、气候条件、饮食起居、生活环境有密切关系。平素过食膏粱厚味以致湿热内蕴，兼外感湿热。湿热之邪侵注关节经络，营卫不通，气血受阻，故出现关节红肿疼痛、屈伸不利等症。方中秦皮清热，赤芍活血，秦艽、威灵仙、豨莶草、防己祛湿通络止痛，薏苡仁、车前子、土茯苓清热利湿，使湿热从小便而解。治病求本，湿热除，经络通，则关节红肿疼痛自然消失。

宣 痹 汤

【药物组成】 防己、连翘各 12 g，杏仁、栀子、法半夏、蚕沙各 10 g，滑石、赤小豆皮、忍冬藤各 15 g，薏苡仁 20 g。

加减：红肿明显者，加丹参、生地黄、赤芍、牡丹皮等；疼痛剧烈者，加制乳香、没药、姜黄、牛膝、延胡索等；多个关节受累者，加全蝎、蜈蚣、地龙等。

【适用病症】 痛风性关节炎。

【用药方法】 每天 1 剂，水煎 2 次，取液 450 mL，分 3 次服。

【临床疗效】 此方治疗痛风性关节炎 14 例，显效（1 周内临床症状基本缓解，血尿酸水平降至正常）8 例，有效（1 周内关节红肿热痛明显减轻，血尿酸水平下降）6 例。复发者再治疗可收到同样效果，治疗期间未见明显副反应。

【病案举例】 郑某，男，20 岁。剧烈运动后，右手拇指及左足第一跖趾关节红肿热痛 7 天，晚间症状加重。诊见：舌红、苔黄腻，脉濡数，体温 37.2 ℃，呼吸 21 次/分，脉搏 80 次/分，血压 16/10.7 kPa；右拇趾及左第一跖趾关节处红肿、发热，触痛明显，活动受限。实验室检查：血尿酸 624.2 μmol/L，抗"O" <500 U，类风湿因子（-）；X 线片示：左第一跖骨见圆形穿凿样透亮缺损，为痛风性关节炎样改变。临床诊断为痛风性

关节炎，湿热侵淫关节的痹证，以清化湿热法治疗，基本方加丹参、牡丹皮、赤芍、制乳香、制没药。服药第 3 天关节红肿热痛明显减轻，第 7 天临床症状基本消失，复查血尿酸 318.7 μmol/L，遂以化湿和胃法善其后。

【验方来源】　　崔向军，王萍. 宣痹汤治疗痛风性关节炎 14 例小结［J］. 湖北中医杂志，1995，17（1）：21.

按：秋水仙碱和吲哚美辛等药有良好的缓解痛风性关节炎临床症状的作用，但副作用大，特别是胃肠道反应明显，患者不易接受，且无明显降低血尿酸水平的效果。宣痹汤化裁疗法虽在缓解症状方面可能比秋水仙碱慢（未做对照观察），但无明显副作用，有较快降低血尿酸的功效。无疑是当前替代秋水仙碱的疗法。

痛　风　方

【药物组成】　　痛风 I 号方：金雀根、土茯苓、薏苡仁、马鞭草、益母草、豨莶草各 30 g，威灵仙、苍术、炒牛膝、何首乌各 15 g。

痛风 II 号方：炙黄芪、党参各 25 g，何首乌、杜仲、桑寄生各 15 g，生地黄、金钱草、金雀根各 30 g。

【适用病症】　　痛风性关节炎。

【用药方法】　　对急性期患者服痛风 I 号方，水煎服，每天 1 剂。服药时间 5～21 天不等。同时配合凉血消肿的药膏，每天换药 1 次。对缓解期患者服痛风 II 号方，水煎服，每天 1 剂。用药 30 天为 1 个疗程。治疗期间严格限制高嘌呤食物，增加饮水量。

【临床疗效】　　此方治疗痛风性关节炎 32 例，显效（局部关节红肿热痛消失，活动如常，血尿酸明显降低或正常）16 例，有效（局部红肿基本消失，热痛消退好转，活动改善，血尿酸有所下降）14例，无效（症状和血尿酸无明显改善）2例。总有效率为93.7%。

【病案举例】　患者，男，48岁。平素嗜烟酒，喜食海鲜，有痛风性关节炎病史5年。今年开始发作频繁，诊见：腰酸乏力，舌质红、苔薄黄腻，脉弦；右足第一跖趾关节、跗跖关节明显肿大，皮色焮红，压痛（+）；左足第一跖趾关节肿大，皮色焮红，压痛（+）实验室检查：血沉（ESR）34 mm/h，血尿酸（BUA）514 mmol/L。辨证：脾失健运，湿热内蕴。治宜健脾利湿，化瘀消肿。处方：金雀根、威灵仙、炒薏苡仁、土茯苓、马鞭草、益母草、豨莶草各30 g，苍术、炒牛膝、何首乌、杜仲各15 g，制大黄9 g。每天1剂，配合膏药外敷。12天后，两足第一跖趾关节及右足背红肿基本消退，行走如常。复查血尿酸370 mmol/L，血沉12 mm/h。继续服用健脾护肾祛浊的痛风Ⅱ号方30剂。后随访1年余未再复发。

【验方来源】　荣晓华. 痛风方治疗痛风性关节炎32例[J]. 山东中医杂志，2000，19（7）：405.

按：方中苍术、薏苡仁、土茯苓可健脾胃，化湿浊；金雀根补气行血，加之炒牛膝、益母草、马鞭草活血祛瘀而使通血脉之功更显；用金钱草、豨莶草清热解毒，利水消肿。诸药合用可加速尿酸的排泄，关节红肿的消退。缓解期采用黄芪、党参、何首乌、生地黄、杜仲等可以健脾护肾祛浊，以固根本，控制痛风性关节炎的复发。

五土五金汤

【药物组成】　土茯苓20 g，土牛膝15 g，土黄连10 g，土大黄15 g，土鳖虫10 g，金银花20 g，金钱草30 g，海金沙

15 g，金莲花 10 g，金刚刺 20 g。

加减：伴全身发热者，加石膏 30 g，知母 15 g；湿重而关节肿甚者，加萆薢 15 g，防己 10 g；关节处色深而瘀重显著者，加炮穿山甲（代）、赤芍各 10 g；关节灼热明显者，加蒲公英 20 g，七叶一枝花 15 g。

【适用病症】　急性痛风性关节炎。

【用药方法】　每天1剂，水煎2次，分早、晚服。7剂为1个疗程，连服 1~2 个疗程。

【临床疗效】　此方治疗急性痛风性关节炎 28 例，治愈（关节红肿疼痛及局部压痛等症状完全消失，关节活动正常，检查血尿酸、血沉正常）21 例，好转（关节红肿疼痛及局部压痛等症状明显减轻，关节活动功能改善，实验室检查好转）6 例，无效（症状、体征和实验室检查无明显变化）1 例。除个别病例服药后大便偏稀外，未发现明显不良反应。

【病案举例】　患者，男，58 岁。患者踝膝关节间歇性疼痛 2 年。3 天前夜间突然右踝关节剧烈疼痛，局部红肿，行走困难，伴有头痛发热，便干尿黄。应用扶他林治疗效果不显。诊见：体温 38.1℃，痛苦面容，右踝关节重度红肿、疼痛拒按、活动严重受限；舌质红、苔黄腻，脉滑数。化验：血沉（ESR）66 mm/h，血尿酸（BUA）688 μmol/L，白细胞（WBC）11 × 10^9/L，中性粒细胞0.8。X 线片示：右踝关节骨质无明显变化，关节软组织肿胀有阴影。西医诊断：痛风性关节炎（急性发作期）。中医辨证：湿热毒邪流注经络，留着关节，气血壅滞不通。治宜清热利湿、凉血解毒、化瘀通络。予五土五金汤加生石膏 30 g，七叶一枝花、知母各 15 g，蒲公英 20 g。7 剂。嘱戒烟酒，禁食肉类、海参等，避免感冒受潮湿。7 天后复诊：全身症状消失，体温 36.7℃，关节红肿及疼痛明显减轻、活动度增加。复查 BUA 460 μmol/L，ESR 26 mm/h，WBC 7 × 10^9/L，中性粒细胞 0.7。上方去石膏、知母，继服 7 剂。三诊：关节肿痛皆失、活动自如，舌脉正常，BUA 376 μmol/L，ESR 12 mm/h，WBC 6×10^9/L，中性粒细胞 0.68。随访 1 年未复发。

【验方来源】 刘书珍，郭美玲. 五土五金汤治疗急性痛风性关节炎 28 例 [J]. 山东中医杂志，2000，19（2）：82.

按：急性痛风性关节炎虽可归属于热痹，但与一般的热痹有别。因热痹所包括范围较广，多数情况下是指急性风湿热或活动期类风湿性关节炎，其病因病机为感受风湿热邪或风寒湿邪郁久化热，总之以外邪的入侵为直接因素。而痛风性关节炎则不同，外邪的侵袭虽可成为诱因，但更重要的是湿浊内生，脏腑积热蕴毒，湿热毒邪由内攻外，发于四末，在多数情况下，不需外邪的作用就可发病。这与现代医学认为的机体代谢紊乱、血尿酸增高、尿酸盐沉积于关节组织而发病的机制是一致的。因此，治疗应以清热利湿、凉血解毒、化瘀通络为主。五土五金汤即据此而设。方中土茯苓、金钱草清热利湿解毒，海金沙利湿泄浊，土黄连、金银花、金莲花功专清热解毒，土大黄清热凉血，土牛膝活血祛瘀解毒，土鳖虫功擅活血散瘀，金刚刺、土茯苓既能解毒，又能除湿通络。诸药合用，切合病机。临床观察表明，该方在解除关节红肿热痛等症状方面有独到之处，其止痛消肿效果显著，且能明显降低血尿酸和血沉。

金钱草薏苡仁汤

【药物组成】 金钱草、薏苡仁各 30 g，车前子、黄柏、泽泻、牡丹皮、赤芍、地龙、牛膝各 10 g，甘草 5 g。

加减：局部焮红赤热伴全身发热者，加石膏、知母；肿甚者，加萆薢、防己；痛甚者加桃仁、川芎；关节活动欠利者，加伸筋草。

【适用病症】　痛风性关节炎。

【用药方法】　每天1剂，水煎2次，分早、晚服。外敷药物：以金黄膏（大黄、黄柏、姜黄、白芷、天南星、陈皮、苍术、厚朴、甘草、天花粉等）局部外敷，每天更换1次。并口服别嘌呤醇0.1 g，每天2次。

【临床疗效】　此方治疗痛风性关节炎32例，治愈（症状消失，实验室检查正常）29例，好转（关节肿胀消减，疼痛缓解，实验室检查有改善）3例。总有效率为100%。

【病案举例】　许某，男，60岁。自诉因酗酒诱发右足拇趾跖趾关节红肿热痛5天，既往有类似发作3次。初起时伴有发热，在外院经青霉素6.4×10^6 U静脉滴注，每天1次，共3天，身热虽退而关节红肿热痛不减。诊见：右足拇趾跖趾关节红肿焮热压痛，活动不利，左耳廓扪及一米粒大小痛风石；舌红、苔黄腻，脉弦数。实验室检查：血尿酸（BUA）623 μmol/L，血白细胞13.7×10^9/L，中性粒细胞0.85，淋巴细胞0.15。西医诊断：痛风性关节炎。中医辨证：属湿热下注。治以清热利湿，通络止痛。处方：金钱草、薏苡仁各30 g，车前子（包）、泽泻、黄柏、知母、防己、赤芍、地龙各10 g，石膏（先煎）20 g，甘草5 g。每天1剂。局部用金黄膏外敷，每天更换1次。并口服别嘌呤醇0.1 g，每天2次。治疗3天后局部红肿热痛明显减轻，继续治疗5天后诸症消失。复查血尿酸正常。

【验方来源】　徐玉建. 中西医结合治疗痛风性关节炎32例［J］. 江苏中医，2000，21（12）：30.

按：中医认为，本病病因主要是由于过食膏粱厚味，脾胃运化失常，湿热蕴结，络脉瘀滞，故见关节红肿热痛等症状。治疗当清热利湿、通络止痛。方中以金钱草为主药，配伍车前子、黄柏、泽泻以清热利湿，佐以薏苡仁利湿除痹，牡丹皮、赤芍清热凉血，牛膝、地龙通络止痛，使以甘草调和诸药。诸药合用，共奏清热利湿、通络止痛之效。局部外敷金黄膏更有清热除湿，散瘀化痰止痛之功。中药药理研究已证实，金钱草、车前子等清热利湿药具有利尿及促进尿酸排泄的作用。别嘌呤醇与上述中药合用，既能减少尿酸的生成，又能促进尿酸的排泄，使血尿酸浓度迅速下降，因而疗效显著。

清热祛湿蠲痹饮

【药物组成】 土茯苓、虎杖各 30 g，忍冬藤、红藤、茯苓、山慈姑各 20 g，萆薢、椿皮各 12 g，苍术、赤小豆、黄柏、滑石、赤芍各 15 g，姜半夏、陈皮、甘草各 10 g，牛膝 6 g。

【适用病症】 痛风性关节炎。

【用药方法】 每天 3 剂，取汁 300 mL，早、晚 2 次空腹温服。高热者，可于 500 mL 滴注液体内加双黄连注射液 2.4 g 静脉滴注，每天 1 次，热退则停用。

【临床疗效】 此方治疗痛风性关节炎 32 例，治愈（体温恢复正常，症状与体征完全消失，即患部肤色转为正常，关节活动自如、无压痛，血尿酸化验正常）27 例，好转（症状与体征基本消失）4 例，无效（治疗后症状与体征均无明显变化）1 例。总有效率为 96.9%。

【病案举例】 患者，男，34 岁。因双足拇趾跖趾关节红肿热痛、功能受限逐日加剧 3 天入院。发病前患者酗酒多次，入院时诊见：以双足拇趾跖趾关节为中心红肿，右侧为著，扪之灼热，双侧均有明显触痛，体温 37.4℃。化验血白细胞 $8.8 \times 10^9/$ L，中性粒细胞 0.62，淋巴细胞 0.38；血尿酸 624.5 μmol/L。X线双足正位片示：双足第一跖骨内侧有小囊样密度减低区，右足第一跖骨头囊样密度减低区内有结节样密度增高影，边界清楚，周围软组织肿胀。西医诊断：痛风性关节炎。中医诊断：热痹。

证属湿热内盛、循经下注所致。方用清热祛湿蠲痹饮加减：土茯苓 30 g，忍冬藤 20 g，天花粉、赤芍、赤小豆、黄柏、苍术各 15 g，草薢、紫花地丁、蒲公英各 12 g，连翘、甘草各 10 g。每天 1 剂。3 剂后双足患处肿胀疼痛大减，触痛亦明显减轻。原方继进 4 剂后，双足红肿热痛基本消失，可以下地活动，但不耐久站久行；患者舌质转淡红、苔白不厚不燥，脉弦滑，化验血尿酸 493 μmol/L。湿热虽得清利，但犹未尽，上方加山慈姑 15 g 以增利湿解毒之功。又服 4 剂，双足红肿热痛全部消失，无触压痛，步履如常人。后方继用 10 剂，复查血尿酸 420 μmol/L，痊愈出院，共住院 22 天。

【验方来源】 刘忠进，王桂珍，黄淑荣. 清热祛湿蠲痹饮治疗痛风性关节炎［J］. 山东中医杂志，1999，18（4）：162.

按：痛风性关节炎发病多因饮酒无度、过食肥甘致脾胃湿热内盛，下趋结于关节，致气滞血瘀，瘀滞日久化热，故出现关节红肿热痛。足拇趾是足太阴脾经最低之循行部位，湿热循经下行，故该部位关节发病最为常见。清热祛湿蠲痹饮方中，用苍术、茯苓、甘草健脾化湿以绝湿邪内生之源；以姜半夏、陈皮、茯苓、甘草祛中焦之湿浊；土茯苓、椿皮、苍术、黄柏、虎杖、牛膝清利下焦之湿热；忍冬藤、红藤、山慈姑清热凉血解毒；赤芍、赤小豆凉血散瘀；草薢、滑石、赤小豆清热利尿，使湿热从小便而出。诸药相伍，共奏清热、祛湿、解毒、散瘀之效。

痛 风 宁 汤

【药物组成】 苍术、牛膝、全蝎、制乳香、制没药各 10 g，黄柏、松节、桃仁、红花、当归、川芎各 15 g，薏苡仁 30 g，甘草 5 g，蜈蚣 2 条。

加减：局部肿亮者，加猪苓、泽泻各 15 g。

【适用病症】 痛风性关节炎。

【用药方法】 每天1剂，水煎2次，共取煎液300 mL，分3次服。

【临床疗效】 此方治疗痛风性关节炎100例，痊愈（症状、体征全部消失，血尿酸含量恢复正常值）80例，显效（症状明显改善，血尿酸含量恢复正常值）13例，无效（症状、体征无改善，血尿酸含量高于正常值）7例。总有效率为93%。

【病案举例】 鲁某，男，48岁。5天前过量饮酒后，突然出现右第一跖趾关节红肿剧痛、皮肤发亮。某医院诊断为"细菌感染"，并注射青霉素3天，无明显疗效。诊见：右第一跖趾关节红肿疼痛剧烈，并波及整个足背，口干、苦，但不欲饮水，胸闷，舌红、苔黄腻，脉弦数。血尿酸较正常值为高。西医诊断为右第一跖趾关节痛风性关节炎，中医辨证为热痹。治当清热除湿、活血通络止痛。方用痛风宁汤：苍术、牛膝、全蝎、制乳香、制没药各10 g，黄柏、桃仁、红花、当归、川芎、松节各15 g，薏苡仁30 g，甘草5 g，蜈蚣2条。每天1剂。服药4剂后，红肿疼痛消失，血尿酸降至正常。随访2年，未复发。

【验方来源】 刘青. 痛风宁汤治疗痛风性关节炎100例[J]. 四川中医，1999，17（9）：22.

按： 痛风宁汤中，以苍术、黄柏为君，二药合用清热燥湿以治根本；薏苡仁健脾利湿消肿；牛膝活血且可引药下行；桃仁、红花、当归、川芎、制乳香、制没药活血化瘀止痛，使壅滞疏通；松节善走关节以除湿止痛；蜈蚣、全蝎通络止痛；甘草调和诸药。诸药合用，共奏清热除湿、活血通络之效。

儿童颞下颌关节紊乱综合征验方

清肝胃热通络方

【药物组成】　夏枯草、桑叶、竹茹、菊花、赤芍、钩藤、丝瓜络各9～12 g，生石膏15～30 g，甘草9～15 g。

加减：有咽痛者，酌加蒲公英、金银花、土牛膝各9～12 g；有头痛者，加连翘、白蒺藜各6～12 g；关节肿胀者，加薏苡仁15～30 g，木通6～9 g。

【适用病症】　儿童颞下颌关节紊乱综合征。

【用药方法】　每天1剂，水煎取汁200～300 mL，1次或分次服，7天为1个疗程。

【临床疗效】　此方治疗儿童颞下颌关节紊乱综合征20例，治愈（临床症状及体征全部消失，咀嚼功能恢复正常）15例，显效（张口咀嚼痛及关节区肌群压痛基本消除或明显减轻）3例，有效（症状及体征均减轻）2例。疗程最短3天，最长9天。

【病案举例】　陈某，男，13岁。自诉半年前因进食燥热食物后，右侧颞下颌关节处开始疼痛，张口困难，伴有关节弹响声，近3个月右侧颞颌关节稍肿胀；起病后曾多次在西医院诊断治，经X线检查，诊断为颞下颌关节紊乱综合征。曾先后用先锋霉素、阿司匹林、吲哚美辛等药治疗多天均无效，后用普鲁卡因局部封闭2次，病情反复未愈。诊见：右侧颞下颌关节区压痛明显，张口疼痛明显，并自诉有弹响声，右侧颞颌关节部位稍肿胀；咽充血，舌红、苔黄稍厚，脉数大。诊断：颞下颌关节紊乱综合征。此是阳明、少阳二经之火循经犯络所致。治宜清肝胃热、通络。处方：丝瓜络、赤芍、夏枯草、竹茹、桑叶、钩藤、菊花、金银花各12 g，生石膏30 g，薏苡仁30 g，木通9 g，甘草10 g。每天1剂，水煎服。服3剂后上述各症状及体征明显减轻。按上方再服3剂，诸症消失，病愈。

【验方来源】 区庆端，清肝胃热通络方治疗儿童颞下颌关节紊乱综合征20例［J］. 新中医，1998，30（11）：19.

按： 现代医学认为颞下颌关节紊乱综合征一般有颞下颌关节区疼痛、运动异常、弹响或杂音三大症状，病因比较复杂，其治疗方法可通过针灸、封闭疗法等以解除痉挛，以阿司匹林、布洛芬等镇痛剂以缓解疼痛。在治疗本病过程中，发现大多数病孩在起病前都有进食燥热食物如烧烤或煎炸食物的病史，认为此病是少阳、阳明二经之火循经犯络所致。因少阳胆经起自眼外角行至耳前，又上行至额角；阳明胃经也经过颊缘而上行到耳前，直上额角。此二经脉均经过颞颌关节部位。此二经之火循经犯络，脉络不通畅，则可引起颞下颌关节及其附件部位疼痛、肿胀及关节有弹响声。因此在治疗用药时，选用清肝、胆、胃经之火和通络止痛之药而获效。

胸椎小关节紊乱验方

通阳活血汤

【药物组成】 熟附子（先煎）10 g，鹿角霜、黄芪各30 g，细辛 6 g，土鳖虫 15 g，地龙、赤芍、白芍各 20 g。

加减：心前区疼痛者，加薤白、桂枝各 10 g，瓜蒌 12 g；失眠者，加远志 6 g，石菖蒲、酸枣仁各 10 g。

【适用病症】 胸椎小关节紊乱。

【用药方法】 每天 1 剂，水煎服。10 剂为 1 个疗程。同时配合手法治疗：用滚法放松后，以拇指推揉法及掌根推揉法松弛肩胛上方及内侧方肌肉，然后用拇指推揉法重点松弛棘突旁及棘间韧带。用手掌揿压法（俯卧位）或背伸膝顶法（坐位）复位。隔天 1 次，5 次为 1 个疗程。

【临床疗效】 此方治疗胸椎小关节紊乱 39 例，治疗 1～3 个疗程后，痊愈（症状完全消失，随访 3 个月，未见复发）28 例，显效（症状明显减轻，能持续工作，劳累后仍疼痛）6 例，有效（治疗后症状减轻，停止治疗则复发）5 例。病程半个月以内者 23 例，治疗后痊愈 20 例，占 86.96%；病程半个月以上者 16 例，治疗后痊愈 8 例，占 50%。

【病案举例】 王某，男，39 岁。自诉背部疼痛 10 天，因坐办公室背对空调而起病，转身、含胸时疼痛剧烈，且伴有胸闷，右侧提手困难，曾经内科检查，心电图提示正常，T_5、T_6 棘突右侧偏，压痛（＋＋）。诊见：上肢肌力正常，舌淡胖、苔薄白，脉濡。用通阳活血汤配合手法治疗 1 个疗程，背痛、胸闷、提手困难等症消失。3 个月后因右手腕扭伤来诊治，问及前病，告未再复发。

【验方来源】 邓忠国，周民．通阳活血汤配合手法治疗胸椎小关节紊乱 39 例［J］．浙江中医杂志，2000（5）：201.

按： 胸椎小关节紊乱属中医"胸骨错缝"范畴，长期从事体力劳动或伏案工作，姿势不当可引起椎间盘及胸椎间韧带、关节囊等软组织的退变，再加上受寒，汗出当风，或久居空调房间，使督脉受寒湿侵袭，气血运行不畅而致本病。通阳活血汤是安徽中医学院周久林教授的经验方。方中熟附子温阳，鹿角霜通督脉，黄芪补气助阳，赤芍、白芍、土鳖虫、地龙活血通络，细辛入肾通督脉。诸药共奏温阳通督脉、活血通络之功，犹如离照当空，阴霾自散，故而从督脉论治胸椎小关节紊乱能切中督阳受寒湿侵袭之病机。再配合推拿手法，能使督脉畅通无阻，诸症状自消。

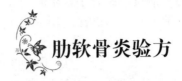

肋软骨炎验方

加味四逆散

【药物组成】 柴胡、白芍、橘络各 18 g，枳实、郁金各 12 g，薤白、瓜蒌各 30 g，甘草 6 g。

加减：闷痛者，加法半夏 12 ~ 18 g；刺痛者，加当归尾、川芎各 12 ~ 18 g，红花 10 g；痛剧者，加桂枝 12 g。

【适用病症】 肋软骨炎。

【用药方法】 每天 1 剂，加水 300 mL，煎取 100 mL，每剂煎 3 次，混合药液分早、中、晚 3 次服，每次加入 2 滴白酒为药引。1 周为 1 个疗程。

【临床疗效】 此方治疗肋软骨炎 54 例，治愈（症状及压痛均消失，无复发）48 例，有效（症状缓解，但随胸廓剧烈运动及按压仍感疼痛）4 例，无效（症状及压痛无改善）2 例。总有效率为 96.3%。

【验方来源】 罗茂林，李秋霞. 加味四逆散治疗肋软骨炎 54 例 [J]. 安徽中医临床杂志，2000，12（4）：312.

按：肋软骨炎属于中医胸痹范畴。中医学认为本病病因在于六淫侵袭、七情内伤、饮食劳倦等，最终导致机体气机紊乱，痰瘀凝结，阻痹胸阳，胸阳失职，不通则痛。治宜疏理气机，豁痰化瘀通络，宣畅胸阳。方中薤白辛开行滞，苦泄痰浊，能散阴寒之凝结而温通胸阳，是治疗胸痹心痛之要品，瓜蒌利气开胸涤痰，二味药为相须，是方中主药；郁金行气解郁，活血止痛；橘络宣通经络，行气化痰；四逆散斡旋全身气机，再借白酒升散之性，通阳宣痹，轻扬善行以助药势。诸药相伍，相得益彰，治病求本，故疗效卓著。

活血疏肝汤

【药物组成】 当归、川楝子、延胡索各 12 g，川芎、柴胡、赤芍、桃仁、红花、枳壳、郁金各 9 g，甘草 6 g。

加减：肿胀坚硬者，加三棱 9 g，白芥子 6 g；体虚者，加党参、白术各 15 g。

【适用病症】 肋软骨炎。

【用药方法】 每天 1 剂，水煎 2 次，分 2 次内服。

【临床疗效】 此方治疗肋软骨炎 78 例，痊愈（病变部位肿胀及疼痛均消失）60 例，好转（局部肿胀消退，仍有轻度压痛，或疼痛消失，局部仍有轻度肿胀）14 例，无效（症状无改善）4 例。其中服药 5～10 剂痊愈者 52 例。

【病案举例】 汤某，女，31 岁。因胸前肿痛 3 个月来诊。患者 3 个月前觉右侧胸前肿痛，无明显外伤史，曾在外院诊为"肋软骨炎"，予以布洛芬等消炎止痛剂内服及理疗等，疗效不显。诊见：肿痛仍明显，伴有胸闷心烦，平素性情急躁，舌淡、苔薄白，脉弦。检查：右第二肋软骨处肿胀、压痛，予以中药活血疏肝汤加味内服，5 剂后症状基本消失。再予原方 3 剂内服后痊愈。

【验方来源】 魏爱淳，陈旭. 活血疏肝汤加味治疗肋软骨炎 78 例 [J]. 新中医，1995（12）：47.

按：肋软骨炎属于中医学胸胁骨痹范畴。胸胁为肝之分野，肝喜条达，主全身经筋。本病的发生多由情志不畅、肝气郁滞、疏泄失常、血行瘀阻所致；或因外伤及过劳，筋骨疲损而致气血瘀阻，肝气失宣，络脉痹阻所致。故其症状以局部肿胀、疼痛，并伴有胸闷气短，咳嗽时疼痛加重。活血疏肝汤方中，当归甘温而润，养血活血；川芎活血祛瘀止痛，兼有行气之效；桃仁、红花、赤芍长于活血化瘀；柴胡、枳壳疏肝行气。上药合用，其活血化瘀力强，疏肝行气止痛之力不足。加入川楝子、延胡索、郁金，加强其行气止痛之力。诸药合用具有活血化瘀、疏肝调气、通经活络、消肿止痛之效。药后气血调和，肝郁得疏，痹阻得畅，肿消痛止而病愈。

股骨头缺血性坏死验方

生 骨 散

【药物组成】 丹参、川芎、鹿角胶、白芷、白芥子各 10 g，淫羊藿、牛膝、骨碎补各 15 g，黄芪 20 g，血竭 5 g，黄精 30 g。

【适用病症】 早期股骨头缺血性坏死。

【用药方法】 上药共研末，每次 6 g，每天服 2 次，用温开水冲服。3 剂药为 1 个疗程，每疗程间隔 1 周。治疗期间嘱患者减少负重，停用激素类药物，忌酒。

【临床疗效】 此方治疗早期股骨头缺血性坏死 173 髋，结果优 40 髋，良 99 髋，可 23 髋，差 11 髋，总有效率为 93.64%，显效率为 80.35%。术后 X 线检查示有明显好转者 79 髋，表现为股骨头囊变区变小，甚至消失，密度均匀，骨小梁粗大、清楚；无明显变化者 87 髋，继续加重者 7 髋。

【验方来源】 焦明航，于兰先，黄湘杰，等. 生骨散治疗早期股骨头缺血性坏死 127 例疗效观察［J］，中医正骨，2000，12（10）：31.

按：股骨头缺血性坏死的短期止痛效果尚可，长期效果不肯定。手术治疗方法较多，但由于创伤大，经济负担重，风险大，术后并发症较多，患者难以接受。而中药治疗股骨头坏死虽然有着确切的疗效，但由于多以煎剂为主，患者服用起来很麻烦，不能长期坚持，影响治疗效果。生骨散，经临床应用，有服用方便、疗效确切的特点，值得推广使用。生骨散中以具有活血化瘀、舒筋通络功能的川芎、血竭、丹参为君药，以发挥其改善血液流变性，降低血黏稠度，加速血液循环，使股骨头瘀滞的血液流通加快，缓解股骨头内高压的作用。以骨碎补、鹿角胶、牛膝、淫羊藿为臣药，以补肝肾、壮筋骨。再配以黄芪补气升阳，益卫固表。重用黄精，以滋阴生津，治疗因酒精、糖皮质激素等辛热燥烈之品所致的津伤痰聚。诸药共用，研成粉末服用方便，有利于长期治疗，减少了煎剂的麻烦和西药较强的毒副作用。生骨散对股骨头缺血性坏死有非常明显的治疗作用，且早期应用效果更好。可有效阻止股骨头坏死的进程，防止股骨头骨小梁断裂、软骨下骨板塌陷及骨性关节炎的发生。

生骨再造散

【药物组成】　生黄芪、当归、丹参、骨碎补、泽泻、鹿角胶、枸杞子、山茱萸、生山楂、淫羊藿、血竭、三七粉、川芎。（原方无药量）

【适用病症】　股骨头缺血性坏死。

【用药方法】　上药按一定比例配方，共研末，制成每丸重6 g的蜜丸，每天2次，3个月为1个疗程。

【临床疗效】　此方治疗股骨头缺血性坏死48例，平均服用生骨再造散3个月后，治愈（临床症状消失，功能恢复正常；X线片示：股骨头外形、间隙恢复正常，坏死区域的骨质恢复正常）22例，显效（临床症状基本消失，功能基本恢复正常；X线片示：股骨头坏死区域有新骨增生，死骨区缩小）19例，好转（髋部疼痛较前减轻，活动范围较前有提高，但劳累后疼痛加剧；X线片示：股骨头坏死停止，死区缩小，但塌陷仍存在，外形变大，变扁平）5例，无效（临床症状无减轻，功能无恢复或有加剧；X线片示：股骨头坏死区无变化或继续发展）2例。

【病案举例】 张某，男，45岁。2年前曾因车祸致右股骨颈骨折，在当地行3根针内固定术，半年后拆除内固定物，1年前自觉右髋部疼痛，并逐渐加重；近5个月出现跛行，髋关节活动部分受限。X线片示：右股骨头塌陷、变扁，关节间隙变窄。属股骨头缺血性坏死。遂予生骨再造散服之，半个月后自觉患肢较前轻松灵活，疼痛也较前减轻。3个月后患肢活动正常，疼痛消失，X线片示：股骨头塌陷、变扁较前明显恢复，外形基本正常，间隙恢复正常，坏死区域骨质基本恢复正常。

【验方来源】 王钢，张晓刚，强胜林，等. 生骨再造散治疗股骨头缺血性坏死48例临床疗效观察［J］. 甘肃中医学院学报，2000，17（1）：20.

按：缺血性股骨头无菌坏死是一种比较常见的骨科疾病，病因复杂，治疗困难，预后差。气血虚弱，外邪侵袭，经络闭阻，气血凝滞运行不畅，肾精亏虚为本病的病机。现代医学认为股骨头坏死的原因有：①动脉疾患如旋股后动脉阻塞所致；②静脉疾患如髋关节滑膜炎时关节内压增高，阻碍股骨头内静脉向骨外的回流，导致骨内静脉回流受阻，骨内压力增高，发生股骨头缺血坏死；③骨内血管内因素如脂肪栓塞，红细胞栓子使骨内血管梗塞，导致缺血，出现股骨头坏死；④骨内血管外因素如血管受压，血管痉挛使血液循环发生障碍，出现股骨头缺血坏死。现代医学对股骨头坏死的认识与中医学的观点是一致的。因此，治疗的原则应以疏经通络、活血化瘀、调气补血、益肾生骨为治疗大法。生骨再造散中丹参、血竭、当归、三七、川芎活血化瘀，可改善局部微循环，有抗血小板、抗凝、增强纤维蛋白溶解活性、防止血栓形成的作用；生黄芪具有补气升阳、固表托毒等作用；骨碎补、鹿角胶、枸杞子、山茱萸、泽泻、淫羊藿益肾生骨，调气补血。诸药合用，可扶正，助气血，补肝肾，祛邪，起到理气、活血、逐瘀的作用,从而使病变部位血循环改善,渗出液吸收,股骨内静脉压降低,髓内压下降,缺血缺氧得到改善,病变部位得到再生修复,经临床观察,疗效显著。

还 原 汤

【药物组成】 熟地黄、山茱萸、枸杞子、山药各 20 g,骨碎补、肉苁蓉、生地黄各 15 g,伸筋草、红花、杜仲、续断、白芍、炮穿山甲(代)、牡丹皮、泽泻、淫羊藿各 10 g,黄芪、当归、川芎各 25 g,丹参 30 g,甘草 5 g。

加减:气滞血瘀、髋部疼痛、关节屈伸不利者,加续断、牛膝各 15 g,郁金 10 g;兼有便秘者,加火麻仁 5～10 g;风寒湿痹,遇阴天而疼痛加剧者,加羌活、独活、五加皮各 15 g,伸筋草 25 g;痰湿型关节漫肿,痛处不移者,加秦艽、法半夏、苍术各 15 g,鸡血藤 30 g;气血两亏,肌肉萎缩,心悸气短者,加白参 25 g,白术、阿胶各 15 g,熟附子 5～10 g;肝肾阴虚者,加炙龟板 60 g,生地黄 25 g,玄参 20 g;肾阳虚者,加巴戟天 15 g,补骨脂 10 g;下肢肌肉抽搐疼痛者,加天麻 15 g,钩藤、木瓜各 10 g。

【适用病症】 股骨头缺血性坏死。

【用药方法】 每天 1 剂,水煎服,3 个月为 1 个疗程。

【临床疗效】 此方治疗股骨头缺血性坏死 30 例,治愈(行走无跛行,髋关节无疼痛,下肢无短缩,功能完全或基本恢复;X 线片示:股骨头无坏死,无骨质塌陷及骨质增生硬化现象)14 例,好转(症状减轻,膝关节活动功能改善,下肢短缩 1 cm 左右;X 线片示:股骨头变大或扁平,但骨坏死及骨质增生硬化现象有改善)15 例,无效(症状无改善,X 线片征象无改善)1 例。总有效率为 96.7%。

【验方来源】匡建华. 还原汤治疗股骨头缺血性坏死 30 例 [J]. 湖南中医杂志, 2000, 16（3）：32.

按：中医学认为，肾为先天之本，主藏精，精则化生骨髓，充养骨骼，主导骨的发育、生长、塑造及再塑造过程。人身之精，均闭藏于肾中，化生为生命活动的原始物质及其各种生命活动所必需的动力，以维持机体正常活动及代谢。在病理方面，无论是先天不足或后天失养以及髋部创伤、长期嗜酒、滥用激素、外感寒湿等，均可直接或间接造成肾虚精亏，而致机体活动的物质营养不足，生命活动力降低，其充髓生骨能力匮乏，打破了成骨细胞再生与破骨细胞的吸收平衡过程，以至出现髓枯骨痿，并成为股骨头缺血性坏死的内在根源。肾虚精亏，气化失常，其激发推动血行能力降低，必至血行迟缓而瘀滞，股骨头失去气血温煦与濡养。还原汤以金匮肾气丸为基本方，《医学衷中参西录》谓其"为补肾之药，实兼开瘀血之药"，故本方补肾既能治先天之本，又能开瘀血，改善血液循环，为其提供充足营养。由于瘀血阻滞是股骨头缺血性坏死的主要病理因素，辅以活血化瘀之法，使血和则经脉流利，筋骨劲强，关节清利。从现代医学研究来看，活血化瘀能改善血液流变性和黏度异常，能使微血管扩张，改善微血管压力，使血流加速，减轻血细胞聚集，并能加速骨折愈合与坏死组织的修复，从而改变股骨头血液供应。可见还原汤补肾与活血之法相互佐使，是改变"脉不通，血不流"病理状态的重要措施，可达到标本兼治之目的。

健 骨 汤

【药物组成】 熟地黄、骨碎补各 30 g，菟丝子、透骨草各 20 g，郁金、续断、怀牛膝各 15 g，延胡索、独活各 12 g，鹿角胶（烊化冲服）、寻骨风各 10 g，自然铜（醋淬先煎）、制乳香、制没药各 9 g，肉桂 6 g。

加减：气滞重者，加香附、陈皮；血瘀重者，加水蛭、土鳖虫；风寒湿重者，加制附子、威灵仙、苍术、薏苡仁；体虚者，加黄芪、紫河车；服激素引起者，加女贞子、何首乌。

【适用病症】 股骨头缺血性坏死。

【用药方法】 每天 1 剂，水煎 2 次，取药液 400 mL，分早、晚服。

【临床疗效】 此方治疗股骨头缺血性坏死 37 例，治愈（无跛行，髋关节无疼痛，下肢无缩短，功能完全或基本恢复；X 线片示：股骨头坏死区及骨质增生硬化现象基本消失）19 例，好转（症状减轻，髋关节活动功能改善，下肢缩短 1 cm 左右，X 线片示：股骨头扁平，但骨坏死及骨增生硬化现象有改善）10 例，无效（症状无改善，X 线片示征象无改变）8 例。总有效率为 78%。

【病案举例】 患者，男，51 岁。左髋关节疼痛 60 天，加重 14 天。开始自觉左髋关节疼痛，休息后疼痛缓解，曾服布洛芬、泼尼松、吲哚美辛等药物治疗效不显。后疼痛逐渐加重，疼痛放射至膝部，跛行，不能久立，下肢活动受阻。诊见：体胖，面色黧黑，跛行，需人搀扶，舌质暗红有瘀斑，苔白腻，脉沉弦。X 线片示：左侧股骨头密度改变，关节间隙变窄。诊断：左侧股骨头缺血性坏死。辨证为肾虚骨痿，寒湿阻络，血行不畅。治以益肾养骨，祛寒除湿，活血通脉。用健骨汤加减治之。原方加制附子、苍术各 15 g。每天 1 剂，水煎 400 mL，分早、晚 2 次服。10 天后复诊：疼痛减轻，苔脉同前，上方加狗脊、香附、威灵仙各 15 g、土鳖虫粉 2 g（胶囊吞服）。10 天后三诊：疼痛明显减轻，能下床自行活动。效不更方，嘱服 30 剂。四诊：疼痛基本消失，能步行 500～600 m，上方减制乳香、制没药、土鳖虫、肉桂，改隔天 1 剂，以巩固疗效。30 天后复查，疼痛完全消失，行走如常人，左下肢外展、内旋功能恢复正常。X 线片示：左侧股骨头骨质硬化消失，关节间隙相对变窄。结论：左髋关节骨质正常。随访多年未复发。

【验方来源】　孟庆云，孟繁光．健骨汤治疗股骨头缺血性坏死 37 例［J］．山东中医杂志，1996，15（8）：354．

按：股骨头缺血性坏死，现代医学一般采用手术治疗，患者多不易接受。中医认为本病多因素体虚弱，肾精亏耗，骨失所养，骨骼痿弱为其本；外伤或长途跋涉，关节反复损伤，外邪乘虚侵入骨内，寒凝于里，经脉受阻，气血凝滞致使骨失温煦濡养为其标。也有因服激素引起者。本病初期髋关节疼痛较轻，渐加重，疼痛可放射至膝部，跛行，行久或活动后疼痛明显加重，患肢外展、内旋受限，卧床休息疼痛减轻。因病程长，邪入筋骨，故治宜益肾填精，强筋健骨，祛寒除湿，活血通脉。健骨汤中的熟地黄、菟丝子、鹿角胶补血益精填髓，续断、怀牛膝、骨碎补、透骨草、寻骨风、自然铜补肝肾、强筋健骨，肉桂、独活祛风寒、胜湿止痛，郁金、延胡索、制乳香、制没药活血祛瘀止痛。诸药共奏益肝肾、填精髓、强筋健骨、祛寒除湿、活血通脉之功效，故用于治疗股骨头缺血性坏死症Ⅱ～Ⅳ期疗效较佳，至于股骨头大部分成死骨或有碎骨及股骨头塌陷严重者，宜采用股骨头置换术。

二　地　方

【药物组成】　熟地黄、枸杞子各 20 g，生地黄、肉苁蓉、骨碎补各 15 g，黄芪、当归、川芎各 25 g，丹参 30 g，泽泻、山药、淫羊藿、白芍、炮穿山甲（代）、牡丹皮、红花、杜仲、续断、伸筋草各 10 g，甘草 5 g。

加减：气滞血瘀、髋部疼痛、关节屈伸不利者，加续断

15 g，牛膝 25 g，郁金 10 g；兼有便秘者，加大黄 5～10 g；风寒湿痹，遇阴天转变而疼痛加剧者，加羌活、独活、五加皮各15 g，伸筋草 25 g；痰湿型关节漫肿，痛处不移者，加法半夏、苍术各 10 g，鸡血藤 30 g，秦艽 15 g；气血两亏、肌肉萎缩、心悸气短者，加白参 25 g，白术、阿胶各 15 g，熟附子 5～10 g；肝肾阴虚者，加炙龟板 60 g，生地黄 25 g，玄参 20 g；肝肾阳虚者，加巴戟天 15 g，补骨脂 10 g；下肢肌肉抽搐疼痛者，加天麻 15 g，钩藤、木瓜各 10 g。

【适用病症】 股骨头缺血性坏死。

【用药方法】 每天 1 剂，水煎服。

【临床疗效】 此方治疗股骨头缺血性坏死 100 例，治愈（行走无跛行，髋关节无疼痛，下肢无短缩，功能完全或基本恢复；X 线片示：股骨头坏死骨区塌陷、骨坏死及骨质增生硬化现象基本消失）45 例，好转（症状减轻，髋关节活动功能改善，下肢短缩 1 cm 左右；X 线片示：股骨头变大或扁平，但骨坏死及骨质增生硬化现象有改善）47 例，无效（症状无改善，X 线片征象无改变）8 例。

【验方来源】 苏继承，刘明武，焦凤歧，等. 中医药治疗股骨头缺血性坏死 100 例［J］. 辽宁中医杂志，1998，25（4）：186.

按：股骨头缺血性坏死的治疗，目前国内外多采用人工股骨头置换术。由于手术复杂，患者多不乐意接受，故此中医药治疗此病就显得具有特有的优势。临床证明，无论何种原因造成股骨头坏死，其病理机转均为血液循环发生障碍，致使股骨头局部缺血，久之肝肾亏损，气血不足，精血两亏，肝血虚，肾精亏。精亏不能生髓，髓少无力养骨，股骨头失其气血精髓之濡养，故痿软不坚，枯竭坏死。中医学理论认为，"肝主筋，肾主骨""精与血相互资生""精足则血旺"。鉴于股骨头坏死首先是"缺血"，然后逐渐形成"骨痿"之病理改变，故以活血与补肾并重而标本兼治的原则组方，充分发挥中药活血化瘀功效，使瘀塞通畅，解决了因股骨头静脉回流受阻而引起股骨头内压增高（疼痛）、水肿等症状。补肾生精填髓中药治本固本，股骨头得气血精髓濡养而病愈。

承 载 散

【药物组成】　水蛭、大黄各 50 g，炮穿山甲（代）40 g，川芎、续断、血竭、制草乌各 30 g，蜈蚣、当归、枳壳、木通、凤凰衣各 20 g，麝香 1 g，冰片 2.5 g。

【适用病症】　股骨头缺血性坏死。

【用药方法】　上药研细末，每次用 10 g，温姜水调糊，装入缝制的小纱布袋中备用。采用骨坏死中药离子透入机，在金属板下放置承载散，按分组配定穴位，依临床不同骨病类型组穴。2 个穴位为 1 组，每次通电治疗 20 分钟，每天 2 次。并于每周更换一组穴位，3 个月为 1 个疗程。治疗期间病变关节避免负重。关节僵硬者，配合必要的手法治疗。

【临床疗效】　此方治疗股骨头缺血性坏死 246 例 386 个病变关节，按 Stublerg 法分为优、良、中、可、差，并结合关节功能及 X 线表现进行综合评定。结果 386 个病变关节，优者 109 个，良者 153 个，中者 65 个，可者 25 个，差者 34 个。总有效率为 91%。全部病例均经 2 年以上随访。

【验方来源】　庄焕自，赵岩．"承载散"透入治疗股骨头缺血性坏死 246 例［J］．江苏中医，1998，19（4）：28．

按：以传统中医理论为基础，中医经络学说为指导，使有效中药与现代电子技术相结合，运用电脉冲、红外热释放，使中药成分呈离子状态在人体相关穴位上导入吸收，达其肌里、透其筋骨，收到调节经络、舒筋活血、通脉化瘀、消肿止痛、修复组织、加速骨愈合的目的。本方法无损伤、无痛苦，使用安全，且疗程短，疗效可靠。

荣筋健骨汤

【药物组成】　熟地黄、伸筋草各 30 g，桂枝 20 g，木瓜、威灵仙、白芍各 15 g，牛膝 18 g，续断、川芎、鹿角胶、地龙、杜仲、制川乌（先煎）、制草乌（先煎）、红花各 12 g，甘草 6 g。

【适用病症】　股骨头无菌性坏死。

【用药方法】　每天 1 剂，水煎服。疼痛较甚者可配合正痛丸共服，初服早、晚各半丸，如无不适可改早、晚各服 1 丸，不可多服。内治同时外敷神效散：用水或蛋清将药粉调和成糊状，均匀铺在纱布上，敷在患髋处，用胶布固定，时常在纱布上洒少许水，保持药物不结块，以保持药效，3 天更换 1 次。

【临床疗效】　此方治疗股骨头无菌性坏死 13 例，治愈（临床自觉症状消失，髋关节活动恢复正常；X 线片示：骨质修复良好）4 例，基本治愈（临床自觉症状消失，髋关节活动稍受限；X 线片示：骨质破坏变形修复较前有所好转）6 例，有效（临床自觉症状基本消失，髋关节活动受限或强直，X 线片示：骨质破坏无明显修复）2 例，无效（临床自觉症状及 X 线片示无变化）1 例。

【病案举例】　吴某，男，38 岁。因不慎摔伤右髋部，当时局部轻度疼痛，未检查治疗。一个半月后感觉右大腿及髋部酸楚，继之感觉右髋关节疼痛，每晨起病重并跛行。在某医院按软组织损伤及关节炎治疗，口服非甾体消炎镇痛药及糖皮质激素类药物效果不佳。后确诊为股骨头无菌性坏死，并建议做股骨头置换术，因患者拒绝手术，保守治疗后无明显疗效而病情有所加重。诊见：右大腿及髋关节酸痛不适，跛行，活动后疼痛加重；X 线片示：右股骨头变形，关节间隙增宽，股骨头密度增高，边缘不整齐。口服荣筋健骨汤、正痛丸，外敷神效散治疗 3 个月余，临床自觉症状消失，髋关节活动恢复正常，行走自如；X 线片示：骨密度减低，右髋关节间隙恢复正常，1 年后随访无复发。

【验方来源】　王永刚. 荣筋健骨法治疗股骨头无菌性坏死［J］. 天津中医学院学报，2000，19（1）：36.

按：股骨头无菌性坏死的病因：①外来暴力作用于髋部致髋部关节周围软组织损伤，髋关节脱位，股骨颈骨折及重力挤压，骨内外血脉损伤，股骨头失去正常濡养，离经之血不能消散，形成瘀血，经脉受阻使局部气滞血瘀而致股骨头缺血坏死；②风寒湿邪乘虚而入，滞留髋部关节致气血凝滞不通，失其温煦，骨失养而成筋骨痹；③因过食肥甘厚味，长期酗酒，损伤脾胃，运化失职，湿热痰饮内生，阻塞经脉，碍血运行，血行不畅，骨失其养而发病；④年老体弱，肝肾亏虚，精血亏少水不涵木，肝肾精血双亏，股骨头得不到濡养而坏死；⑤长期大量服用糖皮质激素或非甾体类消炎镇痛药物，致血液凝固，黏度增高，微循环障碍，股骨头血流量减少，骨细胞缺氧发生变性坏死。荣筋健骨汤即是根据上述病机而组方。临床可视病情具体情况加减。

股骨头骨骺坏死症验方

复 骨 汤

【药物组成】 炙黄芪、川牛膝、当归、桃仁各 10 g，防风、水蛭、红花、肉桂、炮姜各 5 g，炮穿山甲（代）、千年健各 6 g，独活、桑寄生各 8 g，血竭 1 g。

加减：气滞血瘀型者，加制香附、酒延胡索各 8 g，制乳香、制没药各 5 g；肝肾不足型者，加何首乌、生地黄、地骨皮各 10 g，秦艽、茯苓、枸杞子各 8 g；气血虚弱型者，加鹿角胶（烊化服）、淫羊藿、补骨脂、山茱萸各 8 g，党参、丹参、熟地黄各 10 g。

【适用病症】 股骨头骨骺坏死症。

【用药方法】 以上为 12 岁儿童药量。每天 1 剂，水煎取汁，分早、晚 2 次饭后 30 分钟温服。血竭研为细末后，装入小号空心胶囊内，分早、晚 2 次吞服。30 天为 1 个疗程。在临床恢复期，应续服复骨汤 2~4 个月，以巩固其效。治疗期间尚需忌食辛辣，避免活动。内服药同时，配合复骨膏外敷（当归、独活、生草乌、生川乌、生半夏、生南星各 100 g，生白附子、骨碎补、千年健、川牛膝、土鳖虫、生马钱子各 50 g，制乳香、制没药、阿魏、肉桂、炮姜、细辛各 30 g。共碾为末，加黑药肉 3 500 g，烊化后搅匀涂于仿皮纸上；每张膏药大小为 15 cm×15 cm），7 天更换 1 次。并用下肢宽松牵引带，对患髋进行持续牵引，每天 1~2 次，每次 2~4 小时，悬重 2~4 kg

（随年龄、体重增减）。

【临床疗效】 此方治疗股骨头骨骺坏死症 62 例，治愈（行走无跛行，髋关节无疼痛，下肢无短缩，功能完全恢复或基本恢复；X 线片示：股骨头死骨区塌陷、骨坏死及骨增生硬化现象基本消失）51 例，好转（症状减轻，髋关节活动功能改善，下肢短缩 1 cm 左右；X 线片示：股骨头变大或扁平，但骨坏死及骨增生硬化现象有改善）11 例。治愈率为 82.26%。

【验方来源】 周虎林. 复骨汤治疗股骨头骨骺坏死症 62 例［J］. 浙江中医杂志，1998（1）：13.

按：股骨头骨垢坏死症，属中医学骨蚀范畴。好发于 3～12 岁的男孩。究其病因，多由肾气未充，骨骼发育受阻，因男孩喜动，过度奔跑，使髋关节受到多次反复劳损，造成局部气血瘀阻，经脉不通或长期应用激素而引起股骨头骨骺区骨质疏松，导致脉络阻塞，血供失常，骨失营养所致。故用复骨汤为主活血化瘀、补肾壮骨。方中水蛭、桃仁、红花、当归、血竭活血化瘀，改善股骨头骨髓区血液循环；桑寄生、肉桂、炮姜、独活补肾壮骨，使骨得到温煦和濡养；佐以黄芪、防风益气健脾；配以炮穿山甲（代）、千年健、牛膝通经活络。再辅以复骨膏外敷及下肢牵引等综合疗法。内外兼治，达到瘀祛骨复之治疗目的。

肱骨外上髁炎（网球肘）验方

消炎镇痛膏

【药物组成】 大黄、黄柏、姜黄各 60 g，白芷、天南星、苍术、厚朴、天花粉、陈皮各 30 g，甘草 20 g。

【适用病症】 肱骨外上髁炎（网球肘）。

【用药方法】 上药共研末，过 100~120 目筛，另将 2 kg 医用凡士林或生蜂蜜加温溶化，然后放入药末搅匀，冷凝成膏备用。手法按摩推拿治疗后，外敷消炎镇痛膏。用时将药膏均匀涂于数层纱布上，贴敷患部后，用绷带包扎固定。每周外敷药膏 3 次，2 周为 1 个疗程。治疗期间，患肢不宜过度劳累，忌浸冷水。手法治疗每次 15~25 分钟，每周 3 次，2 周为 1 个疗程。

【临床疗效】 此方治疗肱骨外上髁炎（网球肘）56 例，治愈（症状、体征完全消失，功能完全恢复正常）30 例，显效（症状、体征明显缓解，有轻微不适，能坚持日常工作）24 例，无效（治疗后症状、体征无改善）2 例。总有效率为 96.4%。

【验方来源】 程胜利. 手法加消炎镇痛膏治疗肱骨外上髁炎 56 例小结 [J]. 中医正骨，2000，12（2）：24.

按： 肘关节急性扭伤，或运动时强力扭转，或劳动时前臂及腕部用力过度，或较长时间提携重物等；以及肘部受风寒而致慢性积劳性劳损，或气血虚弱、血不荣筋；加上前臂伸肌联合腱在肱骨外上髁处受长期反复的牵拉刺激，引起该部骨膜下出血、水肿、渗出，继而发生机化、粘连、钙化等，这三种情况均可形成本病。故急性损伤者局部可有轻微肿胀；慢性劳损者多以组织增生肥厚为主。消炎镇痛膏方中大黄、黄柏、姜黄行气止痛，清热燥湿，活血散瘀；天花粉、白芷、厚朴消肿散寒止痛；天南星、苍术、陈皮解痉散结，温经胜湿，镇痛；甘草清热解毒，调和诸药。诸药配伍，作用于患部，可进一步疏通局部壅滞之气血，改善病变部位软组织的血液循环，消除炎症，缓解组织肿胀，从而达到患部气血畅通，"通则不痛"之目的，以利于损伤组织的全面康复。

复方斑蝥散

【药物组成】　斑蝥、丁香各等份。

【适用病症】　肱骨外上髁炎（网球肘）。

【用药方法】　将以上 2 种药物共研细末，装密闭瓷瓶内备用。使用方法：取 1 块敷料（纱布或胶布约 4 cm×4 cm），在敷料块中心剪一直径约为 1 cm 小孔，粘贴在患侧肱骨外上髁处（其压痛点正好裸露于其小孔）。取复方斑蝥散少许（约 1.5 g），以 75% 酒精调成糊状，将药糊外敷于敷料小孔上，再以纱布块敷盖药糊上，用胶布将其固定，4~6 小时去除。敷药后局部有灼热感，甚至皮肤上出现微黄色透明小水泡，一般无须特殊处理。如果患肘处水泡明显时，可将水泡中渗出液抽吸，清洁换药或外涂甲紫亦可。一般外敷此药 1 次即可治愈。

【临床疗效】　此方治疗肱骨外上髁炎（网球肘）161 例，显效［患者肘部无压痛，伸腕抗阻力试验（－），肘关节活动自如］153 例，有效［患侧肘部无明显压痛，伸腕抗阻力试验（±），前臂旋转活动时其肘部疼痛明显减轻］8 例。

【病案举例】　马某，女，46 岁。右肘部疼痛，活动加重 3 个月，先后经局部封闭、理疗及针灸等治疗效果不显。诊见：右

肘部无肿胀，肱骨外上髁处压痛明显，右侧伸腕抗阻力试验
（＋）。右肘关节 X 线片未见明显骨质异常。临床诊断：右肱骨
外上髁炎。即以复方斑蝥散外敷，1 周后复查肘部无明显压痛。
2 周复查肘关节疼痛消失，伸腕抗阻力试验（－）。随访 3 年，
患者右肘关节再未发生疼痛，功能活动正常。

【验方来源】 刘景邦. 复方斑蝥散外敷治疗肱骨外上髁炎
161 例小结［J］. 甘肃中医，2000，13（5）：36.

按： 肱骨外上髁炎又称"网球肘"，是慢性劳损性疾病。其
局部病理改变可能是：①前臂伸肌总腱部分撕裂、扭伤、钙化或
无菌性坏死；②桡骨头环状韧带的退行性改变；③肱骨外上髁骨
膜炎；④前臂伸肌总腱深面的滑囊炎；⑤肱桡关节的滑膜炎或滑
膜皱壁的过度增生；⑥皮下血管神经束的绞窄及桡神经关节支的
神经炎等。应用复方斑蝥散外敷治疗肱骨外上髁炎在临床上收到
了良好效果。此法操作简便，花钱少而见效快，无明显不良反
应，患者容易接受。该药具有祛风寒、通经络、活血散瘀的功
效。中医认为"不通则痛，通则不痛"，经过外敷复方斑蝥散可
使患者气血通畅，经脉通达，故痛止。

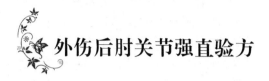

外伤后肘关节强直验方

肘关节强直外洗方

【药物组成】 鸡血藤 20 g，伸筋草、透骨草、泽泻、木通、威灵仙、桑枝、桂枝各 15 g，艾叶、苏木、卷柏、黄柏各 10 g。

【适用病症】 外伤后肘关节强直。

【用药方法】 将上述诸药置于盆中，加水 1 000～1 500 mL，煎沸后，将患肘架于盆上，上盖毛巾，熏蒸 15 分钟（注意防止烫伤）。将火移去，继续熏蒸药液至温，继将患肘放入盆中泡洗 30 分钟，边洗边轻轻揉尺泽、曲池、天井等穴位，并进行主动屈伸活动。每天 2～3 次，每剂用 3 天。熏洗后肘关节软组织软化，以揉按、拔络、拿捏、擦、屈伸法为主推拿。

【临床疗效】 此方治疗外伤后肘关节强直 89 例，痊愈（肘关节屈伸活动度正常，肘关节无肿胀）83 例，有效（肘关节屈伸活动度差 10°，肘关节无肿胀）6 例。

【病案举例】 王某，女，10 岁。患儿自高处跌下致左肱骨髁上伸直型骨折，于当天收住院。经手法复位。夹板固定肘关节于 70°位 3 周后，拍片见骨折线模糊，周围软组织层次清楚，未见骨化阴影。解除固定后见肘关节强直，局部软组织僵硬，肱二头肌腱及肱肌处可触及条索状挛缩，肘关节屈曲活动可达 120°，伸直可达 100°，关节活动范围为 20°。用上述方法治疗 8 天，关节活动度恢复正常，局部轻度肿胀，12 天后肿胀消失。

【验方来源】　韩玉范. 中药熏洗为主治疗外伤后肘关节强直 89 例［J］. 陕西中医药, 1996, 17 (11)：封 4.

按：肘关节筋肉挛缩是骨伤疾患的常见并发症, 是机体对损伤局部的一种保护性机能反应, 用以限制损伤部位的活动, 减轻疼痛, 防止损伤的继续发展。但是, 若肘关节损伤日久, 加上长时间的外固定使肘关节失去活动, 肘关节损伤造成的局部瘀血停积、渗出的组织液潴留, 以及滑液分泌减少、纤维蛋白沉积等均可使肘关节组织粘连、机化、挛缩, 导致肘关节强直。外洗方中鸡血藤能温通经脉, 活血通络, 推陈致新；伸筋草舒筋活络, 为治跌打损伤筋拘急之要药；威灵仙直通十二经络, 善治经络壅滞；桑枝、桂枝温通经脉, 为上肢病引经药；艾叶温通经脉、调理气血；泽泻、木通善于行水消肿；苏木、黄柏、卷柏、透骨草可活血通络止痛。诸药合用, 可行气活血, 温通经络, 消肿止痛。气血调和则邪气恶血自去, 血脉充盈则筋有所养, 经络通利则拘挛自除。因本病多见于青少年, 解除外固定后肘关节强直, 屈伸活动时发生疼痛, 造成自主功能锻炼得不到保证, 须配合推拿手法, 从而起到舒筋活络、消肿止痛、松解粘连、软化瘢痕的作用, 并鼓励患者加强主动锻炼, 因而取得了满意疗效。

肘关节功能障碍验方

活血化瘀通经活络方

【药物组成】 红花、伸筋草、透骨草、防风、威灵仙各 20 g，川乌、草乌、花椒、艾叶各 15 g。

【适用病症】 肘关节功能障碍。

【用药方法】 诸药混匀放入瓦盆，煮沸 30 分钟。将患肢放于盆上，用毛巾覆盖让热气熏，待药液温后再洗患肢 30 分钟，边洗边做屈伸锻炼，每天 2 次，每剂药熏洗 2 天。熏洗后立即用揉捏法舒松粘连，弹拨挛缩肌腱，然后将上臂水平置于床上，助手压定，术者握住前臂行屈伸、旋转活动，力量由小到大，缓缓用力，使肘关节内外粘连被松解，可听到撕断粘连声，反复活动数次，用搓法放松，术毕。如疼痛较甚可服止痛剂。术后疼痛缓解后可行主动功能活动，每天 2 次。

【临床疗效】 此方治疗上肢骨折术后石膏外固定所致肘关节功能障碍 42 例，治愈（肘关节活动度恢复 120°以上）30 例，好转（肘关节活动度恢复 70°以上）12 例。总有效率为 100%。

【验方来源】 何志军. 中药熏洗加手法治疗肘关节功能障碍 42 例 [J]. 甘肃中医，2000，13（2）：21.

按：肘关节功能障碍是上肢骨折术后石膏外固定治疗后常见并发症之一。长期的外固定，伤肢制动，关节不能进行主动活动，静脉血和淋巴液回流不畅，伤肢组织间隙中浆液纤维渗出物和纤维蛋白沉积，可使关节内外组织发生纤维性粘连；同时由于关节囊及周围的韧带、肌腱、肌肉等挛缩，关节活动发生障碍，因此肘关节内、外软组织尚未形成粘连或粘连尚未机化时，早期活动锻炼可较快较好地恢复关节功能。红花可活血通经，祛瘀止痛，改善局部血液循环；伸筋草、透骨草可引药透入经络、血脉，祛风活血，舒筋活络；防风、川乌、草乌可祛风散寒止痛；艾叶可温经祛寒。诸药配合，趁热熏洗，加用中医手法，可通经活络，调和气血，祛瘀散结，改善微循环，松解粘连，活利关节，配合功能锻炼，可取得满意的疗效。

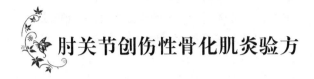

肘关节创伤性骨化肌炎验方

桑 醋 煎

【药物组成】 桑枝，醋。

【适用病症】 肘关节创伤性骨化肌炎。

【用药方法】 取干桑枝 500 g，放入盆内，加水和陈醋各 1 000 mL 浸泡 1 小时，煎沸 15 分钟，滤出桑枝，用药液熏洗患肘。每次 30 分钟，每天 2 次。用毕，桑枝放药液盆内保存，待下次再加醋 250 mL 加热使用。桑枝 3 天更换 1 次。熏洗毕行肘关节屈伸主动功能锻炼。10 天为 1 个疗程，一般为 3 ~ 6 个疗程。

【临床疗效】 此方治疗肘关节创伤性骨化肌炎 23 例，优（伤肘无明显肿痛，活动不受限，屈伸范围 130° ~ 135°，X 线片示软组织异位骨化影消失）20 例，良（伤肘无明显僵硬，屈伸范围 120° ~ 125°，X 线片示钙化点阴影变淡、缩小）2 例，差（临床症状、体征无改善，X 线片示骨化影存在并成熟）1 例。优良率达 95.65%。所有病例均经随访 6 ~ 18 个月，收效较佳。

【验方来源】 张心坚. 桑醋煎治疗肘关节创伤性骨化肌炎 23 例［J］. 江苏中医，2000，21（12）：35.

按： 创伤性骨化肌炎确切的发生机制尚不清楚。现代医学多认为骨折脱位致骨膜撕裂伤，造成肌肉等软组织内"种植"及"细胞演变"是本病的主要原因。临床上肘关节损伤程度与骨化肌炎发生及程度不成正比。对大部分肘外伤来讲，伤后能否正确处理，才是骨化肌炎能否避免的关键，不恰当的处理是重要的促发因素。此外，保证软组织充分修复所需的 3 周制动时间，放弃热敷、被动运动及按摩等治疗手段，也是预防骨化肌炎的有效措施。创伤性骨化肌炎，现代医学尚无特效方法治疗。本着"结者散之"的原则，在《医宗金鉴》"桑柴火烘法"的基础上演化为桑醋煎熏洗治疗创伤性骨化肌炎。其中桑枝性平，味苦，入肝经，功能祛风活络，通利关节；醋味酸，入肝经，功能软坚散结，行筋通络。二者合用，加热熏洗，共奏通筋活络、散瘀软坚、消肿利关节之效。临床应用，确收良效。

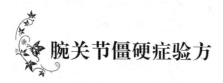

腕关节僵硬症验方

香樟四枝洗方

【药物组成】 樟木、桑枝、桃枝、柳枝各 30 g，制川乌、制草乌、伸筋草、威灵仙各 15 g，花椒 9 g，丝瓜络、大黄各 6 g，当归尾 20 g，桂枝、鸡血藤、寻骨风、追地风、泽兰各 10 g。

【适用病症】 腕关节僵硬症。

【用药方法】 将上药 1 剂装入自制纱布袋中，并把布袋置于铝盆内水浸泡 2 小时左右后煎煮，煮沸后文火续煎 15 分钟，加入黄酒 150 g，将铝盆离火，取出布袋，将患侧腕关节放于铝盆上熏蒸，并用毛巾将腕部及盆口覆盖，使热气不易消散。待水温降至适宜温度，即可洗浴患腕 30 ~ 40 分钟，每天早、晚各 1 次，每剂可连用 3 天左右。熏洗时，腕关节可做主、被动背伸，掌屈，外展，内收等运动。同时配合一指禅推法、指拨理筋法、关节摇转法、腕关节扳屈法等手法。1 个月为 1 个疗程，共治 2 个疗程。

【临床疗效】 此方治疗腕关节僵硬症 46 例，治愈（腕关节无疼痛，功能恢复正常）33 例，显效（腕关节疼痛减轻，2 个方向的活动度恢复正常，其余方向活动度 >20°）8 例，有效（腕关节微痛，关节活动度 3 个以上方向 >20°）3 例，无效（腕关节痛及功能治疗前后无改变，或只有 1 个方向的活动度 >20°）2 例。总有效率为 95.7%。

【验方来源】 刘洪宝. 香樟四枝洗方结合手法治疗腕关节僵硬症 46 例〔J〕. 河北中医，2000，22（4）：296.

按：腕关节僵硬症，一般都源于骨折后手术固定或石膏、小夹板外固定。由于长时间的固定废用，导致血液及淋巴运行不畅，患肢组织间浆液纤维渗出物和纤维蛋白沉积，使关节内外组织发生纤维性粘连，关节周围的肌肉、肌腱和韧带挛缩，最终形成该病。香樟四枝洗方中樟木、桑枝、柳枝、威灵仙、追地风、寻骨风、伸筋草、制川乌、制草乌有祛风除湿、通痹止痛功效；桃枝、大黄、当归尾、泽兰、鸡血藤有活血行瘀的作用；丝瓜络、桂枝、花椒是温经、散寒通络要药。结合手法的机械刺激，使血液加速运行，使挛缩僵硬的关节得以滑利松弛。两法协同具有活血行瘀、祛风通络、消肿止痛、滑利关节、活络解痉等功效，熏洗法使药力直达病所，疾病向愈。

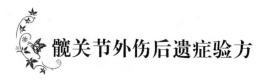

髋关节外伤后遗症验方

益肾通络方

【药物组成】　仙茅、淫羊藿各 10～30 g，肉苁蓉、山楂各 10 g，制川乌、制草乌、细辛各 3～6 g，五加皮 10～20 g，川牛膝、怀牛膝各 10～15 g，炙甘草 3 g。

加减：疼痛明显者，加炒延胡索 10 g；关节活动受限为主者，加地龙 15 g，红花 10 g。

【适用病症】　髋关节外伤后遗症。

【用药方法】　每天 1 剂，水煎服。治疗 1 个月为 1 个疗程，连续治疗 1～3 个疗程后观察疗效。

【临床疗效】　此方治疗髋关节外伤后遗症 21 例，临床治愈（疼痛、跛行消失，髋关节功能恢复正常，股四头肌萎缩消失）12 例，好转（疼痛消失，有隐性跛行，慢步时不显，快步时则出现，髋关节活动稍受限，股四头肌萎缩未恢复正常）7 例，有效（疼痛消失，跛行未消失，髋关节功能及股四头肌萎缩未恢复）2 例。总有效率为 100%。

【病案举例】　周某某，男，53 岁。主诉：左髋关节、膝关节疼痛 8 年，加剧 4 天。曾因外伤而致左股骨颈骨折，以打"骨钉"治疗至愈合。后左髋及膝关节疼痛反复发作，遇天气转冷或阴雨天而加剧，天气转晴暖时能自行缓解，一直未做任何治疗。近 4 天来，髋关节及大腿疼痛加剧，活动障碍，自觉大腿肌肉萎缩，且行走不便。诊见：跛行，左下肢肌肉萎缩，肌力正常，左臀部及腹股沟部压痛明显，髋关节"4"字试验（＋）；X 线片示：左股骨头及髋臼密度增高，边缘骨质增生显著，关节面粗糙，关节间隙明显变窄而模糊。诊为左髋关节外伤后遗症。辨证为肝肾不足，寒凝络瘀。治拟补益肝肾、舒筋壮骨、温经通络。予益肾通络方加减：制川乌、制草乌、桂枝、仙茅、肉苁蓉、炒延胡索、红花、土鳖虫各 10 g，淫羊藿、枸杞子、地龙各 15 g，细辛 4 g，炙甘草 6 g。服 5 剂后，疼痛减轻；连服 1 个月，疼痛、跛行逐渐消退。之后间歇服用本方及壮骨关节丸 1 个月，以资巩固，并结合股四头肌功能锻炼。随访 5 年，病未再发；多次 X 线片复查示髋关节病理改变稳定，且关节间隙稍增宽。

【验方来源】 何维英. 益肾通络方治疗髋关节外伤后遗症 21 例 [J]. 浙江中医杂志，1998（9）：414.

按：本症除外伤因素外，多与肝肾不足及感受风寒湿邪有关，日久则损及筋骨，经脉瘀阻。治疗关键在于补益肝肾、温经通络。基本方中，仙茅、淫羊藿温补肝肾、壮筋骨、祛寒湿；肉苁蓉补肾益精；制川乌、制草乌、细辛温经散寒、祛风化湿，且有较强的镇痛作用；五加皮、川牛膝、怀牛膝疏风活血、强壮筋骨；山楂化瘀和胃；炙甘草调和诸药。

小儿髋关节滑膜炎验方

加味四妙丸

【药物组成】 薏苡仁 15 g，木瓜、络石藤、海桐皮各 12 g，黄柏、苍术、忍冬藤、牛膝、威灵仙各 10 g，甘草 3 g。

【适用病症】 小儿髋关节暂时性滑膜炎。

【用药方法】 每天 1 剂，水煎 2 次，分早、晚服，同时予患儿制动，尤其是蹦跳等较剧烈的活动。

【临床疗效】 此方治疗小儿髋关节暂时性滑膜炎 23 例，均治愈，最短者 3 天，最长者 15 天。

【病案举例】 张某，男，3 岁。患儿于 4 天前因蹦跳后出现右下肢跛行，右髋至膝部疼痛，在当地卫生院摄 X 线片未见异常，以"伤筋"治疗而外敷中药散剂，症状未见好转。诊见：右髋部无明显红肿灼热，局部压痛，"4"字试验（＋），托马氏征（－），右下肢较左下肢长约 1.5 cm，查血常规、血沉未见异常。诊断为小儿髋关节暂时性滑膜炎。嘱家长予患儿制动，予加味四妙丸煎服，经服 5 剂后，患儿右下肢跛行消失而愈。

【验方来源】 叶高力. 四妙丸加味治疗小儿髋关节暂时性滑膜炎［J］. 新中医，2000，32（增刊）：111.

按：小儿髋关节暂时性滑膜炎，多因儿童活动过度，或轻度外伤等而致病。突然跛行，长腿是本病的特有症状。现代医学认为本病是一种髋关节滑膜卡他性炎性改变所造成的关节功能紊乱症。由于患髋滑膜病变后，关节内渗液发生改变，渗出增多，关节内压力增加，为减轻关节内压力，髋关节多是外展外旋位。因而出现患肢稍长，表现为不同程度的跛行。中医认为由于湿热下注，留注于筋骨，经络闭阻，气血滞涩，局部肌筋拘挛所致。四妙丸为清热祛湿之剂，再配以威灵仙、木瓜、海桐皮、忍冬藤、络石藤等祛湿舒筋通络之药，减少髋关节内渗液，消除髋关节滑膜无菌炎性改变所造成的关节功能紊乱症，收到了较好的疗效。

荆防败毒散

【药物组成】 急性期处方：荆芥、防风、连翘、金银花、薄荷、土贝母、赤芍、桑枝、木瓜、海风藤、牛膝、甘草。

待疼痛缓解，活动改善后，改用下列处方：生黄芪、太子参、炒白术、当归、荆芥、防风、薄荷、赤芍、木瓜、海风藤、牛膝、甘草。

具体用药剂量依患者的年龄确定。

【适用病症】 小儿髋关节滑膜炎。

【用药方法】 每天1剂，水煎2次，分早、晚温服。对于双下肢相对不等长者，要先行手法复位。患者仰卧床上。医者站在患侧，一手按住髋骨，另一手握住患肢踝部，做轻度的屈伸膝髋关节活动，放松患肢肌肉，并逐渐将髋膝关节屈至最大限度。在屈髋条件下，患肢外展外旋起，做内收内旋，然后伸直放松患肢，双下肢可恢复等长。若还没有恢复，可重复上述手法，并尽量卧床休息。

【临床疗效】 此方治疗小儿髋关节滑膜炎27例，全部治愈，无跛行，步行无疼痛，下蹲正常，"4"字试验（－），双下肢等长。平均治愈时间10天。

【病案举例】 蒋某，男，7岁。自诉：昨天跑步，今晨起床时感右髋疼痛，跛行，无发热。诊见：右髋压痛、叩击痛，右下肢比左下肢长 2 cm，右髋"4"字试验（＋），内收髋试验（＋）；X 线片、血常规、血沉正常；纳可，便干，舌质偏红、苔薄黄，脉细数。西医诊断：小儿右髋关节滑膜炎；中医诊断：痹证。治拟祛风胜湿、清热活血法。方用荆防败毒散加减并结合手法复位。处方：荆芥、防风、连翘、金银花、赤芍、木瓜、牛膝各 5 g，土贝母、桑枝、海风藤各 10 g，薄荷（后下）、甘草各 3 g。每天 1 剂。忌生冷饮食，忌负重活动。服 4 剂后，右髋疼痛消失，步履正常，两下肢等长，左髋轻度压痛，"4"字试验（－），内收髋试验（±）；舌淡红、苔薄，脉细。治拟益气祛风胜湿、活血通络法。处方：黄芪、太子参、海风藤各 10 g，炒白术、当归、荆芥、防风、赤芍、木瓜、牛膝各 5 g，薄荷（后下）、甘草各 3 g。5 剂后，症状、体征消失。

【验方来源】 金勇，万全庆，叶海. 运用荆防败毒散治疗小儿髋关节滑膜炎 27 例［J］，浙江中医杂志，1999（6）：261.

按： 本病一般因起居不当，外感风湿引起。初期邪在于表，患儿有发热、鼻塞、流涕等感冒症状，继而风湿之邪郁而化热，风热毒邪留滞关节经络，而出现关节疼痛，活动障碍。有的患儿体质本虚，外邪可直接侵入关节而无表证。治疗时早期拟祛风胜湿、清热解表、活血通络，用荆防败毒散加减。方中荆芥、防风祛风胜湿解表，金银花、连翘、薄荷清热解毒疏散，土贝母清热散结，赤芍、牛膝活血通利，桑枝、木瓜、海风藤胜湿活络，甘草调和诸药。

髂骨致密性骨炎验方

活血通络汤

【药物组成】 赤芍、白芍各 30 g，木瓜 20 g，牛膝、红花、生黄芪各 12 g，杜仲、地骨皮各 15 g，僵蚕 9 g，全蝎、细辛各 2 g，制川乌（先煎）6 g。

【适用病症】 髂骨致密性骨炎。

【用药方法】 根据患者症状和体征酌情加减。开始时每天 1 剂，疼痛减轻后隔天 1 剂。就诊时如疼痛剧烈，可在 3 天内予止痛药口服。

【临床疗效】 此方治疗髂骨致密性骨炎 93 例，经 5～80 天治疗后，93 例全部治愈（症状、体征消除，随访 1 年无复发），大部分患者经 20～30 天治疗后症状和体征即消除。随访过程中，62 例在 1 个月内复发，经继续服药而愈。X 线片复查提示：37 例骨密度恢复到与健侧相同，56 例无明显变化。

【验方来源】 冯济陈. 活血通络汤治疗髂骨致密性骨炎 93 例 [J]. 浙江中医杂志，1999（7）：304.

按：髂骨致密性骨炎是妇女妊娠致骨盆前下倾角增大，髂骨各韧带张力增加，髂骨血供减少，产生骨质致密，继发周围性疼痛。临床上西药仅能对症治疗，无法根治。活血通络汤中，僵蚕、全蝎祛风散结、通络止痛；红花、赤芍、白芍活血和血；制川乌、细辛止痛；木瓜宣痹；地骨皮、杜仲补肾；牛膝、黄芪益气活血。全方共奏活血散结、通络止痛之功。

髌骨软骨炎验方

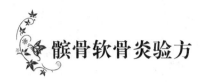

二乌苍术汤

【药物组成】 川乌、草乌、苍术、艾叶、花椒、牛膝、甘草、红花各 9 g，独活、防风、透骨草、伸筋草各 12 g。

【适用病症】 髌骨软骨炎。

【用药方法】 文火水煎 3 次，弃渣合液，每次治疗前将药液煮沸，用其蒸气熏患部，待药液温度降至 40℃ 左右，用大纱布块浸湿药液，敷于患部，每次熏洗 30 分钟左右。每天 2～3 次，每剂可用 2 天，10 剂为 1 个疗程。

【临床疗效】 此方治疗髌骨软骨炎 50 例，治愈（膝关节疼痛消失，活动正常，髌骨叩击试验、半蹲试验等变为阴性）21 例，显效（膝关节疼痛基本消失，活动基本正常，髌骨叩击试验疼痛减轻）13 例，好转（膝关节疼痛减轻，活动有所改善，各种试验仍阳性）14 例，无效 2 例。总有效率为 96%。

【验方来源】 张万福. 中药熏洗治疗髌骨软骨炎 50 例 [J]. 江西中医药，1997，28（4）：49.

按：髌骨软骨炎属中医学痹症范畴。用此方治疗本病，起到了舒松关节筋络、活血化瘀、散寒通经、消肿止痛等作用。配合功能锻炼，能达到"通则不痛"、利于关节屈伸、恢复关节功能之目的。

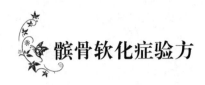

髌骨软化症验方

红花当归汤

【药物组成】 红花、当归、乳香、没药、独活、地龙、寻骨风、透骨草、伸筋草各 100 g。

【适用病症】 髌骨软化症。

【用药方法】 将各药放入高压消毒锅中，加适量水煮沸后，文火煎 15 分钟，打开连通皮管上的阀门，让中药蒸汽缓缓流入不锈钢熏蒸器，其接触身体部位的熏蒸口四周都有橡皮圈保护皮肤不被烫伤。患者取坐位，患膝置熏蒸器口上，盖好布，让中药蒸汽缓缓均匀地熏蒸膝部。每次蒸 30 分钟，每天 1 次。同时配合活血酒外涂：药用姜黄、红花、三棱、莪术、苏木、土鳖虫各等份，以冷浸法置 75% 酒精中浸泡 1 个月。用时将酒精液均匀涂揉患者膝部皮肤，并扩大到包含大腿中下段和整个小腿的皮肤。必要时配合手法治疗。

【临床疗效】 此方治疗髌骨软化症 38 例，3 个疗程后，痊愈（膝部无疼痛，活动无不适，髌骨研磨试验阴性）5 例，好转（症状减轻，仅上下楼梯及半蹲位时有轻度疼痛，髌骨研磨试验阴性或阳性）27 例，无效（症状无改善，X 线片检查发现髌骨周围及软骨下有骨刺形成）6 例。无效 6 例，病程均在 1 年以上。

【验方来源】 王正，安建源，何庆辉. 中药熏蒸配合手法治疗髌骨软化症 38 例［J］. 中医正骨，2000，12（7）：50.

按：髌骨软化症属中医学劳损、伤筋范畴，劳损和伤筋（外伤）导致膝部气血瘀滞，风湿外邪乘虚而入，痹阻脉络，使软骨及周边筋、肌失去气血濡养而发病。本方活血通络，化瘀止痛，祛风除湿，舒筋壮骨。配合活血酒外擦，可增强其活血化瘀止痛的效果。手法既可以松解关节及关节支持带，扩大关节间隙以减少关节软骨面摩擦损害，又能够有效分离已形成的关节内外粘连，增加患者膝部血液循环量，加快硬化软骨的修复。诸法合用，可取得满意效果。

加减阳和汤

【药物组成】　熟地黄 15 g，肉桂、鹿角胶（另烊化）、麻黄、白芥子、防己各 10 g，鸡血藤 20 g，木瓜、炮姜各 6 g，甘草 3 g。

加减：以膝关节酸痛无力，腰酸膝软为主，属肝肾两虚型者，治宜补益肝肾，强壮筋骨，上方去防己、木瓜，加山茱萸 20 g，阿胶 10 g（另烊化）等；以膝部疼痛、畏寒，遇冷加重，舌有瘀点为主，属寒瘀凝滞型者，治宜温经散寒，祛瘀止痛，上方去木瓜、防己，加制附子、炮穿山甲（代）、知母各 10 g 等；以膝部肿胀，浮髌试验（＋），肢体沉重，困倦无力为主，属湿痰阻滞型，治宜燥湿化痰，通络止痛，上方去鸡血藤、炮姜、肉桂，加黄柏、苍术各 10 g，薏苡仁 30 g，山药、竹沥各 20 g 等。

【适用病症】　髌骨软化症。

【用药方法】　每天 1 剂，水煎取汁 500 mL，早、午饭后 2 小时温服。

【临床疗效】　此方治疗髌骨软化症 120 例，优（膝关节疼痛完全消失，下蹲活动恢复正常，随访半年无复发）68 例，良（膝前痛、肿胀基本消失，下蹲功能明显改善）44 例，差（疼痛有所减轻，下蹲功能仍受限）8 例。优良率为 93.3%。

【验方来源】 杨凤云，许素梅，许鸿照. 加减阳和汤治疗髌骨软化症 120 例报告［J］. 中国中医骨伤科杂志，2000，8（4）：27.

按：髌骨软化症的发病机制为脾胃亏虚，寒痰凝滞，痹阻经络而成，采用加减阳和汤水煎内服，配合股四头肌锻炼，临证时每每见效。方用熟地黄温补营血，鹿角胶填精补髓、强筋壮骨，借血肉有情之品助熟地黄以养血；炮姜、肉桂散寒解凝，麻黄开腠理以达表，白芥子祛皮内膜外之痰，甘草解毒、调和诸药。其组方集温补营血与解散阴凝寒痰为一体，使寒消痰化，确有阳光一照寒凝即解之灵验。现代药理研究证明，熟地黄、肉桂、鹿角胶适量均有不同程度的扩张血管、改善血液循环作用；麻黄、肉桂、熟地黄、鹿角胶适量均能产生强心利尿而消肿作用；熟地黄有糖皮质激素作用，甘草具有肾上腺皮质激素样作用。综其药理效应为改善局部的血液循环，减少炎性渗出并促进渗出液的吸收，加快了病理产物的自我吸收和排泄，从而疏通关节，加强了关节的温煦和滋养，促进关节软骨修复，改善了关节功能。

苏红透骨汤

【药物组成】 苏木 30 g，红花、透骨草、续断、大黄、川乌、草乌各 20 g，栀子、独活、防风、鸡血藤各 15 g，乳香、没药各 12 g，土鳖虫 10 g。

【适用病症】 髌软骨软化症。

【用药方法】 以上药物加水 3 000 mL，文火煎煮至药液沸腾后 20~30 分钟，熏洗患膝部，直至药液凉却。每天熏洗 4 次，每剂药使用 2 天，20 天为 1 个疗程，连续治疗不超过 3 个疗程。

【临床疗效】 此方治疗髌软骨软化症 500 例，治愈（膝关节疼痛消退，功能完全或基本恢复）256 例，显效（膝关节疼痛轻微，功能大部分恢复）121 例，好转（膝关节疼痛较前减轻，功能有所改善）95 例，无效（膝关节疼痛及功能无明显变化）28 例。总有效率为 94.4%。

【病案举例】　患者，男，29 岁。右膝关节肿痛，行走及上下台阶时痛 2 月余，口服芬必得、吲哚美辛等药疗效不佳。检查：右膝微肿，皮肤（－），右髌骨深压痛，浮髌试验（＋），半蹲试验（＋）；X 线片未见明显异常。诊断：右髌骨软骨软化症并膝关节积液。给予苏红透骨汤熏洗治疗。1 个疗程后肿痛明显减轻，行走及上下台阶时痛减，浮髌试验（±），余同前。连续治疗 2 个疗程，肿痛消失，行走基本如常，上下台阶时有轻微不适感，浮髌试验（－），半蹲试验（－），余正常。临床治愈。嘱 3 个月内避免跑跳及剧烈运动。3 个月后随访，右膝如常，恢复正常工作。

【验方来源】　卜昆山，金云波. 苏红透骨汤治疗髌软骨软化症 500 例 [J]. 山东中医杂志，1997，16（1）：18.

按：髌骨软骨软化症的治疗，西医多采用口服消炎止痛类药物（如水杨酸类等）、辅助理疗等，减缓症状，或采用手术疗法，但疗效欠佳。髌骨软骨软化症属中医痹证范畴。痹证的发病，主要是由于感受风寒湿邪所致。外邪在关节处产生气血瘀滞的病理，出现关节、筋骨、肌肉的疼痛、酸楚、麻木等症状，故活血化瘀、祛风散寒、胜湿止痛为其治疗原则。苏红透骨汤中苏木、红花、透骨草、鸡血藤、乳香、没药、土鳖虫、大黄、栀子活血化瘀、祛瘀生新、通络止痛；防风、独活、川乌、草乌祛风散寒、胜湿止痛；续断补骨强筋。诸药合用共奏活血化瘀、祛风散寒、胜湿止痛之功效。

膝关节骨性关节炎验方

活血化瘀祛痰利水方

【药物组成】 川芎、鸡血藤各 15 g，丹参、红花、法半夏、茯苓、陈皮、白术各 10 g，牛膝 12 g，白芥子 6 g。

加减：疼痛甚者，加制川乌、制草乌各 6 g；肿胀甚者，加泽兰、泽泻各 10 g；偏气虚者，加黄芪 30 g，党参 15 g；偏血虚者，加当归、白芍各 10 g；寒盛者，加威灵仙 15 g，桑寄生 10 g；湿盛者，加薏苡仁、虎杖各 10 g。

【适用病症】 膝关节骨性关节炎。

【用药方法】 每天 1 剂，水煎 2 次，煎液为 400 mL，分 2 次内服。2 周为 1 个疗程，共用 1～3 个疗程。

【临床疗效】 此方治疗膝关节骨性关节炎 176 例，治愈（关节疼痛、肿胀消失，活动功能恢复正常）62 例，好转（膝关节疼痛缓解，肿胀减轻）106 例，未愈（膝关节疼痛及肿胀无变化）8 例。总有效率为 95.45%。疗程最短 2 周，最长 6 周。

【验方来源】 严培军，孙玉明，周福贻. 从痰瘀水论治膝关节骨性关节炎 176 例［J］. 南京中医药大学学报，2000，16（4）：249.

按：膝关节骨性关节炎临床以体肥年高之人多见，由于老年人肝肾渐衰，脾失健运，肾失蒸化而致水湿停滞，阻碍气机，易致痰浊血瘀留滞关节而致病。另外，所谓肥人多痰，体形肥胖之人形盛气衰，气虚运化无力，亦可聚湿生痰，痰瘀互结，引起关节肿胀甚至畸形。痰、瘀、水同出一源,痰、瘀既是阴阳平衡失调、脏腑功能紊乱引起的产物,又是进一步引起水邪积聚的因素,正如唐容川所说:"血瘀既久,亦能化为痰水。"王肯堂也曾指出:"瘀则液外渗,则成水也。"所以在膝关节骨性关节炎中不可忽视水邪的作用。方中川芎、丹参、红花、鸡血藤活血化瘀,可以改善异常的血液流变学和血流动力学,而降低骨内高压;法半夏、白芥子化痰散结,通络止痛,用于痰湿阻滞所致的肢体关节疼痛;茯苓、白术健脾利水渗湿,可以消除关节间隙及其周围组织中多余的水分,而使肢体关节肿胀消退;牛膝活血化瘀,引血下行,为引经药。全方配伍,共奏活血化瘀、祛痰利水之功,故对痰、瘀、水互阻而致的膝关节骨性关节炎,能起较好的治疗作用。

康 膝 方

【药物组成】 丹参、熟地黄、骨碎补各 20 g,牛膝、白芍、当归各 15 g,炮穿山甲(代)、鹿角霜、制乳香、制没药、独活各 10 g,土鳖虫 12 g。

【适用病症】 膝关节骨性关节炎。

【用药方法】 每天 1 剂,水煎,分 2 次服。同时用康膝洗剂熏洗:取紫荆皮、松节、牛膝各 20 g,生川乌、生草乌、透骨草、九节风、红花、细辛各 10 g,威灵仙、木瓜、五加皮、鸡血藤各 15 g。每剂中药煎成 4 000~6 000 mL 药液,熏蒸膝关节 15 分钟,再用纱布浸透药液热敷局部,继而以温药水洗膝关节,边洗边活动膝关节,每次约 45 分钟,每天 1 次。配合常规手法治疗。

【临床疗效】 此方治疗膝关节骨性关节炎 66 例 78 膝,治愈(关节疼痛及肿胀消失,膝关节功能活动恢复正常)36 膝,显效（膝关节疼痛明显减轻，肿胀基本消除，膝关节功能活动明显好转）28 膝，有效（膝关节疼痛及肿胀减轻，功能活动好转）10 膝，无效（症状、体征及膝关节功能活动无改善）4 膝。总有效率为 94.9%。

【验方来源】 罗十足. 综合疗法治疗膝关节骨性关节炎 66 例 [J]. 湖南中医药导报，2000，6（5）：39.

按： 现代医学认为膝关节骨性关节炎是退行性病变，是由于长期劳累磨损所致的非感染性炎症，属中医骨痿范畴，多为肝肾亏虚，精血不足，筋骨失养，加之寒湿外邪侵袭关节，阻滞脉络，致血液瘀滞而发病。康膝方以滋养肝肾、强筋壮骨之鹿角霜、骨碎补、牛膝、熟地黄、白芍治本，以活血消肿、舒筋止痛之当归、丹参、制乳香、制没药治标，佐以祛风通络之独活、炮穿山甲（代），共奏补益肝肾、强筋壮骨、活血通络之功。祛风湿、活血通络止痛之中药熏洗可直接作用于病变区，通过皮肤吸收能改善局部血液循环，促进炎症吸收消散和解除肌肉痉挛，使关节功能活动尽快得到恢复。配合正确的手法治疗，疗效更佳。本法治疗膝关节骨性关节炎疗效确切，除了能迅速止痛、消肿及恢复功能外，还具有疗程短、疗效高、无损伤、不易复发、无副作用等优点，适合于基层医疗单位使用。

二　乌　汤

【药物组成】 川乌、草乌、细辛各 10 g，防风、桂枝、羌活、赤芍、乳香、木瓜、海桐皮各 15 g，威灵仙 20 g。

【适用病症】 膝关节骨性关节炎。

【用药方法】 将上药与白酒 60 mL、米醋 20 mL、清水 1 500 mL 同煮。煮开时，将患膝置于药锅上方熏蒸，待药液温度降至 50 ℃时，以小毛巾蘸取药液反复洗患处，药液凉后重新加热，再熏再洗。每天 1 剂，每天 2 次，每次熏洗 30～60 分钟。熏洗后即行推拿治疗。推拿部位以膝关节上下两端为主，其手法是：点血海，点膝眼，揉股四头肌、脂肪垫以及周围增生滑膜，压髌骨下缘及搓髌提髌，伸屈膝关节。每天 2 次，每次 15～20 分钟。行使推拿手法时要柔中带刚，使力深透，以患者感到患处酸胀舒适为佳。同时嘱患者每天早晚做股四头肌等锻炼 30 分钟。治疗 2 周为 1 个疗程。

【临床疗效】 此方治疗膝关节骨性关节炎 66 例，显效（症状、体征基本消失或明显减轻，功能活动正常，可参加一定强度的运动）32 例，有效（症状、体征有所减轻，功能障碍得到改善）30 例，无效（症状、体征改善不明显）4 例。总有效率为 94%。全部病例用药后未发现严重不良反应。

【病案举例】 韩某，女，63 岁。右膝疼痛，劳累后加重13 个月，晨僵 20 分钟，半蹲及上下楼梯时疼痛明显，遇阴雨天右膝有重着感。诊见：右膝肿胀，肤温正常，屈伸活动时髌股关节有摩擦感，浮髌试验（＋），麦氏试验正常，穿刺抽出淡黄色半透明液体 50 mL；舌质淡、苔薄白，脉沉紧；化验血常规、血沉、黏蛋白正常；X 线片示：右侧髌骨上下极及胫骨平台边缘有骨质增生，间隙变窄。西医诊断：右膝骨性关节炎。证属风寒湿痹阻。治拟祛风除湿，温经散寒。经上述熏洗方合手法治疗 1 个疗程后，右膝疼痛明显好转，晨僵肿胀消失，能轻松上下楼梯。再治疗 1 个疗程后，诸症状消失。随访遇阴雨天右膝偶有酸痛。

【验方来源】 胡文跃，全仁夫，石仕元. 熏洗方合手法治疗膝骨性关节炎 66 例［J］. 浙江中医杂志，2000（4）：157.

按：膝关节骨性关节炎好发于中老年人，患者多因肝肾不足，筋骨失养，加上风湿寒邪侵袭，留滞膝部关节。经络不畅，气血不利，不通则痛，而见膝部肿胀疼痛，故治疗以祛风除湿、温经散寒、通络止痛为主。熏洗方中川乌、草乌、防风、羌活、海桐皮、威灵仙有较强的祛风除湿止痛作用，细辛、桂枝温经散寒，赤芍、乳香活血通络、消肿止痛，木瓜养血柔筋。熏洗本身能促进局部血液循环，使毛细血管扩张，便于药物吸收。轻柔的推拿手法能缓解膝部肌肉痉挛及分解粘连，消除症状。

膝关节创伤性滑膜炎验方

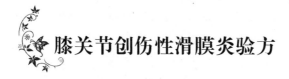

创膝熏洗 I 号

【药物组成】 当归、川芎、赤芍、延胡索、芒硝、伸筋草、透骨草、麻黄、防风、羌活、独活、花椒、木瓜、威灵仙、甘草各 10 g。

【适用病症】 膝关节创伤性滑膜炎。

【用药方法】 上药置搪瓷盆内加水约 2 000 mL，浸泡 30分钟后煮沸约 15 分钟，离火趁热熏洗，每次 20 分钟，早、晚各 1 次，每剂使用 4 次。注意首次煮沸，余 3 次原药液温热即可，10 天为 1 个疗程。一般用药 1~5 个疗程。

【临床疗效】 此方治疗膝关节创伤性滑膜炎 126 例，治愈（膝关节肿胀、疼痛消失，功能恢复正常）73 例，好转（膝关节肿胀、疼痛明显减轻，功能基本恢复正常）50 例，无效（膝关节肿胀、疼痛无明显缓解，功能无恢复）3 例。总有效率为 97.6%。

【验方来源】 宋秀成. 中药熏洗治疗膝关节创伤性滑膜炎126 例［J］. 河北中医，2000，22（10）：727.

按：膝关节创伤性滑膜炎，是由于急性创伤或慢性劳损引起的膝关节滑膜无菌炎性反应。临床以膝关节肿胀、疼痛、屈膝受限为主要表现。好发于中老年肥胖者，女性多于男性。其病理表现为滑膜充血、水肿、渗出、粘连等。中医学认为该病为瘀血凝结，风、寒、湿三气合邪所致。故治疗当以活血祛瘀与祛风散寒除湿并举，创膝熏洗Ⅰ号外用熏洗，使药物直接作用于病变局部，减轻局部渗出，促进组织间液吸收，起到消肿止痛、防止关节粘连的治疗作用，使膝关节功能得到恢复。

消肿止痛散

【药物组成】　白芷 500 g，蒲黄、大黄各 300 g，姜黄、冰片、没药各 50 g。

【适用病症】　膝关节创伤性滑膜炎。

【用药方法】　冰片粉过 20 目筛，余药用振荡式粉碎机粉碎，过 60 目筛，混匀置玻璃器皿内保存备用。用时将消肿止痛散以冷开水调匀呈糊状，按需要酌量摊于毛皮纸上，清洁患部皮肤，在患膝或有明显压痛部外敷，加压包扎（即在关节周围放置棉垫，然后最好用弹性细带包扎，下同），每天换药 1 次，长腿石膏托伸直位固定膝关节 1～2 周，并进行功能锻炼（即从固定开始就行股四头肌锻炼，每小时至少 1 次，每次持续 5 分钟）。以 1 周为 1 个疗程，连续观察 2 个疗程。

【临床疗效】　此方治疗膝关节创伤性滑膜炎 160 例，治愈 115 例，显效 13 例，有效 14 例，无效 18 例。

【验方来源】　刘晓红，仇湘中，刘国贵. 消肿止痛散治疗膝关节创伤性滑膜炎 160 例［J］. 湖南中医杂志，1997，13（2）：11.

按：膝关节创伤性滑膜炎的治疗，现多用封闭抽吸法，然此法需无菌操作，可造成新的创伤。因此，采用见效快、疗效可靠、痛苦小、副作用少的一种新方法是临床努力的方向。消肿止痛散治疗 160 例膝关节创伤性滑膜炎中，效果较封闭抽吸法更为显著，且远期疗效更为可靠，特别是在控制关节内感染、止痛、防止类固醇所致各种并发症方面更有独到之处。方中白芷散结定痛而为主药，且借其气温力厚之性，温养肌肤，润泽颜色，恢复损伤；大黄破瘀，蒲黄导瘀，行气止痛；姜黄泄热，散结治气；没药"为宣通脏腑、疏通经络之要药"；冰片善走而能散结。全方合用，共奏清热逐瘀、消肿散结、和营定痛之功。

防己黄芪汤

【药物组成】　防己 20 g，黄芪、泽兰、牛膝、车前子各 15 g，白术、土茯苓各 10 g，甘草 6 g。

加减：属气滞血瘀者，加桃仁、红花、姜黄、莪术；属瘀郁化热者，加牡丹皮、赤芍、蒲公英、大黄；属风寒湿阻者，加桂枝、独活、威灵仙、秦艽；属脾肾不足者，加薏苡仁、五加皮、巴戟天、淫羊藿；属痰湿结滞者，加白芥子、木瓜、伸筋草、鸡血藤。

【适用病症】　膝关节创伤性滑膜炎。

【用药方法】　每天 1 剂，水煎，分 2 次内服。若膝部表面张力太高，可穿刺抽尽关节腔积液，并注入 2% 普鲁卡因 2 mL，加泼尼松 25 mg，然后加压包扎，用下肢托板或长腿石膏托将膝关节固定于伸直位 1～2 周。

【临床疗效】　此方治疗膝关节创伤性滑膜炎 54 例，治愈［肿胀、疼痛消失，关节活动正常，浮髌试验（－），无复发者］50 例，好转（肿胀、疼痛减轻，关节活动功能改善）4 例。治疗时间最短者 6 天，最长者 37 天，平均为 15 天。

【病案举例】　王某，女，58 岁。患者 1 个月前，因外伤致右膝关节滑膜炎，曾在多处治疗，病情未见好转。诊见：右膝胀痛，腰酸膝软，活动受限，股四头肌略见萎缩，肤色无潮红，按之柔软，浮髌试验（＋），舌质淡、苔薄白微腻，脉细无力。中医辨证属脾肾不足，寒湿阻滞。治拟健脾温肾、祛寒除湿之法。

方用防己黄芪汤加味：防己 20 g，黄芪、薏苡仁、牛膝、泽兰、车前子各 15 g，白术、五加皮、淫羊藿、独活、桂枝各 10 g，甘草 6 g。住院治疗 8 天，临床治愈出院。

【验方来源】　胡崇国. 中医药治疗膝关节创伤性滑膜炎 [J]. 湖北中医杂志，1997，19（6）：38.

按： 膝关节创伤性滑膜炎属中医之膝部伤筋范畴，多因外伤或劳损所致。筋骨关节伤病必累及经络、气血、津液。《杂病源流犀烛》曰："忽然闪挫，必气为之震，震则激，激则壅，壅则气之周流一身者，忽因所壅而聚在一处，……气凝在何处，则血亦凝在何处。"《黄帝内经》病机十九条中指出："诸湿肿满，皆属于脾。"滑膜炎主要病机为气滞血瘀，经络阻塞，水湿滞留，致使关节腔内积液或积血。治疗应从脾着手，以防己黄芪汤为主方。该方益气实脾，利水消湿，加泽兰、牛膝活血通经，消水肿，利关节；土茯苓、车前子清热解毒、利水渗湿，故能取得较好的疗效。

鸡血藤红花汤

【药物组成】　鸡血藤 20 g，红花、当归、车前子、槟榔各 10 g，防己、牛膝、续断、木瓜各 12 g，丹参、透骨草各 15 g，白芥子 6 g。

加减：肿胀甚者，加五加皮 12 g，泽兰 10 g；血瘀致热者，加桃仁、牡丹皮各 10 g，生地黄 12 g，土鳖虫 6 g；骨质疏松或退变者，加骨碎补、鹿角胶各 10 g，威灵仙 15 g。

【适用病症】　膝关节创伤性滑膜炎。

【用药方法】　每天 1 剂，水煎 2 次，分早、晚服。同时用温经通络散外洗，药用：川椒、艾叶、白芷、桂枝、麻黄各 1 份，五加皮、海风藤、苏木、独活各 2 份。按比例研为粗末即可，分 10 天剂量包装。每天熏洗 2 次，每次 30 分钟，即上午将药末和水煮沸后使药物温度稍减，用毛巾浸液熏洗患膝；下午将此药物加沸水预热使用。在药物治疗期间，强调早期适时适量地进行股四头肌锻炼，尤其是直腿抬高活动和屈膝蹬空活动，锻炼积极程度以能忍受锻炼时疼痛或疲劳感为度。治疗 10 天为 1 个疗程，共治 3 个疗程。

【临床疗效】 此方治疗膝关节创伤性滑膜炎 305 例，痊愈（肿胀、疼痛完全消失，关节活动恢复正常）196 例，显效（肿胀、疼痛基本消失，关节活动接近恢复正常）82 例，有效（肿胀、疼痛明显消退，关节活动范围有一部分改善）23 例，无效（肿胀、疼痛无明显减退，关节活动无改善）4 例。总有效率为 98.7%。

【验方来源】 黄子毅. 中药内外合治膝关节创伤性滑膜炎 305 例 [J]. 辽宁中医杂志，1999，26（12）：554.

按：外治方中，川椒、艾叶温经通络；桂枝、麻黄散寒化湿宣痹；白芷、独活祛风化湿止痹痛；五加皮、海风藤、苏木舒筋活络。上药直接作用于病所，以药物的行气散寒和温热的刺激作用，使患处血液和淋巴液回流，经脉疏散，利于关节积液的消散，同时使皮肤及滑膜血管扩张，新陈代谢增强，从而改善患处组织营养，改变膝关节内环境，也使病痛减轻。内服方中，红花、当归、丹参活血化瘀，和血生血；防己、木瓜、透骨草祛风散寒，除湿通络止痛；牛膝、续断补肾强筋骨以固本；车前子、白芥子利水消肿；鸡血藤、槟榔行气活血，通利脉络之气血。全方以活血消肿、舒筋活络为治病根本，进一步使组织血流气畅，痰消瘀祛，筋脉得养，关节滑利。

公 英 膏

【药物组成】　蒲公英、生地黄、冰片各等份。

【适用病症】　膝关节创伤性滑膜炎。

【用药方法】　将蒲公英、生地黄切碎，加水煎煮成浓缩汁，用纱布过滤去渣，再煎至黏稠状，放凉。将冰片研成细粉状掺入拌匀备用。取适量公英膏薄摊于棉纸或麻纸上，外贴于患部，也可先将膏药涂于患部，用棉纸或麻纸覆盖其上，再以绷带缠绕固定。注意：对局部有创面、溃烂、皮肤过敏者，不可应用。每5天更换1次。属急性期者，患肢应尽量休息制动。

【临床疗效】　此方治疗膝关节创伤性滑膜炎35例，治愈（膝关节肿胀、疼痛消失，功能恢复正常）23例，显效（膝关节肿胀、疼痛基本消失，功能恢复尚可，过度活动后有不适感）7例，好转（膝关节肿胀、疼痛减轻，功能稍差）3例，无效（经治疗后无变化）2例。总有效率为94.3%。

【病案举例】　杨某，男，21岁。患者自述3天前右膝关节曾扭伤。当时并无明显不适，半天后右膝部逐渐肿胀，屈伸不灵便。诊见：右膝肿胀，轻度压痛，皮温增高，膝关节屈伸度减小，浮髌试验（＋）；膝关节穿刺见粉红色液体。诊断：右膝关节创伤性滑膜炎。用公英膏外贴患部，下肢以长腿石膏托固定，每5天更换中药1次。连贴3次后诸症消失。

【验方来源】　常沿毅，廖永华. 公英膏治疗膝关节创伤性滑膜炎35例［J］. 陕西中医，1999，20（11）：492.

按：公英膏是名老中医郭汉章根据家传秘方，结合自己多年临床经验配制的药膏。该方由蒲公英、生地黄和冰片等组成，具有清热解毒、凉血止痛的功效。膏药的黏稠性提高了其黏附力，作用于患膝局部，可较长时间地发挥药效，改善局部血液循环，促进组织间淤积的水肿的消退，促使关节功能尽早恢复。

二妙散合身痛逐瘀汤

【药物组成】 苍术、黄柏、桃仁、红花各 9 g，秦艽、羌活、地龙、川芎、没药、当归、牛膝、五灵脂、甘草各 6 g，香附 3 g。

加减：急性期者，加三七粉、苏木；积液多而分泌较快者，酌加茯苓、白芷；湿热重灼者，加黄芩、滑石；风湿甚者，酌加防风、独活；气阴两虚者，酌加黄芪、生地黄；恶寒肢冷者，酌加肉桂、乌梢蛇；劳损所致者，酌加杜仲、续断；肢体麻木、无力者，酌加天麻、狗脊。

【适用病症】 膝关节创伤性滑膜炎。

【用药方法】 每天 1 剂，水煎，分早、晚服，1 周为 1 个疗程。治疗初期患者膝关节可行石膏托外固定，制动 1 周，患肢适当抬高。解除外固定后行股四头肌锻炼，以消肿并防止肌肉萎缩，加快膝关节的功能恢复。

【临床疗效】 此方治疗膝关节创伤性滑膜炎 52 例，显效 [局部肿胀及疼痛完全消失，关节功能活动正常，浮髌试验 (-)，随访 1 年无复发] 35 例，有效（局部肿胀及疼痛消失，关节功能活动基本正常，但不易负重，负重时疼痛）15 例，无效（治疗前后无变化）2 例。总有效率为 96.2%。

【验方来源】 邰东旭. 二妙散合身痛逐瘀汤治疗膝关节创伤性滑膜炎 [J]. 辽宁中医杂志，1997，24（2）：71.

按：现代医学认为，膝关节创伤性滑膜炎是急性损伤或慢性劳损等原因所致的非化脓性滑膜炎症。中医学认为，该证属痹证范畴。其主要病理变化为血瘀阻络、湿热下注，此证属痹证挟湿。用二妙散合身痛逐瘀汤加减，配合急性期的膝关节制动，疗效肯定。方中苍术、黄柏清热除湿；桃仁、红花、当归、川芎、没药、五灵脂活血祛瘀止痛；秦艽、羌活、地龙祛风湿、止痹痛、通筋络；香附行气散瘀；牛膝通血脉并引药下行；甘草调和诸药。诸药合用，共奏清热祛湿、活血化瘀、行血通络之效。从临床疗效来看，能迅速消除肿胀、疼痛，促进患肢功能恢复。二妙散合身痛逐瘀汤为治疗膝关节创伤性滑膜炎比较有效之方法。

泽兰防己汤

【药物组成】 泽兰、防己、益母草、牛膝、木通、车前子、独活、土茯苓各 15 g，萆薢 10 g，丹参、黄芪各 20 g，甘草 6 g。

【适用病症】 膝关节滑膜炎。

【用药方法】 每天 1 剂，水煎 2 次，分早、晚 2 次服。药渣置盆中，加水适量，继续煎 20 分钟左右，先以蒸汽熏患膝，待药液渐温后用药液淋洗患膝。每天 2～4 次，每次 20～30 分钟。10 剂为 1 个疗程。治疗期间嘱患者注意避风寒湿及大运动量活动。

【临床疗效】 此方治疗膝关节滑膜炎 100 例，治愈［膝关节肿胀、疼痛完全消失，关节功能恢复正常，浮髌试验（-）］65 例，显效（关节肿胀、疼痛明显消失，关节功能基本正常）23 例，有效（关节肿胀、疼痛大部分缓解，关节功能轻度受限）8 例，无效（关节肿胀、疼痛无变化，关节功能无改善）4 例。总有效率为 96%。

【验方来源】 魏万利. 中药内服外洗治疗膝关节滑膜炎 100 例临床总结［J］. 天津中医学院学报，2000，19（2）：10.

按：膝关节滑膜炎是骨科临床的常见病。俗称关节"积水"。其病理机制为膝关节因受寒、劳损或损伤而使关节滑膜充血水肿，滑膜细胞受刺激而分泌过度产生积液，血细胞、胶原蛋白纤维渗出，关节内压增高，氧分压下降，代谢平衡失调，酸性物质堆积，促使纤维素的沉淀。如不及时清除积液，则关节滑膜长期受慢性刺激而发生炎性反应，使滑膜逐渐增厚，出现纤维机化，引起关节粘连，影响关节液的正常代谢，使病情缠绵难愈，影响患者的生活和工作。中医临床上以"利水渗湿，活血通络"为治。方中泽兰既能利水，又能活血为主药；防己、独活用以祛风除湿；土茯苓、萆薢、木通、车前子用以利水渗湿；益母草、丹参活血行瘀；牛膝能祛风湿、补肝肾，且引药下行；黄芪补气利水；甘草调和诸药。诸药合用，共奏利水渗湿、活血通络之效。临证时，如兼肝肾不足、骨质增生或疏松者，可加杜仲、续断以补益肝肾、强筋壮骨；寒湿盛者，可加威灵仙、秦艽、桂枝、伸筋草等以祛风散寒除湿；湿蕴日久，有化热倾向者可加苍术、黄柏以清热燥湿；脾虚湿盛者，可加茯苓、白术、薏苡仁以健脾利湿；外伤瘀血者，可加桃仁、红花以活血化瘀。此外，药液熏洗亦是治疗本病的有效措施之一。通过对病变部位的熏蒸、擦洗，使药力由玄府直达病所，既可发挥药物利水渗湿、活血通络的作用，又可借助水蒸气及水的温热作用缓解疼痛，减轻症状。可谓是标本兼治。

消肿蠲痹汤

【药物组成】　制附子、独活、甘草、桂枝各 10 g，白术、茯苓各 12 g，细辛 3 g，牛膝、川芎、当归、生黄芪、泽泻各 15 g。

加减：偏寒者，加制川乌（先煎）、制草乌（先煎）、生麻黄各 6 g，白芍 15 g；偏热者，加忍冬藤、石膏各 30 g，防己 10 g。

【适用病症】　膝关节滑膜炎并积液。

【用药方法】　头煎加水 500 mL，煎取 200 mL；二煎加水 300 mL，煎取 200 mL。2 次药液混合，每次服 200 mL，每天早、晚各 1 次，饭后服用。15 天为 1 个疗程，疗效不显著者加服 1 个疗程。

【临床疗效】　此方治疗膝关节滑膜炎并积液 25 例，治愈 [肿胀、疼痛消失，关节活动正常，浮髌试验（－），无复发] 10 例，显效（肿胀、疼痛消失，关节活动功能基本正常）12 例，好转（膝关节肿痛减轻，关节活动功能改善）2 例，无效（症状无改善，并见肌肉萎缩或关节强硬）1 例。总有效率为 96%。

【病案举例】　张某，男，38 岁。患者于 20 天前跑步后出现左膝关节疼痛不适，当时未行诊治。1 周后症状加重，左膝关节疼痛肿胀，遂去某医院摄片，诊为"膝关节滑膜炎并积液"。经服吲哚美辛以及用中药外洗等法治疗，效果不显。诊见：患者形体稍胖，左膝关节肿胀、疼痛，局部皮肤温度不高，且喜温喜按，浮髌试验（＋），舌淡红、苔薄白，脉沉。证属风寒湿邪痹阻关节，气血瘀滞。治拟祛风散寒利湿，活血消肿止痛。处方：制附子、独活、桂枝、甘草各 10 g，茯苓、白术各 12 g，制川乌（先煎）、制草乌（先煎）、生麻黄各 6 g，牛膝、川芎、当归、生黄芪、泽泻、白芍各 15 g，细辛 3 g。每天 1 剂，水煎服。药用 5 剂，肿痛明显减轻。续服 10 剂，诸症消失，关节活动自如，浮髌试验（－）。后再服 10 剂巩固疗效，随访 6 个月无复发。

【验方来源】　马义杰，李红彩. 消肿蠲痹汤治疗膝关节滑膜炎并积液 25 例 [J]. 江苏中医，1999，20（11）：25.

按：根据《素问·至真要大论》"留者攻之"的治则，采用祛风散寒、除湿通络、消肿止痛为基本治法。本方取辛热苦燥的制附子为君，其药性走窜，功善祛风散寒，除湿通络，所含乌头碱具有较强的镇痛作用，还能扩张血管，加速局部血液循环而起抗炎消肿作用。桂枝、细辛、独活为臣，以增祛风散寒、除湿通络之力。更配辛温走散之川芎，既可祛风止痛，又能行气活血，使气血流畅，则风寒湿邪不易滞留，深寓"治风先治血，血行风自灭"之奥义；又因"风药多燥……故疏风必先养血"，所以配当归以养血和血，以防辛温刚燥之品耗伤阴血，而达祛邪不伤正之妙。水湿滞留，关节肿胀，故配茯苓、泽泻、白术以健脾渗湿，利水消肿；生黄芪益气扶正，活血利水；牛膝补肝肾，强筋骨，通血脉，利关节。以上共为佐药。而且牛膝性善下走，合独活则能引诸药下行，直达病所，故亦兼有使药的作用。全方有较强的祛风散寒、除湿通络、消肿止痛之功，临床据证加减，可收到较好的疗效。

逐瘀活膝汤

【药物组成】　红花 40 g，金银花、蒲公英、艾叶、侧柏叶、土茯苓各 30 g，伸筋草、透骨草各 20 g。

【适用病症】　急性膝关节滑膜炎。

【用药方法】　将上药水煎后，取汁 1 500 mL，患者俯卧，将患膝置于盛药液之盆中浸泡熏洗，水温以 70～80 ℃为宜。每天熏洗 1 次，每次约 30 分钟。5 剂为 1 个疗程。

【临床疗效】　此方治疗急性膝关节滑膜炎 169 例，痊愈（肿胀、疼痛、膝关节积液完全消失，关节活动正常）135 例，显效（肿胀、疼痛、膝关节积液基本消失，活动基本正常）18 例，有效（上述症状部分缓解，关节功能轻度受损）16 例。治疗时间 10 天至 1 个月。所有病例均未见皮肤过敏及其他不良反应。

【验方来源】 王熙勋，于鸣. 逐瘀活膝汤熏洗治疗膝关节急性滑膜炎169例［J］. 中医杂志，2000，41（7）：398.

按： 膝关节滑膜炎多因外伤所致，亦可因炎症、风湿等病理因素引起。其病理基础均为滑膜充血、肿胀，滑膜细胞活跃，产生大量积液，积液中含血浆、白细胞、吞噬细胞等。正常清液为碱性，因酸性产物堆积改变为酸性，促使纤维素沉淀。此外，外伤可使滑膜破裂出血，血性渗出物堆积，使关节滑膜长期受刺激，引发炎症，出现肿胀、疼痛、积液、活动障碍等症状。中医学对该病很早就有认识，并且与现代医学观点相通，认为外伤、炎症、风湿等均可使膝关节滑膜受损，使关节内迅速淤积积液，湿热相搏，致膝关节发热、胀痛，热灼筋肉而拘挛，成为急性滑膜炎。逐瘀活膝汤中，红花有活血祛瘀、辛散温通之效；艾叶可温经止血，散寒止痛，用以热敷，使热气内注，具温煦气血、透达经络之功；侧柏叶可凉血止血，外伤所致者可适当加大用量；土茯苓、伸筋草、透骨草具祛风湿、活血消肿、利关节之效，风湿所致者可适当加大此三味药的用量；金银花、蒲公英具清热解毒、祛湿之功，炎症所致者可加大其用量。上述诸药应用于局部，复以热力相助，使瘀热湿浊之邪一从局部肌膜渗出，一从机体代谢而散，则膝关节肿痛、积液、关节活动障碍等症状可骤消。

双术活膝汤

【药物组成】 苍术、白术、独活、防风各12 g，茯苓皮、黄芪各20 g，薏苡仁、金银花各30 g，牛膝15 g，地龙9 g。

加减：湿甚者，加滑石30 g；痛甚者，加赤芍12 g；肿甚者，加赤小豆15 g。

【适用病症】 慢性膝关节滑膜炎。

【用药方法】　每天 1 剂，水煎 2 次，分早、晚温服。服药 2 周为 1 个疗程。必要时做局部封闭：在无菌操作下抽出关节积液，再注入 2% 利多卡因 4 mL 和确炎舒松 10 mg 的混合液。每周做局部封闭，最少 1 次，最多 3 次。局部封闭后膝关节屈曲 15°位，用石膏固定 2 周。

【临床疗效】　此方治疗慢性膝关节滑膜炎 56 例，1~2 个疗程后，治愈（膝关节肿痛消除，活动正常）34 例，显效（膝关节肿痛消除，活动基本正常，但劳累后仍有轻度疼痛）18 例，有效（膝关节肿痛减轻，活动轻度受限，劳累后症状加重）4 例。

【病案举例】　朱某某，女，52 岁。患者 2 周前因劳损出现左膝酸痛不适，经西药、外用膏药等治疗未见好转，近几天肿痛加剧，行走不便。诊见：左膝肿胀、压痛（+），浮髌试验（+），X 线检查无异常；舌淡红、苔白腻，脉濡缓。此是感受风寒湿邪，因湿邪偏盛，稽留于肌肉、关节，故致关节肿胀，活动不利。治拟除湿通络，利水消肿。处方：苍术、白术、独活、防风、防己各 12 g，茯苓皮、黄芪各 20 g，薏苡仁、金银花各 30 g，牛膝 15 g，地龙 9 g。每天 1 剂，水煎温服。服 7 剂后肿痛明显减轻，上方加杜仲 12 g，再进 7 剂而痊愈。随访半年无复发。

【验方来源】　俞春生. 双术活膝汤治疗膝关节慢性滑膜炎 56 例［J］. 浙江中医杂志，2000（2）：65.

按：膝关节滑膜炎主要是由于滑膜血管扩张，产生大量渗出液，同时滑膜细胞活跃产生黏液素；关节内压力增高，氧分压下降，使骨、软骨、韧带等关节组织产生病理改变，形成恶性循环。关节穿刺可降低关节内压力，排除关节液中毒性物质。腔内注射利多卡因和确炎舒松能促进无菌性炎症的吸收，改善病变组织的血液循环。石膏固定能避免行走和关节活动，有利于消肿。本病由风寒湿邪侵袭而成，其中又以湿邪为主，故治疗应以除湿通络、利水消肿为法。方中茯苓皮、薏苡仁具有渗湿利水作用；黄芪、白术、苍术补脾助运化，以调整机体状况，减少滑膜渗出，阻断内湿来源；金银花清热渗湿；牛膝、地龙、防风、独活具有祛风除湿、通利关节的功效。用双术活膝汤为主，必要时做局部封闭，不但提高了治疗效果，而且能减少本病复发。

活血通经汤

【药物组成】 桂枝、姜黄、柴胡各 10 g，独活、秦艽、枳壳、牛膝、续断、当归、萆薢、苍术各 12 g，黄芪 30 g，生甘草 3 g。

加减：瘀滞严重者，加赤芍 12 g，茜草 15 g；肿胀严重者，加黄柏 10 g，土茯苓 30 g；体弱者，黄芪加至 50 g。

【适用病症】 慢性膝关节滑膜炎。

【用药方法】 每天 1 剂，水煎 2 次，分早、晚服。同时配合热敷药包散寒利水汤：生草乌、生川乌、生半夏、艾叶各 30 g，黄柏 10 g，花椒、大戟、甘遂、甘草各 15 g。上述药物用 2 块方帕包裹成 2 个药包，投入药罐内煎 30 分钟离火。加入冰片 2 g，将患膝置其上方熏蒸 10 分钟后取药包敷患处，2 个药包交替使用，每天 3 次，3 天 1 剂，15 天为 1 个疗程。并进行功能锻炼：患者仰卧，患肢直伸足背屈抬高至 80°后屈曲膝关节达 130°左右（足不能着床），然后再将小腿伸直放置床上，每天早上起床和晚上睡觉前各做 1 次，开始每次做 3~5 遍，后逐渐增多，但每次不得超过 20 遍。

【临床疗效】 此方治疗慢性膝关节滑膜炎 177 例，痊愈（膝关节肿胀、疼痛消失，功能活动恢复正常，阳性体征消失，

1 年以上随访无复发）132 例，显效（膝关节肿胀、疼痛消失，功能活动恢复正常，阳性体征消失，1 年以内随访复发）23 例，有效（膝关节肿胀、疼痛减轻，功能活动有所改善，遗留部分体征尚需进一步治疗）16 例，无效（症状、体征、功能活动治疗前后无变化）6 例。总有效率为 96.6%。

【病案举例】 王某，男，29 岁。1 年前出现行走不便，右膝关节肿胀，劳动后加重，休息后减轻，未做治疗。现自觉右膝部肿胀沉重乏力，屈曲整胀不适。诊见：右股四头肌明显萎缩，膝关节肿胀，浮髌试验（＋），轻度压痛，肤色、皮温正常；X 线片示：右膝关节髌上下脂肪垫消失，关节滑膜肿胀，骨质未见异常。诊断为慢性右膝关节滑膜炎。投活血通经汤加黄柏 10 g，土茯苓 30 g，水煎内服 10 剂；外用散寒利水汤 3 剂，水煎熏蒸热敷，坚持不负重功能锻炼。二诊：患肢沉重消失，肿胀明显减轻，继服上方 10 剂，外用方 3 剂不变，嘱其加强功能锻炼。三诊：肿胀消失，肢体轻便，右股四头肌萎缩已好转。随访 1 年余未复发。

【验方来源】 杨劲姣.活血通经汤治疗慢性膝关节滑膜炎 177 例 [J].湖南中医杂志，1999，15（3）：31.

按：活血通经汤方中柴胡、枳壳、独活、桂枝、秦艽、牛膝理气通经活络；当归、姜黄活血祛瘀，使气机运行通畅，凝滞得以消散；草薢、苍术利水燥湿，祛除痰阻之邪；黄芪、续断益气强筋；甘草调和诸药。外用方中生草乌、生川乌、生半夏、花椒、艾叶散寒燥湿；大戟、甘遂、甘草相反之药激而相成，使湿邪留饮尽去，气机通畅；冰片"通百窍散郁火"引药直达病所。内外合治，疗效颇佳。

收涩蠲痹汤

【药物组成】 牛膝、藕节炭、白及各 15 g，龙骨、牡蛎、黄芪各 30 g，白术、苍术、防己、木瓜各 10 g，甘草 3 g。

加减：患处肿势弥漫、皮色嫩红灼热者，加黄柏 10 g，忍冬藤 30 g；股四头肌萎缩者，加千年健、五加皮各 15 g；肿胀基本消退、下肢酸胀乏力者，加健步壮骨丸 10 粒，每天 2 次吞服。

【适用病症】 慢性膝关节滑膜炎。

【用药方法】 每天 1 剂，水煎服。同时配合外治及手法：发作期外敷消肿止痛膏（苏木、当归、红花、樟脑、生蒲黄、细辛、黄柏各 2 份，乳香、没药、石膏、丁香、羌活、独活、栀子、血竭、生川乌、生草乌各 1 份），用弹力绷带加压包扎（或短期加夹板固定），隔天换药；肿胀消退后，若局部粘连、僵硬、疼痛者，用下肢洗方（三棱、莪术、海桐皮、透骨草、络石藤、海风藤各 30 g，独活、伸筋草、丝瓜络各 20 g，红花 10 g，五加皮、木瓜各 15 g）熏洗，配合下肢导引锻炼，每天要坚持进行股四头肌的锻炼。治疗 10 天为 1 个疗程。

【临床疗效】 此方治疗慢性膝关节滑膜炎 65 例，经 1～5 个疗程治疗后，痊愈（膝关节肿胀、疼痛消失，功能恢复正常，随访半年未复发）42 例，显效（膝关节肿胀、疼痛消失，活动尚可，阴雨天或劳累时尚有轻微疼痛，或半年内复发）14 例，好转（膝关节肿痛减轻，活动轻度受限，阴雨天或劳累时症状加重）8 例，无效（治疗后症状无好转或中断治疗）1 例。

【病案举例】 翁某某，女，50 岁。左膝关节肿痛 2 个月，有劳损史。诊见：左膝关节肿胀，浮髌试验（＋），局部压痛

（＋），皮温稍增高，股四头肌轻度萎缩，膝关节伸屈轻度受限。诊断为慢性膝关节滑膜炎。内服收涩蠲痹汤加五加皮、千年健各15 g。每天 1 剂，水煎服。外敷消肿止痛膏，局部加压弹力绷带包扎，隔天换药。每天坚持股四头肌功能锻炼。经治 1.5 个疗程，左膝肿痛消失，浮髌试验（－），股四头肌萎缩较前改善，唯患肢行走感乏力，下蹲欠利，予下肢洗方 5 剂，每天熏洗 2 次；口服杜仲冲剂 10 g，每天 3 次；健步壮骨丸 10 粒，每天 3 次。10 天后复诊，患膝肿痛消失，功能恢复正常。随访 1 年，未复发。

【验方来源】　余有志. 中药内服外用治疗膝关节慢性滑膜炎 65 例［J］. 浙江中医杂志，1997（9）：399.

按：慢性膝关节滑膜炎多因气虚脾弱，运化失常，或兼外邪杂合，致经脉痹阻，湿浊瘀血留滞关节，蕴久化热而成。收涩蠲痹汤以收敛固涩、益气实脾、通络蠲痹为主，使损伤扩张的滑膜血管恢复收敛功能，减少渗出，有利于肿胀消退；配合外用中药和下肢导引锻炼，温阳通滞，活血化瘀，疏经活络，可松解关节粘连。

桂枝芍药知母汤

【药物组成】　桂枝、芍药、知母、防风各 12 g，麻黄、生姜、制附子、甘草各 10 g，白术 15 g。

加减：肿胀明显者，加薏苡仁、防己、独活；脾肾阳虚者，加续断、牛膝、狗脊。

【适用病症】　慢性膝关节滑膜炎。

【用药方法】　每天 1 剂，水煎服。15 天为 1 个疗程，治疗 2 个疗程。同时配合适当膝关节制动及股四头肌锻炼。

【临床疗效】　此方治疗慢性膝关节滑膜炎 48 例，治愈

（临床症状与体征消失，关节活动自如，B 超示关节无积液）34
例，好转（临床症状与体征基本消失，仅有轻微肿胀，B 超示未
见明显关节积液）10 例，无效（治疗前后无明显好转，B 超示
有明显关节积液）4 例。总有效率为 91.7%。

【病案举例】 王某，男，32 岁。诉 3 个月前因捕鱼时感右
膝关节疼痛不适，1 天后出现右膝部肿痛且渐加重。1 周后因肿
痛明显才到某医院治疗，经制动、抗炎、反复抽吸及注入氢化可
的松治疗 1 个月余，肿胀反复不减。后又经抽吸及中药内服等治
疗无效。诊见：右膝肿胀明显，伸屈困难，跛行明显，关节波动
感（＋），浮髌试验（＋），局部有灼热感；舌淡、苔薄黄腻，
脉弦。B 超示有明显关节腔积液。诊断为慢性右膝关节滑膜炎，
证属风湿下注，久郁化热。方用桂枝芍药知母汤加味：桂枝、白
芍、知母、防风各 12 g，麻黄、生姜、独活、制附子、甘草各
10 g，防己、白术各 15 g，薏苡仁 30 g，5 剂。同时嘱患者休
息、制动及进行股四头肌锻炼。二诊：右膝肿胀明显减轻，伸屈
活动改善。继服上方 10 剂后，右膝肿胀疼痛消失，伸屈及行走
正常。B 超示无关节腔积液。

【验方来源】 金思东，商薛成，黄海. 桂枝芍药知母汤治
疗慢性膝关节滑膜炎［J］. 浙江中医学院学报，1995，19
（3）：28.

按：慢性膝关节滑膜炎一般由急性创伤性滑膜炎失治或误
治转化而成，或由其他的慢性劳损导致滑膜的炎症渗出——关
节积液。本病的中医机制常见于患者体质多湿，素体阳虚，外
感风湿流注关节，久郁化热伤阴，筋脉痹阻不通而成。方中桂
枝与制附子相配，温通助阳，散寒通脉；麻黄、防风与白术合
用，疏风散寒，祛湿止痛；知母滋阴清热；芍药、生姜、甘草
亦如桂枝汤之和其营卫。本方在助阳行痹、祛风胜湿药中，配
伍芍药、知母养阴清热，既可制其温燥伤阴之性，又可兼清化

燥之邪热。综合此方，寒热并用，刚柔相济，标本兼顾，对风湿下注，关节肿大疼痛，局部有灼热感之慢性膝关节滑膜炎，尤有良效。

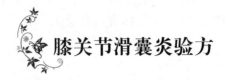

膝关节滑囊炎验方

加味四妙汤

【药物组成】 川牛膝、防己各 20 g，薏苡仁 30 g，苍术、木瓜、秦艽、乌梢蛇、羌活各 12 g，黄柏、防风、寻骨风、伸筋草各 10 g。

加减：寒重者，可加细辛 3 g，制川乌、制草乌各 10 g；热偏重者，可加忍冬藤、青蒿各 20 g；偏虚者，加生黄芪 20 g。

【适用病症】 膝关节滑囊炎。

【用药方法】 每天 1 剂，水煎分 2 次服，每次 200 mL，温服，每 3 周为 1 个疗程。服药期间应有微汗出，服药后经脉、肌肤内如虫蠕动，应加大药量。服药期间禁生冷、雄鸡、鲤鱼、虾类之食物。应保暖防寒，注意休息，卧床时应适当抬高患下肢。

【临床疗效】 此方治疗膝关节滑囊炎 126 例，治愈［主症与次症全部消失，血液检验血沉和抗链球菌溶血素"O"降至正常范围内，X 线片示膝关节间隙明显改善，浮髌试验（－）］108 例，好转［主症消失，次症有明显改善，血液检验血沉和抗链球菌溶血素"O"单项指标降至正常范围内，X 线片示膝关节间隙有所改善，浮髌试验（－）］15 例，无效［主症与次症有所缓解，血液检验血沉和抗链球菌溶血素"O"指标未降至正常范围内，X 线片示膝关节间隙增宽无明显改善，浮髌试验（＋）］3 例。总有效率为 97.62%。

【验方来源】 杨开云. 加味四妙汤治疗膝关节滑囊炎 126

例疗效观察［J］. 河北中医，2000，22（10）：753.

按：导致本病的主要病因是湿邪。湿性黏滞重着，湿邪最易蕴遏化热，湿邪流注膝关节导致滑膜囊水肿、充血、纤维化和滑膜增生肥厚，影响了滑膜正常的吸收和清除功能，形成膝关节水肿之滑膜挤压关节间隙而产生关节疼痛、肿胀、绞锁和伸屈障碍。在正常的情况下滑囊控制和稳定关节才能进行有效的运动。滑膜细胞与滑液的产生和吸收以及关节腔内其他物质的清除，都是滑膜的主要功能。如膝关节滑囊受到湿邪侵袭后就会出现一系列症状和功能障碍，所以在治疗膝关节滑囊炎时遵循中医辨证的方法，采取除湿为主，湿祛热自清，佐以清热通络止痛为法，使用选择性的定向方剂加味四妙汤治疗。本方选用苍术、木瓜、薏苡仁除湿，黄柏清热，防风、秦艽、乌梢蛇、寻骨风、伸筋草祛风通络止痛，川牛膝为本方引经药物。诸药合用以除湿清热，祛风通络止痛，确收佳效。

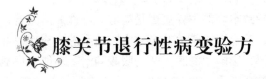

膝关节退行性病变验方

健 膝 汤

【药物组成】 生地黄、熟地黄、山茱萸、山药、桑枝、桂枝、牛膝、石膏、知母、蝉蜕、僵蚕、连翘、荆芥（原方无药量）。

加减：热重者，加黄柏、苍术、忍冬藤；膝肿明显者，去熟地黄，加萆薢、蚕沙；便秘者，加生何首乌、火麻仁、当归；有外伤史者，加醋延胡索、续断、土鳖虫；病程久者，加地龙、全蝎、五灵脂。

【适用病症】 膝关节退行性病变。

【用药方法】 每天1剂，水煎服。治疗7天为1个疗程。

【临床疗效】 此方治疗膝关节退行性病变168例，经1~2个疗程治疗后，治愈（膝痛消失，活动恢复正常，随访3个月无复发）78例，显效（症状改善明显，行走基本正常，上下楼梯尚觉不适）55例，有效（症状有所减轻，但行走及上下楼梯仍觉不适）31例，无效（症状无改善或经1个疗程治疗后未来复诊）4例。

【验方来源】 王校明，唐云．健膝汤疗膝关节退行性病变168例［J］．浙江中医杂志，1998（8）：372.

按：健膝汤取六味地黄汤意在滋补肾阴，使体内阴阳趋于平衡，抑制外邪"从阳化热"；取白虎汤意在辛凉达表，以疏散侵入关节肌表之六淫邪气，减轻已引起的骨关节炎，从而达到扶本祛邪之目的。

淫羊藿汤

【药物组成】　淫羊藿、白芍、黄芪、徐长卿各 30 g，牛膝、防己、制乳香、制没药各 12 g，五加皮、延胡索、独活、木瓜各 15 g，威灵仙 20 g，制马钱子 9 g。

【适用病症】　中老年膝关节退行性病变。

【用药方法】　以上诸药共研为细末，制成绿豆大水丸，每天服 3 次，每次 7 g，1 周为 1 个疗程。同时配合外洗，中药外洗处方：伸筋草、透骨草、白芍各 30 g，威灵仙 25 g，细辛、川乌、草乌、木瓜、海桐皮各 20 g，生乳香、生没药各 15 g。上药加水 2 500 mL 煮沸后，加醋 200 mL，熏洗热敷患膝关节，每天 2 次，每次 30 分钟，每剂药可用 2 天。对于疼痛严重，影响日常生活者，可适当限制活动，对症给予芬必得胶囊 0.3 g 或萘普生片 0.2 g，每天 2 次口服，连用 3～5 天，以缓解症状。

【临床疗效】　此方治疗中老年膝关节退行性病变 114 例 125 个膝关节，治愈（膝关节疼痛消失，关节活动自如，恢复正常工作和生活）64 例 68 个膝关节，显效（膝关节疼痛基本消失，关节活动自如，劳累后出现轻微疼痛）32 例 38 个膝关节，好转（膝关节疼痛明显减轻，劳累后疼痛加重，关节活动不利）13 例 14 个膝关节，无效（疼痛减轻不明显或症状无改善）5 例 5 个膝关节。按 125 个膝关节计算，治愈率为 54.4%。总有效率为 96.0%。

【验方来源】　万志远. 中药内服外洗治疗中老年退行性膝关节病 [J]. 河南中医，2000，20（1）：43.

按：膝关节退行性病变是骨科常见病，多发于中老年人，女性患者略多于男性。主要由于关节退变，关节软骨变性，继之出现裂隙、软化或剥脱、骨质裸露，软骨周围组织增生，骨赘形成，关节活动受限。当增生的骨赘压迫刺激其周围的软组织及神经、血管，引起无菌性炎症时，就会出现关节疼痛或肿痛。现代医学对本病的治疗，轻者给予消炎、镇痛药物，以缓解症状，但效果不稳定、易复发。对疼痛剧烈、关节功能障碍者，根据具体情况给予手术治疗，但疗效不确切，而且不易被患者接受。中医学认为，退行性膝关节病属痹证、历节风范畴。膝关节为肝、肾、脾三经所系，肝主筋，肾主骨，脾主肌肉，人体的筋骨肌肉赖于肝肾精血滋养。中年以后，肝肾精血渐亏，筋骨失养，兼风寒湿邪内侵，虚邪留滞，经脉不通，局部失荣，引发该病。治疗宜标本兼顾，扶正祛邪。依据上述原则，拟定补益肝肾，活血舒筋，兼以祛风胜湿的治疗方法，内服与外洗相结合，故疗效可靠而稳定。

羌独细辛汤

【药物组成】　羌活、独活、防风、川乌、草乌、川芎、红花、芍药、桂枝、茯苓、杜仲、牛膝、土鳖虫、木瓜各 15 g，细辛 10 g，威灵仙、薏苡仁、生地黄、伸筋草各 30 g，当归 20 g。

【适用病症】　膝关节退行性病变。

【用药方法】　将上述诸药加温水 2 500 mL 浸泡 30 分钟后文火煎煮，煎沸 20 分钟后趁热加入米醋 200 mL 调匀，即可熏洗。先用药蒸汽熏患膝，注意在患膝上方用毛巾等遮盖，使药蒸汽尽可能上熏而不外溢；待药温降至肌肤能忍受时，即将患膝在药液中泡洗 30 分钟，泡洗时可适当结合患膝关节的功能锻炼，以增强疗效。每剂药可用 3~4 次，每天 2 次，10 天为 1 个疗程。并配合推拿手法治疗：患者仰卧或俯卧，术者以按、揉、提拿、弹拨等手法施术于膝关节周围，松弛膝关节。接着顺时针研磨髌骨，并最大限度地朝各个方向推移髌骨，增加髌骨活动范围。再以指端伸入关节间隙拿住髌骨，并向上提升 5 ~ 10 次。然后以指端点按股骨与胫骨关节间隙的痛点，并用双拇指指腹从膝眼由前向后以揉推的手法理顺。再分别用拇指点按梁丘、血海、膝眼、足三里、阳陵泉、委中、委阳、承筋、承山等穴，指力以达到酸麻胀感为宜。最后对膝关节做被动的屈伸、旋转运动。力量由弱到强，范围由小到大。应注意在屈膝 90°情况下拔伸膝关节 1 ~ 2 分钟；并在伸屈膝关节于最大限度时停留片刻后加做膝关节内外翻活动，以增加膝关节间隙。在上述手法的基础上，以揉、捏、摩等轻柔手法，由上而下，由前到后，按摩下肢 3 ~ 5 分钟收功。上述手法每天或隔天 1 次，10 次为 1 个疗程。

【临床疗效】　此方治疗膝关节退行性病变 61 例，优（症状和体征全部消失，膝关节活动正常，随访 3 个月无复发）41 例，良（主要症状和体征消失，膝关节活动稍受限，行走较多后出现疼痛）17 例，可（疼痛减轻，膝关节活动受限较治疗前好转，髌骨研磨试验阳性，对日常生活有影响）3 例。

【验方来源】　周岳君. 中药熏洗结合推拿治疗膝关节退行性病变 61 例［J］. 浙江中医杂志，1998（12）：560.

按：本病在临床治法较多，但到目前为止尚无根治之法，疗效不理想。运用祛风散寒、活血化瘀、健脾利湿、通络止痛的中药直接熏洗患膝，使药效直接作用于病变组织。推拿治疗可增加疏经通络、活血化瘀之功。值得一提的是，在对患者施行治疗的同时，一定要嘱患者在日常生活中提高预防意识，忌长时间行走，避免感受风寒，并加强膝关节功能锻炼，以利于巩固疗效。

增生性膝关节炎验方

麻桂温经汤

【药物组成】 麻黄 8 g，桂枝、桃仁各 12 g，红花 10 g，细辛 9 g，白芍、当归各 20 g，牛膝 15 g，黄芪 30～50 g，甘草 6 g。

加减：寒偏胜者，关节冷痛，冬令痛甚，常需戴防寒护膝，稍遇寒冷则疼痛难忍，脉沉紧，苔白厚，加制川乌、制附子各 10 g；痰湿偏胜者，关节沉重或稍肿胀，脉沉滑，苔白腻，加薏苡仁 20 g，白芥子、制南星各 10 g；有明显瘀血症，休息时疼痛加重，活动后稍减轻，痛有定处，舌质紫或有瘀斑，脉沉涩者，加川芎、丹参各 20 g，三棱 15 g；病程较久，缠绵不愈，酌加全蝎、蜈蚣、土鳖虫等虫类药物，以搜风透络，解痉舒筋。

【适用病症】 增生性膝关节炎。

【用药方法】 每天 1 剂，水煎服。服药 2 周为 1 个疗程，连服 2 个疗程后统计疗效。

【临床疗效】 此方治疗增生性膝关节炎 115 例，临床治愈（症状全部消失，功能活动恢复正常）29 例，显效（全部症状消失或主要症状消失，关节功能基本恢复，仅在天气变化时关节不适）52 例，有效（主要症状基本消失，关节功能基本恢复或有明显进步，仅上、下楼梯时仍有轻度疼痛，关节稍有恶寒）23 例，无效（和治疗前相比，均无进步）11 例。

【验方来源】 姚生莲，蒋中楠，夏树. 麻桂温经汤治疗增生性膝关节炎115例［J］．陕西中医，2000，21（7）：298．

按：寒凝经脉，气血不畅，筋脉失养，是本病的主要病机。简之，即为虚、邪、瘀互结之结果。麻桂温经汤有温经散寒、通络祛瘀之功效。鉴于中老年人病理特点既要温散寒邪，又要养血通脉。故在原方中加当归、黄芪取其补血活血、益气生血之效。当归入肝经，历来为温补肝血之要药。黄芪补气生血，通痹固表。白芍味酸，补血敛营柔筋止痛。麻黄、桂枝、细辛温经散寒，通络止痛。桃仁、红花、牛膝活血祛瘀，散结止痛。根据临床不同兼证加减，可使寒散、瘀祛、络通，则疼痛自除，收到良好的效果。

踝关节扭伤验方

疏肝理气止痛汤

【药物组成】　柴胡、枳壳、当归、川芎、郁金、青皮各 10 g，鸡血藤、白芍各 30 g，茯神、夜交藤各 15 g。

加减：气虚者，加党参、黄芪；血虚者，加阿胶、熟地黄；血瘀者，重加桃仁、红花；痛甚者，加延胡索、炮穿山甲（代）。

【适用病症】　急性踝关节扭伤。

【用药方法】　每天 1 剂，水煎服，1 周为 1 个疗程。外敷取栀子 30 g 研粉，以醋调匀后敷于局部，每天更换 1 次。用"交叉"绷带外固定，抬高患肢。其中开放性予清创缝合；踝关节内或外侧韧带断裂行手术修补。

【临床疗效】　此方治疗急性踝关节扭伤 98 例，全部治愈。其中服药 1 个疗程肿胀、疼痛消除，功能恢复 79 例，占 80.6%；2 个疗程肿胀、疼痛消除，功能恢复 17 例；3 个疗程肿胀、疼痛消除，功能恢复 2 例。治愈率为 100%。

【验方来源】　胡继功，陈家平，李遵梦. 从肝论治急性踝关节扭伤 98 例［J］. 辽宁中医杂志，2000，27（12）：553.

按：急性踝关节扭伤从肝论治的理论在于肝喜条达，主疏泄，调情志。踝关节扭伤往往是意外伤害，突然打击，患者情志受挫，气机不畅，气滞则血瘀，瘀则气更滞，互为因果。瘀阻则出现肿胀；经络不通致疼痛。肝藏血，体阴而用阳，主筋。踝关节扭伤后，伤及肝阴，加之情志不调，郁而气滞，气不统血，血离经而外溢，使肝不藏血，筋脉失养，出现活动障碍。肝主疏泄，全身气机调畅，能助血运以行津，所以，气行通畅，血与津液的流行亦畅。气机调畅则人的情志也舒畅。疏肝理气止痛汤用柴胡、白芍、枳壳、郁金、青皮疏肝理气；当归、川芎、鸡血藤活血散瘀止痛；茯神、夜交藤宁心安神。本法对踝关节扭伤有疏肝解郁、调理情志、活血止痛作用，故对消除精神紧张，消除肿胀疼痛，促进功能恢复，缩短疗程，均有显著疗效。

散　瘀　膏

【药物组成】　黄芩、黄柏各 3 份，黄连 2 份，大黄 9 份，川乌、草乌、细辛各 1 份。

【适用病症】　踝关节扭伤。

【用药方法】　上药置烘箱焙酥研末。乳香、没药各 3 份，混入前药研末混匀，加入适量凡士林软膏加热调匀，冷却后成半固体状备用。用时取散瘀膏适量，均匀敷于适当大小的油纸上面，贴敷于患部。根据患者扭伤部位，用纱布绷带做内翻或外翻"8"字包扎固定。3 天后更换药物，调整固定。再过 3 天解除固定。

【临床疗效】　此方治疗踝关节扭伤 45 例，显效（患部肿胀消失，压痛轻微，能正常行走）38 例，有效（患部肿胀基本消失，压痛明显减轻，行走基本正常）6 例，无效（患部仍有明显肿胀和压痛，不能行走）1 例。总有效率为 97.78%。

【病案举例】　林某，女，23 岁。1 天前左踝关节扭伤，疼痛，不能行走。诊见：左外踝前、下方瘀紫、肿胀，踝下压痛明显；舌淡红、苔薄白，脉弦；X 线片未见明显骨折征象。证属筋脉损伤，气血瘀滞。治拟活血化瘀，消肿止痛，采用散瘀膏外敷加"8"字绷带外翻固定。3 天后疼痛缓解，肿胀明显减轻，已能着地跛行。换药调整固定，再过 3 天后行走如常。

【验方来源】 杜汉中. 散瘀膏外敷加绷带固定治疗踝关节扭伤 45 例 [J]. 浙江中医杂志，2000（7）：294.

按：有效的固定是治疗关节韧带扭伤的主要方法。传统的石膏绷带固定方法，由于固定时间较长而且笨重，费用较大，多难以为患者所接受。根据患者踝关节韧带扭伤不同部位（主要有距腓韧带、胫腓前联合韧带、三角韧带的损伤），采用内翻或外翻"8"字绷带固定法进行治疗。该方法不但能有效保持关节处于功能位置，又可以保持关节的适当活动度，体现了中医学治疗骨与关节损伤动静结合的原则。同时采用了散瘀膏外敷，旨在提高疗效。散瘀膏方中黄芩、黄连、黄柏清热解毒消肿，大黄活血逐瘀，乳香、没药生肌止血，川乌、草乌止痛，细辛止痛而辛温引药。诸药合用，共奏活血化瘀、生肌止血、消肿止痛之功。

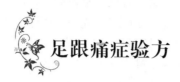

足跟痛症验方

活血止痛垫

【药物组成】　乳香、没药、细辛、川乌、草乌各 1 g，牛膝、杜仲、当归、白芍、地龙、土鳖虫、透骨草、续断、桃仁各 2 g，红花 3 g，冰片适量。

【适用病症】　足跟痛症。

【用药方法】　用棉纱布制成 5 cm×5 cm 的纱袋。上药共研细末，装入备好的纱布袋内，垫于患足的足跟部位，2～3 天更换 1 次，30 天为 1 个疗程。

【临床疗效】　此方治疗足跟痛症 184 例，显效（跟骨疼痛和肿胀完全消失，无休息痛，无按压痛，行走无不适）104 例，有效（行走无疼痛或稍痛，按压痛减轻，休息痛偶有发生）76 例，无效（经治疗后，症状、体征均未见改善，甚至加重）4 例。总有效率为 97.83%。

【验方来源】　施阳，王德惠. 活血止痛垫治疗跟骨痛的疗效观察 [J]. 河北中医，2000，22（11）：823.

按：跟骨痛的原因，是由于肾阳不足，肝肾亏损，气血亏虚，风寒湿邪痹阻经脉及劳损过度损伤筋骨所致。本着补益肝肾、温经活血通络的原则，制成活血止痛垫，取杜仲、续断、牛膝以补益肝肾，壮筋骨；乳香、没药、桃仁、红花、当归以活血消瘀，与芳香走窜之冰片合用，入气分行气散结，走血分活血消瘀；川乌、草乌、地龙、土鳖虫、透骨草则温经活血止痛，配细辛则加强止痛之力。诸药合用，补益肝肾，温经活血止痛，改善足底血液循环，促进炎症渗出吸收，从而达到止痛目的。临床观察表明，活血止痛垫具有良好的远期疗效，同时具有使用方便、经济实用等优点，宜于推广。

芎 冰 散

【药物组成】　川芎 600 g，冰片 120 g。

【适用病症】　足跟痛症。

【用药方法】　取川芎 600 g，加食用酒 500 mL，浸润并搅拌均匀，用文火炙炒后晾干，加入冰片 120 g，粉碎或研成极细粉末，置干燥处保存备用。每次取芎冰散 6 ~ 9 g，再加酒 3 ~ 5 mL 调为糊状，置于数层纱布上敷于足跟痛处并包扎固定。或将芎冰散 10 ~ 20 g 包于数层纱布里，缝成如鞋跟大小的药垫置于患足鞋内，不影响工作、行走。每天换药 1 次，10 次为 1 个疗程。

【临床疗效】　此方治疗足跟痛症 58 例，显效（疼痛消失，活动自如，局部无压痛和叩击症）51 例，好转（疼痛明显减轻，局部有轻度压痛、叩击痛）7 例。总有效率为 100%。

【验方来源】　露红. 芎冰散治疗跟痛症 58 例疗效观察 [J]. 中医正骨，2000，12（4）：38.

按：足跟是人体持重的主要部位，持久的站立或行走，均可使增生的骨刺刺激周围的神经、血管等软组织而发生跟痛症。中医认为，该症为气滞血瘀所致。本方中川芎辛温，入肝、胆、心包三经，功能搜风止痛，理气活血，长肉排脓，酒炙后使其药效增加；冰片有良好的渗透作用，可促进药物的快速吸收。上述 2 味药物合用，并佐之以酒，有行气活血、化瘀止痛、改善局部组织血液循环之功效，用于治疗足跟痛症疗效甚佳。

药醋浸洗方

【药物组成】　威灵仙 90 g，刺刁根 60 g，七叶一枝花 50 g，走马胎、秦艽、当归、白芷各 30 g，制川乌、制草乌、制乳香、制没药、徐长卿、苏木、怀牛膝各 20 g，红花、大黄各 10 g。

【适用病症】　足跟痛症。

【用药方法】　上药加米醋 2 500 mL 浸泡 2 周后备用。每次取药醋 200 mL，用热水隔水加温至皮肤能耐受为度，将疼痛之足跟部置于药醋中浸泡 30~40 分钟，然后擦干，涂以凡士林软膏，以防皮肤皲裂。每天 1 次，10 次为 1 个疗程。疗程间休息 5 天，未愈者行第 2 个疗程。对部分症状较严重且愿意接受针灸治疗者，可配合针灸治疗。取穴：太溪、申脉、阿是穴。刺太溪、申脉，垂直进针，行提插捻转，使针感传至足跟部。阿是穴直刺，外直达骨膜，强刺激，使局部有酸胀感。每次 20~30 分钟，每天 1 次，5 次为 1 个疗程，一般治疗 1 个疗程。

注意事项：①盛药醋之容器要较为密封，药醋不得在火上直接加温，以减少药醋挥发。②局部严重皮损者暂不使用。

【临床疗效】　此方治疗足跟痛症 152 例，临床治愈（自觉症状完全消失，行走自如，随访半年未复发）108 例，显效（自觉症状基本消失，较远步行及负重物时有疼痛，但能坚持工作）25 例，好转（自觉症状有所改善，偶有复发而经再次治疗后好转）19 例。

【病案举例】　谢某，女，66 岁。右足跟部疼痛近 1 个月。晨起及由坐位站立时右足跟部疼痛难忍而不能立即行走，须手扶站立片刻后方能勉强行走且觉患肢乏力，走路时右足跟部刺痛。经 X 线诊断为"右足跟骨骨刺增生"。经用药醋浸洗方治疗 2 次后，疼痛明显减轻，连续治疗 9 次后，疼痛完全消失，行走自如。随访 2 年多未再复发。

【验方来源】 李少芳. 药醋浸洗治疗足跟病 [J]. 新中医，1996（8）：35.

按： 足跟痛属中医之痹证范畴。多因劳累日久，或涉水冒寒，久居湿地，以致风湿邪气乘虚侵入，经络闭阻，不通则痛。采用患部药醋浸洗法治疗，从而达到祛风除湿、活血通络止痛而使骨刺软化之作用。本法无痛苦，副作用小，适应性广，易被患者接受。患者能自行操作，经济方便且见效快，疗效巩固，值得推广应用。

红花熏泡方

【药物组成】 红花、威灵仙各 20 g，透骨草、千年健各 30 g，细辛 6 g，羌活、生川乌、生草乌、川牛膝、苏木各 15 g，乳香、没药各 10 g。

【适用病症】 足跟痛症。

【用药方法】 将上药加水 3 000 mL 煎至 2 000 mL 后去渣，加入食醋 500 mL，先熏患处，然后浸泡，并不断揉按，每次浸泡时间为 1～1.5 小时，每天早、晚各熏洗 1 次，每剂中药洗 2 天，7 天为 1 个疗程，可治疗 2～3 个疗程。

【临床疗效】 此方治疗足跟痛症，疗效显著。

【病案举例】 胡某，男，66 岁。左足跟疼痛 3 年余。近半年来症状加重，每逢早上起床下地时疼痛较重，行走时足跟不能触地，经多方治疗未见改善。诊见：左足跟前内侧缘压痛明显，局部稍肿胀，走路跛行。X 线片示：左跟骨骨刺形成。以红花熏泡方熏洗治疗，2 个疗程症状消失，行走自如。

【验方来源】 李桂贤. 中药熏泡治疗跟痛症 [J]. 新中

医，1999，31（8）：41.

按： 足跟骨痛好发于 40 岁以上成年人，女性多见。主要症状为跟骨跖侧痛，晨起下床行走时症状尤甚，跟前骨内侧有明显压痛点，X 线片检查常见跟骨骨刺形成。病因多与慢性劳损有关。中医学认为本病多为肾虚所致。随着年龄的增长，气血渐衰，肝肾不足，筋骨失养而发生跟痛症。据"通则不痛"之理论，选用红花、苏木、细辛、威灵仙、生川乌、生草乌等活血化瘀、温经通络之品熏泡、外洗，使局部血液循环加速，气血流通，达到止痛的目的。

二草熏洗方

【药物组成】　伸筋草、透骨草、昆布、海藻各 30 g，苏木、制乳香、制没药、木瓜、桂枝、川芎、五加皮、川牛膝、防风各 20 g。

【适用病症】　中老年足跟痛症。

【用药方法】　将上药加水 2 000 mL，浸泡 30 分钟，煎沸 15～20 分钟。将药液滤入盆内，先熏后洗，待药液温度适宜时，浸泡足跟，并用毛巾浸药液不断敷揉，每次浸泡 30 分钟，若药液变凉可稍加温后再洗。每天 2～4 次，每剂药煎 2 次，连用 3 天。熏洗完毕后，患者俯卧，足跟向上，术者以双手拇指指腹从跟骨结节处向四周理筋按摩，由轻到重，再以空心拳叩击，力度以能耐受为宜。治疗期间穿软底鞋，避免奔跑等剧烈运动。10 天为 1 个疗程。

【临床疗效】　此方治疗中老年足跟痛症，疗效满意。

【病案举例】　李某，男，56 岁。右足跟疼痛 6 个月，晨起行走后加重，先后服用止痛、消炎药罔效。经 X 线摄片排除骨质病变。诊为右足跟腱滑囊炎。经中药熏洗配合按摩治疗 2 个疗程痊愈，随访 3 年无复发。

【验方来源】 武运喜，崔振生. 中药熏洗配合按摩治疗中老年足跟痛症 [J]. 新中医，1999，31（12）：14.

按：足跟痛症是足跟部筋骨失养，因长期牵拉刺激而引起的足跟慢性疼痛性病症。多发于 40 岁以上的中老年人，主要由于足跟部软组织、韧带、骨质等的粘连、痉挛及退行性增生、无菌性炎症等所致。中年以后气血肾精渐亏，肾阳不足，致使筋骨失养。此方具有活血化瘀、温经散结、祛风除湿、消肿止痛之功，通过熏蒸浸泡后，足跟部粘连、增生的软组织韧带变软、松解。在跟骨结节处，顺其附着点进行按摩，疏通经络，活血祛瘀，改善局部血液循环，加速新陈代谢，促进炎症水肿的吸收，使粘连的组织松解，从而达到治疗的目的。

苏 木 汤

【药物组成】 苏木、海桐皮、木瓜、陈艾叶、伸筋草、赤芍、红藤、鸡血藤各 30 g，芒硝 50 g，食醋 200 mL。

【适用病症】 足跟痛症。

【用药方法】 上药芒硝包煎，共煎水 3 000 mL，加食醋 200 mL。先在蒸汽上熏足，待水温适宜时浸浴足部，每次 45 分钟，冬天水冷可适度加温。每天洗熏 2～3 次，1 剂可用 4～6 次。7 天为 1 个疗程。治疗期间宜穿软底鞋。

【临床疗效】 此方治疗足跟痛症 103 例，治愈（跟痛消失，行走便利）68 例，有效（治疗 2～4 个疗程，跟痛基本消失，行走 1 km 以上或站立 30 分钟以上仍感疼痛）24 例，无效（治疗 4 个疗程以上疼痛未消除）11 例。总有效率为 89.32%。

【验方来源】 徐永红. 苏木汤外用治疗足跟痛症 103 例 [J]. 江西中医药，1998，29（4）：39.

按：中医学认为本病是因为肝肾亏损，筋脉失其濡养而致局部气滞血瘀，经脉不通引发疼痛。苏木汤以苏木、木瓜为主药，功能活血通经，祛瘀止痛，舒筋活络，木瓜更是下肢筋脉拘挛者的要药。陈艾叶、海桐皮能温通经络，祛风湿，止痛。赤芍、鸡血藤、伸筋草、红藤功能行血补血，舒筋活络，追风。芒硝软坚散结，加用食醋增加软化骨刺、散结功效。利用热气熏蒸、浴洗更能使局部血液循环加快，改善微循环，并通过自我浴洗时的揉搓、弹拨使足跟部的骨刺得到软化、粘连的组织松解，达到舒筋通络、活血散结、止痛的目的，并利用软底鞋改善局部受力情况，促进患者康复。

立 安 丸

【药物组成】　杜仲、牛膝、补骨脂、熟地黄、骨碎补、鹿衔草各 15 g，黄柏 12 g，小茴香 6 g。

【适用病症】　足跟痛症。

【用药方法】　每天 1 剂，水煎，分早、晚服。

【临床疗效】　此方治疗足跟痛症 89 例，痊愈 68 例，显效 14 例，有效 7 例。总有效率为 100%。

【病案举例】　患者，女，44 岁。足跟疼痛 10 年，不能着地。X 线片见足跟明显骨质增生。舌红、苔薄白，脉细数。脉证合参，证属肝肾阴虚，服上方加减 18 剂，病告痊愈，随访 2 年未复发。

【验方来源】　徐建华，任洪青. 立安丸加味治疗足跟痛 89 例 [J]. 陕西中医，1997，18 (9)：412.

按：本症多责之肝肾阴血不足，治宜滋补肝肾为主，前人曰："虽系小病，治宜竣补。"立安丸中杜仲、补骨脂补肝肾，益筋骨；黄柏配熟地黄滋肾阴，制相火；骨碎补、鹿衔草补肾活血，壮筋骨，据现代药理研究，二药能抑制骨质增生；小茴香通络止痛；牛膝活血祛瘀引诸药下行。诸药合用，共奏滋养肝肾、活血通络止痛之效。

止 痛 散

【药物组成】 威灵仙、草乌、甘松、山柰各 15 g，小茴香、丁香、白芷各 9 g，乳香、没药、血竭各 3 g。

【适用病症】 足跟痛症。

【用药方法】 上药共研细末，取适量缝制在鞋垫足跟部，或用麻油调成糊状敷在足跟部，2 天换药 1 次，20～30 天为 1 个疗程。

【临床疗效】 此方治疗足跟痛症 152 例，足跟疼痛完全消失为治愈。1 个疗程治愈 88 例，2 个疗程治愈 60 例，无效 4 例。总有效率为 97.37%。

【验方来源】 董淑平. 止痛散治疗足跟痛症 [J]. 山东中医杂志，1998，17（3）：138.

按：足跟痛多由肾气不足，风邪寒湿侵入筋骨所致；或因肝肾阴血不足，经脉失养，气血瘀滞造成。方中威灵仙、白芷祛风止痛；乳香、没药、血竭行气活血，消肿止痛；丁香、小茴香、草乌、甘松、山柰祛风散寒，通痹止痛。诸药共奏温经散寒、祛风活血、化瘀止痛之效。

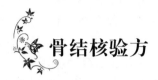 骨结核验方

黄精百部合剂

【药物组成】　黄精、夏枯草、白头翁各 30 g，枸杞子、百部各 15 g，生牡蛎、生地榆各 25 g，丹参 20 g，黄连、甘草各 10 g。

加减：病变初期证属阳虚痰凝者，治宜补肾温经、散寒化痰，上方去黄连加肉桂 10 g，白芥子 15 g；数月后阴虚内热之象加重者，治宜养阴清热解毒，上方加青蒿 20 g，金银花、黄芪各 30 g；病之后期则气血大伤，肝肾亏虚者，治宜补气养血，滋肝益肾，上方加熟地黄、党参各 20 g，白术 10 g。

【适用病症】　骨结核。

【用药方法】　每天 1 剂，水煎，分早、晚服。内服同时配合外治法，不论有无疮面均可使用金蟾膏。该膏用活蟾蜍 20 个，蓖麻籽 320 g，巴豆仁、乳香各 180 g，头发 125 g，鲜鲫鱼 20 条，官粉 1 250 g，香油 2 500 g 等组成。制法：先将香油在锅内煮开，再入前六味药，用槐树枝搅拌至头发成泥状，待药半焦，用纱布滤渣。将滤液与官粉重入锅内文火加热，连续向一个方向搅动，至滴水成珠，然后倒入凉水盆中浸泡 24 小时取出备用。3～5 天换药 1 次，直至 X 线片示骨组织恢复正常为止。外用时金蟾膏敷贴范围比骨病变范围稍大，若有溃破、窦道形成可先将红升丹插入窦道，引流化骨，以利于死骨随之排出，外敷金蟾膏，腐祛肌生，溃疡窦道愈合。

【临床疗效】 此方治疗骨结核 66 例，治愈（症状全部消失，窦道愈合，X 线片示骨质修复良好）60 例，显效（症状明显改善或部分消失，创口基本愈合，有时有轻度复发，溃疡出现，需继续服药方可敛口，血沉轻度偏高）5 例，无效（治疗前后无变化，X 线片也无进步）1 例。总有效率为 98.5%。

【验方来源】 史巧英，赵兴无，王锦爱. 黄精百部合剂治疗骨结核 66 例临床体会 [J]. 中医正骨，2000，12（5）：40.

按： 骨结核病的发病原因多为先天不足，骨骼柔嫩，或有所损伤，致使气血失和，风寒痰浊凝聚，留于骨骼所致。在整个病程中，其始为寒。其久为热，既有其先天不足，肾亏骼空之虚，又有其气血不和，痰浊凝聚之实。其病变在骨，病源在肾，肾虚则精亏，精亏则骨损，骨损则为病。故治疗本病应以补肾为主，祛邪为辅。本病为慢性疾患，病久必耗损气血，形成邪实正虚。临证时必须从整体观念出发，运用辨证论治的原则，补其不足，泻其有余，纠其偏胜，调整机体，增强抗病能力，扶正以祛邪，祛邪以裹正，从而达到治愈的目的。该方采用黄精、百部滋补阴血，夏枯草、生牡蛎、枸杞子补肝肾、壮骨骼、化痰浊，黄连、白头翁解毒、消炎、抗结核，生地榆、丹参活血养血，甘草调和诸药。外用金蟾膏，更有其独特功效，能促进肉芽组织生长，解毒防腐。内服外用，合理配伍，共奏滋阴补肾、扶正抗结核、化痰散结、祛瘀生新之效，能提高疗效缩短疗程。

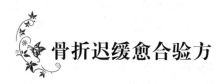

骨折迟缓愈合验方

强筋壮骨汤

【药物组成】 自然铜、熟地黄、党参各 30 g，续断、骨碎补、杜仲、木瓜各 15 g，牛膝、五加皮各 12 g，土鳖虫、当归、制乳香、血竭各 9 g，三七 3 g，麝香（冲服）0.3 g。

【适用病症】 骨折迟缓愈合。

【用药方法】 每天 1 剂，水煎 2 次分服，1 个月为 1 个疗程，一般治疗 1~2 个疗程。

【临床疗效】 此方治疗骨折迟缓愈合 28 例，16 例经治疗 1 个疗程后出现骨痂生长，9 例经治疗 2 个疗程后出现骨痂生长，3 例经治疗 2 个疗程以上仍未见骨痂生长。

【病案举例】 陈某，女，82 岁。10 个月前因跌倒致右股骨颈中央型骨折。在外院行右股骨颈三翼钉内固定术，术后近 10 个月，患肢仍瘀肿、压痛、活动障碍。诊见：面色苍白，舌淡暗、苔白，脉细弱。X 线片示：骨折端对位尚可，未见骨痂生长。诊断：骨折迟缓愈合。证属肝肾亏虚，气血不足，瘀血内停。治宜补养肝肾，补益气血，活血通络，接骨续筋。用强筋壮骨汤治疗。用药 1 个月后，患肢肿痛消失，局部痒感，自觉有力，X 线片复查示：骨折端模糊，有少量骨痂生长。

【验方来源】 傅孝川. 强筋壮骨汤治疗骨折迟缓愈合 28 例 [J]. 新中医，1998，30（1）：48.

按：骨折迟缓愈合是骨科的难治症，治疗上较为困难。中医认为其主要成因为肝肾亏虚，气血不足，瘀血内停，血供不良。治疗上宜补养肝肾，强筋壮骨，补益气血，接骨续筋，佐以活血通络，祛瘀生新，以改善循环，促进骨痂生长。强筋壮骨汤即据此而设，方中骨碎补、续断、杜仲补益肝肾，强筋壮骨，接骨续筋；党参、熟地黄、当归补养气血；自然铜、血竭、土鳖虫、制乳香、三七活血祛瘀，五加皮、木瓜舒筋活络；麝香、牛膝通脉开窍，引药下行。全方配伍合理，攻补兼施，用于骨折迟缓愈合治疗，正中病机，故能取得良效。

关节僵硬症验方

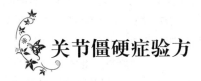

桑乌活络汤

【药物组成】 桑枝、透骨草、伸筋草各 30 g，川乌、草乌各 15 g，徐长卿、羌活、独活、延胡索、刘寄奴、青皮各 20 g。

加减：瘀结型者，加水蛭、大黄、皂角刺各 20 g；痰滞型者，加浙贝母、白芥子、半夏各 20 g，细辛 15 g；寒凝型者，加细辛、桂枝、麻黄各 20 g；壅热型者，加大黄、玄明粉、紫花地丁、土茯苓等各 20 g；兼风湿者，加钻地风、海风藤、秦艽；若兼筋骨瘦弱者，可加补肝肾、壮筋骨之品。

【适用病症】 损伤后期关节僵硬症。

【用药方法】 将药用水煎成 2 000 ～ 2 500 mL，先热熏患处，待药汁温凉时浸泡或擦洗患处，并活动关节。每剂药汁用 2 天，每天熏洗 4～5 次。

【临床疗效】 此方治疗损伤后期关节僵硬症，疗效满意。

【病案举例】 邵某，男，40 岁。因右膝部及右腰部严重挫伤而住院治疗。2 周前从 4 米高处跌下，右膝及右腰撞在地上的硬物而受伤，当时急送医院对肾挫伤予以治疗，但右膝及右腰部的挫伤未及时治疗。诊时肾挫伤已愈，但右膝关节肿痛伸屈困难，基本固定在伸 30°及屈 45°上，靠扶拐杖行走。用上方按瘀结型加减治疗，如法用药。10 天后可去拐杖慢行，再拟基本方加五加皮、木瓜、细辛、丝瓜络、皂角刺各 20 g，并配以补肾壮筋、祛风通络的中药内服。10 天后右膝伸屈自如，行走稳健，病已告愈。随访 10 年，功能正常，未留有不适感。

【验方来源】 沈国海. 自拟桑乌活络汤治疗损伤后期关节僵硬症［J］. 浙江中医杂志，1995（3）：106.

按：关节损伤后出现僵硬症，治疗方法虽多，但总有不如意处，内服中药活血化瘀则易碍脾胃运化，外用膏药则有限制关节活动及部分患者过敏之弊。用本法熏洗，局部用药，则可去上述之弊端，且能使药力直达病所，改善局部血液循环，可促使关节功能早日康复。

舒筋红花洗剂

【药物组成】 伸筋草 30 g，红花 6 g，透骨草、苏木、海桐皮各 20 g，栀子、生南星、艾叶各 10 g，桂枝 15 g，生川乌、生草乌各 4 g。

【适用病症】 外伤性关节僵硬。

【用药方法】 上药煎水熏洗，每天 2 ~ 3 次，并配合患肢功能锻炼。

【临床疗效】 此方治疗外伤性关节僵硬 350 例，优（关节活动正常，无疼痛）280 例，良（关节活动接近正常，活动多时稍感疼痛）52 例，无效（症状、体征无改变，或反复加重）18 例。总有效率为 95%。

【病案举例】 黄某，男，37 岁。因跌仆致左肘肿痛、畸形、功能受限，于当地行整复后，患肢伸直位夹板固定 70 天。去除固定后，患肘不能屈曲。X 线片示：左肱骨髁间陈旧性骨折，轻度畸形愈合，肘前并有骨化性肌炎形成。给予上药煎液趁热熏洗，并逐渐加强患肘功能锻炼，2 周后屈肘达 80°。继续治疗 10 天，功能恢复正常。

【验方来源】 董松林，王富贵，沈玉萍，等. 舒筋红花洗剂治疗外伤性关节僵硬 350 例 [J]. 辽宁中医杂志，1997，24 (4)：174.

　　按：方中伸筋草、透骨草、海桐皮、苏木舒筋活络，解痉消肿；红花、栀子活血散瘀，理气止痛，生川乌、生草乌、桂枝、艾叶祛风散寒，化湿宣痹；生南星合栀子消瘀散结，通利经脉；艾叶合苏木、透骨草，加强走窜温通之力。诸药配伍，煎液熏洗，配合功能锻炼，共奏舒筋活血、通利关节功效。外伤后关节僵硬，多由局部气血瘀滞，外邪乘袭，治不及时或误治所致。此时恢复功能为当务之急，早一天治疗即增一分疗效。中药熏洗渗透，药效得以充分发挥，比单纯理疗热敷收效快，无毒副作用，尤其温通之药，使肌肤舒利，祛邪外出，减少关节怕风畏冷，遇凉痛增的"发阴天"现象。中药趁热外用，患者舒适，使用方便，尤其儿童能积极配合，增加治疗信心，疗效更显。加之此类药源广泛，药渣和药液混合，每剂中药亦可重复使用，节省药材，降低费用，深受患者欢迎。另外，用药前应向患者交代清楚，尤其是头煎药不可内服，尽管生川乌、生草乌用量小，但谨防中毒；加水量应多些，既保温，又有利药效的发挥。

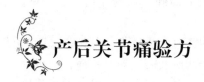

产后关节痛验方

透 红 煎 剂

【药物组成】 透骨草 30～50 g，红花 10～15 g，嫩柳枝 60 g。

【适用病症】 产后关节痛。

【用药方法】 每天 1 剂，水煎 30 分钟后，将药液及药渣一并倒入大盆内，闭窗防风，熏洗患处。若全身用药可在盆上放一小木凳，人坐其中，并用塑料浴罩套上整个身体及药物（似桑拿浴箱状），头部露在外面进行熏蒸。待药液温度可接触皮肤时再浸泡患处，关节痛剧者可用毛巾浸药液热敷患处，每次熏洗 30 分钟左右，后用热水清洗即可。用药原则以周身汗出为最佳，洗后一定要擦干卧床休息，勿受风寒。

【临床疗效】 此方治疗产后关节痛 66 例，停用一切中西药口服剂，治愈（单用本品，熏洗 1～3 次，关节痛完全消失）60 例，好转（熏洗 3～5 次，关节痛基本消失）5 例，无效（熏洗 5 次以上症状减轻不明显）1 例。总有效率为 98.5%。

【病案举例】 李某，女，33 岁。产后关节痛 5 年。患者自诉产后因受风寒出现周身关节痛，曾在当地多家医院求治，检查各项生化指标均正常，关节无红肿、发热，口服各种中西药物症状无改善。经用透红煎剂 3 剂，前述症状均除。

【验方来源】 张磊，王蕴玲，马幼玲，等. 透红煎剂治疗产后关节痛 66 例［J］. 新中医，1999，31（10）：49.

　　按：产后关节痛是产后较常见的一种病症，多因产后气血亏虚，加之劳累，风寒湿邪乘虚而入，痹阻四肢经脉，不通而痛。临床观察表明，服用解热镇痛药并不能获得满意良效，且副作用大，有的药物哺乳期亦不宜使用，而应用本方不受任何限制且疗效迅捷。